Medizinische Informatik und Statistik

Herausgeber: S. Koller, P. L. Reichertz und K. Überla

37

Bernd Page

Methoden der Modellbildung in der Gesundheitssystemforschung

mit einem Vorwort von Norman T. J. Baile

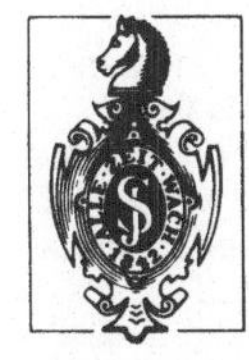

Springer-Verlag
Berlin Heidelberg New York 1982

Reihenherausgeber

S. Koller P. L. Reichertz K. Überla

Mitherausgeber

J. Anderson G. Goos F. Gremy H.-J. Jesdinsky H.-J. Lange
B. Schneider G. Segmüller G. Wagner

Autor

Bernd Page
Umweltbundesamt
Bismarckplatz 1, 1000 Berlin 33

ISBN-13:978-3-540-11608-0   e-ISBN-13:978-3-642-81850-9
DOI: 10.1007/978-3-642-81850-9

CIP-Kurztitelaufnahme der Deutschen Bibliothek:

Page, Bernd: Methoden der Modellbildung in der Gesundheitssystemforschung /
Bernd Page. Mit e. Vorw. von Norman T. J. Bailey. – Berlin; Heidelberg; New York:
Springer, 1982.
(Medizinische Informatik und Statistik; 37)
ISBN-13:978-3-540-11608-0

NE: GT

2145/3140 – 5 4 3 2 1 0

FOREWORD

It is a great pleasure to be asked to contibute a foreword to
this monograph, both as a friend and a colleague of the author,
Dr Bernd Page, and as the originator of the earliest of all references to health system models cited in Table 1 of Appendix 1
and Bibliographies I & II! Actually, while that paper was still
at press a much simpler and more practically oriented version
appeared in The Lancet (31 May 1952), written jointly by Briga-
dier J.D. Welch and me. The former was key member of the Investigation into the Functions and Design of Hospitals, a pio-
neer research group, jointly sponsored in the UK by Nuffield
Provincial Hospitals Trust and the University of Bristol.

The definitive report of the Investigation appeared in book
form in 1955 under the title Studies in the Functions and Design
of Hospitals. Primarily concerned with hospitals, it made free
use of a variety of quantitative approaches, including a number
of relatively simple mathematical and statistical analyses. Con-
certed efforts were also undertaken to deal with the complexities
of the social demand for medical care, especially in relation to
the provision of hospital facilities.

In due course all this led to widespread attempts to deal
with whole systems of health care, particularly in regard to the
dynamics of their supply and demand. An understanding of these
dynamics is of central importance to the effective regulation
and control of such systems, though it is widely acknowledged
that the subject is very difficult and full of pitfalls.

Even 20 years later no solid and coherent foundation for the
systems understanding of the health sector was yet available, as
shown by the report of a conference, held by the International
Institute of Applied Systems Analysis, and published in 1975
under the title of Systems Aspects of Health Planning. This
collection of articles ranged from the presentation of detailed
data on individual country health services to the discussion of

highly abstract theoretical models. These two contrasted extremes should be complementary, and without question the latter should serve the former. Progress was, however, clearly being made, but a far more integrated corpus of knowledge was required that could properly integrate and synthesize theory and practice.

Against this background Bernd Page's monograph can be seen as a very important step forward in the development of a truly scientific understanding of the behaviour of health systems. His book brings together the dual aspects of, on one hand, philosophical and mathematical insight and, on the other hand, the hard realities of actual health systems involving a complex mass of human, technical, social and economic problems. Several individual case studies that reveal the full power of systems approaches are investigated in depth, and, going further, specific examples are given of the actual use that has been made of systems modelling to provide decision aids in real-life health care planning.

Not only has Bernd Page made substantial contributions to the understanding of specific component. areas of the health scene, but he has convincingly demonstrated the practical value of a scientific approach, using powerful methods of mathematical modelling and analysis, in helping to overcome many of the almost overwhelming problems of practical decision-making over the whole health field. It is only by using technically sophisticated methods within actual public health contexts that solutions can be found to, for examle, the increasingly urgent problems of how to resolve the current conflict between continually rising demands for health care and the inevitable constraints of limited resources, whether these involve time, people, money or know-how.

I am delighted that this book has now appeared after many years of unremitting labour, and I hope that it will be widely read.

Norman T.J. Bailey
Health Statistical Methodology Unit
World Health Organization
Geneva, June 1982

VORWORT DES AUTORS

Seit mehr als einem Jahrzehnt hat die Analyse von Einrichtungen und Teilsystemen des Gesundheitswesens mit mathematischen Modellbildungsmethoden der verschiedensten Kategorien eine zunehmende Bedeutung in der gesundheitsökonomischen Diskussion gewonnen und die Entwicklung des medizin-sozioökonomischen Grenzgebietes der Gesundheitssystemforschung maßgeblich mitbestimmt.

Dieses Buch unternimmt erstmals den Versuch, eine systematisierende Gesamtdarstellung der mathematischen Modellbildung von Gesundheitssystemen zu liefern, die sowohl eine Vielzahl mathematischer Ansätze aus der deutsch- und englischsprachigen Fachliteratur in Form von exemplarischen Fallstudien und Modellbeispielen beschreibt, als auch methodologische Fragen der Modellbildung in der Gesundheitssystemforschung ausführlich erörtert. Im Rahmen dieser methodologischen Betrachtung werden die einzelnen Phasen des Modellbildungsprozesses im Gesundheitswesen anhand eines umfangreichen Fallbeispiels detailliert behandelt. Schließlich soll dem Anspruch eines Praxisbezuges dadurch Rechnung getragen werden, daß einige ausgewählte Modellbeispiele mit Praxisbewährung als Instrumente zur Entscheidungsvorbereitung im Gesundheitswesen vorgestellt werden.

Das vorliegende Buch ist das Ergebnis meiner mehr als siebenjährigen Forschungstätigkeit in diesem speziellen Fachgebiet, die ich im Jahre 1975 im Rahmen eines Studien- und Forschungsaufenthaltes an der renomierten kalifornischen Stanford University begonnen und in den folgenden Jahren als Wissenschaftlicher Mitarbeiter am Fachbereich Informatik der Technischen Universität Berlin fortgeführt habe. Wertvolle Anregungen für diese Arbeit verdanke ich den intensiven Forschungskontakten innerhalb der Deutschen Gesellschaft für Medizinische Dokumentation, Informatik und Statistik, insbesondere mit dem OR-Lehrstuhl, Herrn Prof. M. Meyer, der Universität Erlangen-Nürnberg,

der Zusammenarbeit mit Herrn Prof. B.E. Fries von der Yale
University bei einem gemeinsamen Kompaktseminar "OR in Health-
Care" sowie dem Gedankenaustausch mit Herrn Dr.N.T.J. Bailey
und seinen Mitarbeitern der Abteilung Health Statistical
Methodology der WHO anläßlich eines mehrwöchigen Consulting-
aufenthaltes in Genf im Jahre 1980. Außerdem sollen auch die
Anregungen durch die zahlreichen Diskussionen innerhalb des
langjährigen gemeinsamen Seminars "Medizinische Informatik"
der Technischen und Freien Universität Berlin unter Leitung
von Herrn Prof. H.J. Schneider und Herrn Prof. P. Koeppe nicht
unerwähnt bleiben.

Schließlich möchte ich hier noch ganz besonders den unermüd-
lichen Einsatz von Frau Renate Kummert hervorheben, die über
viele Monate hinweg einen großen Teil ihrer Freizeit geopfert
hat, um dieses Manuskript mit größter Sorgfalt zu erstellen.

Bernd Page

Berlin, Juni 1982

METHODEN DER MODELLBILDUNG IN DER GESUNDHEITSSYSTEMFORSCHUNG

Gliederung

Seite

1.   Einführung   1

2.   Planung, Modellbildung und Gesundheitssystem   4
2.1   Zur Planungsproblematik im Gesundheitswesen   4
2.2   Zur allgemeinen Planungsmethodik   10
2.3   Zur Modellbildung   14
2.4   Mathematische Modelltypen   24
2.5   Elemente des Gesundheitssystems   31
2.6   Zur Gesundheitssystemforschung   36

3.   Systematik der Modellbildung in der
Gesundheitssystemforschung   38
3.1   Ursprung, Abgrenzung und Entwicklung   38
3.2   Anwendungsbereiche und Methodenspektrum   45
3.3   Ausgewählte Fallstudien zur Modellbildung
im Gesundheitswesen   49
3.3.1   Fallstudie 1: Ein statistisches Modell
zur Operationsplanung   50
3.3.2   Fallstudie 2: Ein Warteschlangenmodell zur
Regulierung der Bettenbelegung
in einer Krankenhausstation
mit Notfallversorgung   58
3.3.3   Fallstudie 3: Ein Optimierungsmodell zur
regionalen Kapazitäts- und
Standortplanung von Computertomographen   71

Seite

3.3.4   Fallstudie 4: Ein System Dynamics-Modell für ein regionales Krankenversorgungssystem   80

3.3.5   Fallstudie 5: Die Bewertung von Früherkennungsprogrammen mit Methoden der Entscheidungstheorie - ein Graphenmodell   89

3.3.6   Fallstudie 6: Ein einfaches ökonometrisches Modell des Krankenhaussektors   99

3.4   Ein Beispiel zur Modellkopplung ("Mixed Modelling")   114

3.5   Weitere Modellbeispiele   124

3.5.1   Modelle zur Planung und Ablaufsteuerung in einzelnen Einrichtungen der medizinischen Versorgung   125

3.5.2   Regionale Planungsmodelle   132

3.5.3   Modelle auf Landes- bzw. nationaler Ebene   142

3.6   Methoden der Modellbildung in speziellen Anwendungsgebieten   148

3.6.1   Ambulanzmodelle   148

3.6.2   Blutbankmodelle   165

3.7   Bewertung der Modellbildung   181

4.   Methodologische Fragen der Modellbildung von Gesundheitssystemen   187

4.1   Zur Zieldefinition (insbesondere Gesundheitsindizes)   187

4.2   Zur Problematik von multiplen Zielkriterien   200

4.3   Zum Datenproblem   213

4.4   Zum Validierungsproblem   225

Seite

5.   Die Phasen der Modellbildung in der
         Gesundheitssystemforschung   245
5.1   Der Modellbildungszyklus   245
5.2   Demonstrationsbeispiel zum Modellbil-
         dungszyklus (Fallstudie 7)   249
5.2.1   Problemdefinition   249
5.2.2   Systemanalyse in der Praxis   252
5.2.3   Konzeptioneller Rahmen für die
         Modellstudie   255
5.2.4   Mathematische Methodenauswahl   258
5.2.5   Modellformulierung   259
5.2.6   Datenerfassung und -auswertung   265
5.2.7   Implementierung auf dem Computer   267
5.2.8   Modellbewertung (Gültigkeitsprüfung)   272
5.2.9   Modellexperimente und Ergebnisse   279
5.2.10   Implementation in der Planungspraxis   284

6.   Ausgewählte Beispiele zum Praxiseinsatz
         von Modellen   289
6.1   Praxisbeispiel 1: Patientenstruktur in
                           einer Privatklinik   290
6.2   Praxisbeispiel 2: Dienstplanung für
                           Krankenschwestern   295
6.3   Praxisbeispiel 3: Krankenhausplanspiel   302
6.4   Praxisbeispiel 4: Planung von Ambulanz-
                           dienstsystemen   308
6.5   Praxisbeispiel 5: Regionales Blutbank-
                           dispositionssystem   312

7.   Schlußbetrachtung   318

                                                      Seite

Anhang I: Tabellarische Gesamtübersicht der
          Modelle im Gesundheitswesen   321

BIBLIOGRAPHIE

I.   Bibliographie zur Modellbildung in der
        Gesundheitssystemforschung   345

II.   Weitere Literaturquellen   364

Sachwortverzeichnis   367

Über den Autor   378

1. EINFÜHRUNG [1]

Mathematische Modelle werden zunehmend für eine Vielzahl
von Problemstellungen in der Medizin und im Gesundheitswesen verwendet, von der grundlegenden klinischen Forschung bis hin zur Gesundheitsplanung. Dieser Versuch,
Methoden in der Medizin einzusetzen, die bereits eine
lange Tradition in den exakteren Wissenschaften wie der
Technik oder Ökonomie besitzen, ob wir sie nun als "Modellbildung" bezeichnen oder nicht, erscheint durchaus
vielversprechend.

Jedoch wie bei allen Bemühungen, Methoden von einem Anwendungsgebiet auf ein anderes zu übertragen, müssen vorab die speziellen Eigenschaften des neuen Anwendungsge-
bietes mit großer Genauigkeit analysiert werden. Denn die
Methoden mögen unverhergesehene Modifikationen oder Wei-
terentwicklungen erfordern, bevor sie in dem neuen Gebiet
anwendbar sind.

Dies ist insbesondere erforderlich für die Medizin, da
hier die Anwendungen äußerst vielgestaltig sind. Untersuchungen von physiologischen Prozessen, Studien der Aus-
breitung ansteckender Krankheiten, die Vorhersage des
Auftretens nicht übertragbarer Krankheiten, Tests von
Pharmaka und Behandlungsmethoden in kontrollierten klinischen Studien, die Allokation knapper Resourcen, die
Auswahl optimaler Strategien, die Verbesserung der Gesundheitsversorgungssysteme, das Verständnis und die Anwendung der Gesundheitsökonomie, die Entwicklung gesundheitspolitischer Maßnahmen - alle diese Problemstellungen
erfordern unterschiedliche mathematische Ansätze.

---

[1] Vgl.:
N.T.J. BAILEY: *The Utilization and Validation of Mathematical
Models in Medicine and Public Health*. In: J. Anderson (Hrsg.),
Medical Informatics Europe-Proceedings, Berlin-Heidelberg-New
York 1978, S. 392-402.

Da bereits jede systematisch organisierte und genau definierte Aufstellung bzw. jedes derartig präsentierte Schau-
bild bestimmter Aspekte aus realen Systemen einen bestimmten konzeptionellen Rahmen liefert, sind wir schon sehr
rasch mit irgendeiner Form der Modellbildung befaßt. Diese kann vorerst primär qualitativen Charakter besitzen.
Aber sobald wir gewisse formale Denkweisen einbringen,
kommen quantitative Elemente zum Tragen, und wir haben
es mit Modellen zu tun, die im Kern mathematischer Natur
sind.

Neben rein technischen und methodischen Fertigkeiten benötigen wir zur Durchführung von Modellstudien auf dem
Gebiet des Gesundheitswesens unbedingt Urteils- und Ein-
fühlungsvermögen hinsichtlich der speziellen medizinischen
Problematik. Da die Medizin sich sowohl mit der Krankheits-
behandlung und -vorbeugung als auch mit der aktiven Ge-
sundheitsförderung befaßt, sind die Bedürfnisse und Wünsche der betroffenen Menschen von großer Bedeutung. Demzufolge müssen wir in diesem Arbeitsgebiet psychologische,
soziale und ethische Aspekte berücksichtigen. Jede Modellbildung, die ausschließlich unter mathematischen bzw.
Computeraspekten betrieben wird, muß sich sehr bald als
völlig irrelevant für die eigentlichen gesellschaftlichen Bedürfnisse und Probleme herausstellen, unabhängig davon,
wie elegant und fehlerfrei die mathematische Problemlösung auch sein mag. Die Gefahr, daß sich die Modellbildung als wirklichkeitsfremd und als unökonomisch erweist,
ist ständig gegeben. Daher sind viele Ansätze zur Entwicklung hochkomplexer Gesundheitssystemmodelle auf völlige
Ablehnung gestoßen. Allzuhäufig sind auch Vorschläge an
der mangelnden Fähigkeit gescheitert, eine klare Antwort
auf die einfache Frage zu geben: "Was Sie behaupten, hört
sich sehr interessant an, aber warum soll ich gerade Ihrem
speziellen Modell Glauben schenken?"

Wenn bei Modellstudien die Validität glaubhaft gemacht
werden kann, so ist es sicherlich lohnenswert, diese Modelle auf mögliche kosteneffiziente Anwendungen hin näher
zu durchleuchten. Wenn dagegen beispielweise eine groß
angelegte und höchst komplexe ökonometrische Modellstudie mit hunderten von Gleichungen und noch mehr nicht
durchschaubaren Wechselbeziehungen sowie unzähligen Parametern, die meisten nicht einmal statistisch abschätzbar,
vorgelegt wird, so hat die offensichtliche Unmöglichkeit
eines Validitätsnachweises und die damit verbundene man-
gelnde Glaubwürdigkeit ein sicheres Scheitern der Studie
zur Folge.

Wenn die Medizinische Informatik und die Gesundheitssystemforschung substantielle Beiträge in medizinischen und gesundheitspolitischen Entscheidungsprozessen leisten wollen,
müssen sie methodisch fundiert sein. Die Modellbildung
stellt eine Schlüsselaktivität dar, zusammen mit statistischer Planung und Auswertung, mit grundlegenden Methoden
der Informatik, mit dem Operations Research und der Systemanalyse. Jedoch müssen die Möglichkeiten und Grenzen der
Modellbildung bezüglich der Aufgaben, die sie auf diesem
Gebiet zu erfüllen hat, richtig eingeschätzt werden. Insbesondere müssen wir in der Lage sein darüber zu urteilen,
ob ein bestimmtes Modell gut oder weniger gut ist, ob wir
ihm Glauben schenken können und wie seine Ergebnisse zu beurteilen sind.

2. PLANUNG, MODELLBILDUNG UND GESUNDHEITSSYSTEM

2.1 ZUR PLANUNGSPROBLEMATIK IM GESUNDHEITSWESEN

Planung ist zukunftsorientiert. Sie besteht in einer Vorschau
auf alle zwischen der Einleitung und Vollendung eines Lei-
stungserstellungsprozesses liegenden Arbeitsphase sowie in
der Vorbereitung ihrer Durchführung. Sie besteht aber auch
darin, mögliche, nicht eingeplante, ungünstige und günstige
Entwicklungen vorherzusehen und entsprechende Lösungen hierfür bereitzuhalten. [1]

Planung im Gesundheitswesen ist eine Thematik ohne feste
Konturen. Sie wird unter vielen Gesichtspunkten und für viele Teilaspekte bereits lange Jahre diskutiert und - in wesentlich geringerem Umfange - auch betrieben. Dabei wird unter Planung fast ausschließlich die "normative" Planung verstanden, d.h. ein Ergebnis liegt bereits fest (z.B. ein fester
prozentualer Zuschlag zu den Krankenhaus-Pflegesätzen des Vor-
jahres, ein "Sollbestand" an Krankenhausbetten je tausend
Einwohner oder ein bestimmter Betrag an Fördermitteln für
Krankenhausinvestitionen) und muß nur noch im nachhinein
"wissenschaftlich" untermauert werden, damit es die Betroffenen auch akzeptieren. Es ist nicht zu übersehen, daß ein
solches normatives Planungsverständnis über kurz oder lang
am Zielkonflikt "bedarfsgerechte Patientenversorgung" und
"Finanzierbarkeit" scheitern muß.

Gegenstand einer problemgerechten Planung im Gesundheitswesen ist dagegen die Sicherstellung einer bedarfsgerechten
Versorgung der Bevölkerung mit medizinischen Leistungen,

---

[1] Vgl. J.K. GALBRAITH: *The New Industrial State*. Boston, Massachusetts
1967, S. 36.

und zwar soweit als möglich der jeweils notwendigen Art, in der richtigen Menge und Qualität, zur rechten Zeit am rechten Ort und zu minimalen Kosten.

Grundsätzlich läßt sich zwischen einer <u>Struktur-</u> (bzw. Kapazitäts-) <u>planung</u> und einer <u>Maßnahmen-</u> (bzw. Aktions-) <u>planung</u> unterscheiden. Im Gegensatz zur Strukturplanung wird die Maßnahmenplanung mit dem Hinweis auf die Nicht-Planbarkeit von Krankheitsfällen häufig als problematisch angesehen. Dem können wir jedoch entgegenhalten, daß viele Maßnahmen der Patientenversorgung durchaus keinen zeitkritischen Charakter wie beispielsweise Erste-Hilfe-Fälle haben, und somit vorab planbar sind. Außerdem gibt es im Grunde für alle Leistungen des Gesundheitswesens (einschließlich der Erste-Hilfe-Maßnahmen) aus der Vergangenheit eine Vielzahl von Erfahrungswerten - oder es könnte sie zumindestens geben, wenn man entsprechende Daten sammelte und diese zielgerecht auswertete. Planung ist also auch in diesem Bereich möglich.

Nach HILDEBRAND [2] läßt sich der Planungsprozeß im Gesundheitswesen in vier Planungsetappen zerlegen:

    (1)   Zielplanung
    (2)   Planung von Aktionsprogrammen
    (3)   Budgetierung
    (4)   Planung der Ressourcen-Bereitstellung.

---

[2] Vgl. R. HILDEBRAND: *Anforderungen an die Planung im Gesundheitswesen aus der Sicht der Praxis.* In: Proc. in Operations Research 8, Würzburg-Wien 1979, S. 680-681.

Bei der <u>Zielplanung</u> sind die Planungsziele im Gesundheitswesen so zu formulieren, daß nachher eine Messung des Zielerreichungsgrades (Evaluation) möglich ist. Diese können demnach als geplante Ergebnisse definiert werden. Die Ziele der einzelnen Einrichtungen des Gesundheitswesens müssen sich dabei den Globalzielen der Gesundheitspolitik bis zu einem gewissen Grade unterordnen.

Bei der Planung von <u>Aktionsprogrammen</u> geht es jeweils um das Bündel der Maßnahmen, die zur Erreichung der definierten Ziele dienen sollen. So könnten beispielsweise die Fördermittel für Investitionsvorhaben im Krankenhaus in bedarfsorientierten Aktionsprogrammen geplant werden, anstatt in haushaltsorientierten. Denn die heutige, an Haushaltstiteln orientierte Praxis stellt weder einen akzeptablen quantitativen oder qualitativen Standard für das Dienstleistungsangebot im Gesundheitswesen dar, noch sichert sie gar eine wirtschaftliche Erbringung solcher Leistungen.

Die sicherlich zur Zeit am stärksten vertretenen Pläne im Gesundheitswesen sind eben jene Haushaltspläne. Solche Pläne sind jedoch als Planungs- und Kontrollinstrument nur wenig geeignet und sollten im Interesse der Patienten, der Beitrags- und Steuerzahler durch geeignetere Methoden der <u>Budgetierung</u> [3] abgelöst werden.

---

[3] Eine Kritik an dem an Haushaltstiteln orientierten (kameralen) Rechnungswesen im Krankenhaus als Planungs- und Kontrollinstrument und die Vorteile der Budgetierung finden sich bei:

B. PAGE, W. ROESNER und R. SCHNEEMANN: *Grundsätzliche Überlegungen zur zukünftigen Entwicklung des Krankenhaus-Rechnungswesens in der Bundesrepublik Deutschland.* In: M. Kunze und A. Rumpold (Hrsg.): *Kostenrechnung im Krankenhaus - Stand, Erfahrungen und weitere Entwicklungen in Österreich, der Bundesrepublik Deutschland und der Schweiz.* Wien 1981, S. 167-176.

Bei der <u>Planung der Ressourcen-Bereitstellung</u> ist heute in der Praxis erst die Planung der Betriebsmittel als Bau- und Betriebsplanung weiter fortgeschritten, während die Personal- und Sachgüterplanung in der Regel auf rein intuitiver Basis durchgeführt werden. Praktisch nur im Krankenhausbereich sind für Planungszwecke sogenannte "Personalschlüsselzahlen" gebräuchlich, die jedoch nicht auf quantitativen Arbeitsstudien beruhen. Im Bereich der Beschaffung und Lagerhaltung, auf dem Gebiet der Planung und Überwachung quantitativer, qualitativer und wertmässiger Standards gibt es jedoch noch einen großen Mangel an praxiserprobten, exakten Verfahren.

Die verschiedenen Planungen der Ressourcenbereitstellung lassen sich mit den von Jahr zu Jahr fortzuschreibenden Aktionsprogrammen und den dazugehörenden Budgets unter dem Begriff der <u>operativen Planung</u> zusammenfassen, während die Zielplanung und im gewissen Umfang auch die Planung von Aktionsprogrammen Bestandteile der <u>strategischen Planung</u> sind.

Während die operativen Planungen ausschließlich im Verantwortungsbereich der die Leistungen erstellenden Institutionen des Gesundheitswesens liegen sollten, ist die strategische Planung als gemeinschaftliche Aufgabe der zuständigen Ressorts auf Bundes-, Landes- und Gemeindeebene und der betroffenen Institutionen im Gesundheitswesen anzusehen.

Hinsichtlich der <u>Informationsbasis der Planung</u> sind Fragen danach relevant, welche Informationen für den jeweiligen Planungszweck benötigt werden, wie genau, wie differenziert, wie aktuell, wie vollständig die Daten sein müssen. Auf der Nachfrageseite des Gesundheitssektors sind Daten über Art, Umfang und zeitlichen Verlauf der Nachfrage und der Inanspruchnahme von Dienstleistungen des Gesundheitswesens sowie demographische Daten zur Bevölkerungsstruktur und -entwicklung von Interesse.

Hinzu kommen genaue Informationen über die Art der behandelten Krankheiten (Diagnosen), die Art ihrer Behandlung (Therapien) und nach Möglichkeit das Behandlungsergebnis (Morbiditätsstatistik [4]).

Auf der Angebotsseite werden für die strategische Planung Daten über das quantitative und qualitative Leistungsangebot (Kapazitäten), die Leistungsfähigkeit (Stärken und Schwächen) des jeweiligen Bereiches und etwaige Substitutionsmöglichkeiten benötigt.

Für eine <u>zukünftige Planung im Gesundheitswesen</u> sollten wir die folgenden Fragestellungen näher untersuchen [5] :

- wieviele Gesundheitsleistungen in welchen Versorgungsstrukturen werden benötigt, aufgegliedert nach Art, Menge, Qualität, Zeitpunkt und Ort?

- Wie sind sie zu organisieren, damit eine ständige Anpassung an den sich verändernden Bedarf bei gleichzeitiger rascher medizinisch-technischer Innovation unter Beachtung der Wirtschaftlichkeit ermöglicht wird?

- Welche Informationen und Kennzahlen werden dafür benötigt? Wie kann man diese bereitstellen?

- Lassen sich daraus <u>Modelle</u> konstruieren und Alternativen untersuchen? Wie können diese Alternativen bewertet werden? Wie lassen sich Prioritäten begründen?

- Wie können quantitative, qualitative bzw. wertmässige Standards für das bereitzustellende Leistungsspektrum und für die im Einzelfall zu erbringenden Leistungen im Gesundheitswesen entwickelt werden?

---

[4] Vgl. Kapitel 4.3.

[5] Vgl. R. HILDEBRAND (1979), op. cit., S. 684-685.

Wie wir den anfänglichen Ausführungen zur Planungsproblematik entnehmen konnten, geht die Planungspraxis im Gesundheitswesen über normative Ansätze, über Haushaltspläne und einige Kennzahlen wie Krankenhauspersonalschlüssel
bisher kaum hinaus. Im obigen Abschnitt haben wir Fragestellungen formuliert, die es für die zukünftige Planung
im Gesundheitswesen zu bearbeiten gilt. Ein "Mehr" an Planung wird schon wegen der explosiven Kostenentwicklung und
wegen des zunehmend enger werdenden Finanzierungsrahmens
in Zukunft unvermeidbar sein. Damit die Planung jedoch
nicht zum Selbstzweck wird, sollte sie den folgenden Anforderungen gerecht werden [6]:

Planung soll

- der Leistungsverbesserung und Kostenkontrolle
  im Gesundheitswesen dienen,

- zweck- und praxisorientiert,

- selbst wirtschaftlich sein,

- als lernendes System angelegt sein,

- selbstkritisch sein,

- zum Abbau von "Feuerwehraktionen" beitragen,

- und schließlich zu mehr Transparenz für alle
  Beteiligten hinsichtlich Leistungen, Kosten
  und Erfolgschancen des Gesundheitswesens führen.

---

[6] Vgl. R. HILDEBRAND (1979), op. cit., S. 685.

2.2 ZUR ALLGEMEINEN PLANUNGSMETHODIK [1]

Dem auf dem Gebiet des Gesundheitswesens tätigen Planer
steht grundsätzlich das gesamte Spektrum der zumeist für
industrielle bzw. ökonomische Problemstellungen entwickelten Planungsverfahren und -hilfsmittel zur Verfügung. Diese lassen sich nach verschiedenen Gesichtspunkten untergli-
dern. Einmal kann uns als Gliederungskriterium der Grad der
Formalisierbarkeit des Verfahrens dienen.

Auf der untersten Ebene ist dabei die Intuition des einzelnen Planers angesiedelt, der mit Hilfe seiner Erfahrung versucht, die Einzelabläufe in seinem Teilbereich möglichst
optimal zu gestalten.

Einen höheren Formalisierungsgrad besitzen <u>Betriebsverglei-</u>
<u>che</u>, die anhand aussagefähiger und mit den übergeordneten
Planungszielen des Gesundheitswesens abgestimmten Kenngrös-
sen durchgeführt werden. Nach Bestimmung dieser Kenngrößen
für die zu vergleichenden Betriebe (z.B. Krankenhäuser) bzw.
Betriebsbereiche und ihrer Aufbereitung mit statistischen
Methoden läßt sich die Leistungsfähigkeit des eigenen Betriebes (relativ) abschätzen.

Die höchste Stufe der Formalisierbarkeit ist dann erreicht,
wenn wir den Ist-Ablauf des Betriebes bzw. Betriebsberei-
ches mit einer Soll-Konzeption vergleichen können, deren
Optimalität hinsichtlich definierter Zielkriterien nachweisbar ist. Solche Soll-Konzeptionen können mit Methoden
des <u>Operations Research</u> entwickelt werden, das eng mit den
Begriffen "Industrial Engineering", "Management Science"
bzw. "Systemforschung" verbunden ist. [2]

---

[1] Vgl. dazu: M. MEYER:*Krankenhausplanung*. Stuttgart-New York 1979,
S. 10-14.

[2] Vgl. M. MEYER: *Operations Research, Systemforschung, Systemtheorie
- Ein historischer Abriß*. Wirtschaftswissenschaftliches Studium 8
(1979), Nr. 10, S. 461-468.

Nach der heute noch gebräuchlichen Definition von BEER aus
dem Jahre 1959 bedeutet Operations Research [3]

> "den Versuch, bestimmte komplexe Problemstellungen
> (die sich immer aufgrund von Konflikt- und/oder Man-
> gelsituationen ergeben), mit Hilfe von mathematisch-
> naturwissenschaftlichen Methoden zu lösen. Es han-
> delt sich dabei um Problemstellungen, wie sie spe-
> ziell im Rahmen privatwirtschaftlicher und öffent-
> licher Betriebe auftreten, wenn dort große Systeme,
> bestehend aus Menschen, Maschinen, Material und Ka-
> pital zu planen und zu leiten sind. Charakteristisch
> für den Lösungsversuch ist die Abbildung der Systeme
> durch Modelle, die es zulassen, alternative Entschei-
> dungen, Strategien und Kontrollmaßnahmen hinsichtlich
> ihres Zielerreichungsgrades zu vergleichen. Dabei
> sind Erscheinungen wie Ungewißheit und Trends zu be-
> rücksichtigen. Der Zweck von Operations Research be-
> steht darin, diejenigen zu unterstützen, die Systeme
> der genannten Art leiten müssen."

Zentrale Bedeutung kommt in dieser Definition dem Begriff
des _Modells_ zu, das im Gegensatz zum realen System eine
gedankliche Abstraktion darstellt, die aus dem Gesamtzu-
sammenhang des realen Systems abgegrenzte und überschauba-
re Teilbereiche ausgliedert. Wie der Ausschnitt aus der
Realität auszusehen hat, ergibt sich aus der Problemstellung. Generell läßt sich nur sagen, daß alle für das Problem relevanten Realtatbestände erfaßt und zudem möglichst
wenig wesentliche Beziehungen zu den benachbarten Realitäts-
bereichen durchschnitten werden sollten.

---

[3] M. MEYER (1979): _Operations Research ..._, op. cit., S. 461.

Im Operations Research werden Modelle in Form mathematischer
Funktionen und logischer Verknüpfungen realisiert, um sie
mathematisch lösen bzw. optimieren zu können.

Als weiteres Gliederungskriterium für die Planungsverfahren
können wir die Planungsebene heranziehen. Während in den
bisherigen Ausführungen zur Planungsmethodik Aspekte der be-
trieblichen Planung (Mikroebene) im Vordergrund standen,
wollen wir nun Methoden der Makroplanung erläutern.

Kenngrößen für den <u>Regional- oder Ländervergleich</u> als
Analogon zum Betriebsvergleich können aus den nationalen
amtlichen Gesundheitsstatistiken [4] (Mortalitäts-, Morbi-
ditäts-, Kapazitäts- bzw. Ausgabenstatistiken), aus den
Statistiken der privaten Träger des Gesundheitswesens
(Krankenversicherungen, kassenärztliche Vereinigungen, etc.)
sowie aus den internationalen Statistiken des Gesundheitswesens (z.B.Weltgesundheitsorganisation (WHO)) abgeleitet werden.

Gehen wir vom reinen Vergleich auf statistischer Basis über
zu Makromodellen, so haben wir es häufig mit Verfahren der
<u>Ökonometrie</u> zu tun,

> "... das Teilgebiet der Wirtschaftswissenschaften,
> das sich mit der empirischen Schätzung von ökono-
> mischen Beziehungen beschäftigt ... Ökonometrie ver-
> wendet die wirtschaftswissenschaftliche Theorie, wie
> sie in einem ökonometrischen Modell verkörpert ist,
> Fakten, zusammengefaßt in Form von relevanten sta-
> tistischen Daten, und die statistische Theorie, ver-
> feinert zu ökonometrischen Verfahren, um bestimmte
> Beziehungen zwischen ökonomischen Variablen zu mes-
> sen und empirisch zu testen, womit man ökonomischen

---

[4] Vgl. auch Kapitel 4.3.

Aussagen einen empirischen Gehalt verleiht."[5] Wenn sich
diese Definition auch auf die Wirtschaftswissenschaften
bezieht, so ist doch der ökonometrische Ansatz nicht ausschließlich auf die Ökonomie beschränkt; sie kann auch
in anderen Disziplinen, insbesondere anderer sozialwis-
senschaftlicher Fachrichtungen wie Geschichte, Politolo-
gie und Psychologie, angewandt werden. Sie läßt sich
ebenfalls in Bereichen der staatlichen Versorgung einschließlich des Gesundheitswesens, der Erziehung, des
Transportwesens, des Wohnungswesens und des Umwelt-
schutzes einsetzen.

---

[5] Übersetzt aus:
   M.D. INTRILIGATOR: *Econometric Models, Techniques and Applications.*
      New Jersey 1978, S. 2.

2.3   ZUR MODELLBILDUNG

Nachdem wir den Modellbegriff bereits im voranstehenden
Abschnitt im Zusammenhang mit der Planungsmethodik kurz
eingeführt haben, wollen wir ihn hier nun ausführlicher
behandeln.

Es sind vor allem drei wesentliche Merkmale, durch die
Modelle gekennzeichnet sind [1]:

(1) Die grundlegende Funktion eines Modells ist
    die Abbildung eines wirklichen oder gedach-
    ten Systems.

(2) Das Objekt wird vereinfacht abgebildet, in-
    dem von seinen weniger wichtigen Merkmalen
    abstrahiert wird; was wichtig ist, hängt
    einerseits vom Erkenntnisinteresse ab, ande-
    rerseits auch vom Stand der Kenntnis.

(3) Modellbildung bedeutet in der Regel Reduktion von
    Komplexität.

Die Gründe für die Modellbildung sind vielgestaltig:

- sie ermöglicht dem Problembearbeiter, seine theoretischen
  Hypothesen und empirischen Beobachtungen über das reale
  System zu systematisieren und logische Folgerungen aus
  dieser Systematisierung zu ziehen;

- sie führt zu erhöhtem Verständnis des Realsystems;

- sie ermöglicht die Reduzierung des Zeitaufwandes für den
  Abschluß einer Untersuchung;

---

[1] Vgl. S. HARBORDT: *Computersimulation in den Sozialwissenschaften.*
Bd. 1, Hamburg 1974, S. 51.

- sie liefert einen konzeptionellen Rahmen für die Untersuchung der Vorteilhaftigkeit von Systemveränderungen;

- sie ermöglicht Veränderungen, die häufig in realen Systemen nicht oder nur mit wesentlich höherem Aufwand durchführbar sind.

Der Modellbildungsprozeß ist im allgemeinen ein sehr komplexer Vorgang. Dies können wir auch an der Abbildung 2-1 ersehen, in der die einzelnen Schritte des Modellbildungsprozesses dargestellt sind. In der Praxis wird dieser Prozeß jedoch in der Regel nicht streng sequentiell ausgeführt, sondern häufig parallel oder in Zyklen verlaufen.

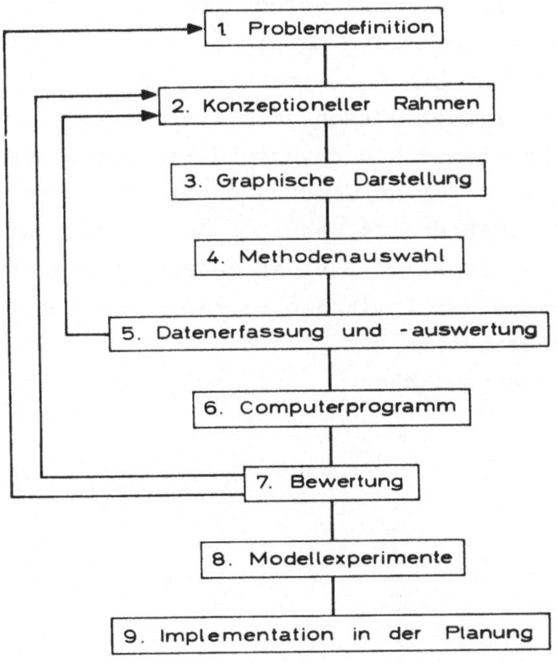

Abbildung 2-1: Einzelschritte des Modellbildungsprozesses

Im folgenden wollen wir die Einzelschritte des abgebildeten Modellbildungsprozesses erläutern:

1. Problemdefinition:

Im ersten Schritt des Modellbildungsprozesses ist eine klare und genaue Identifikation und Formulierung der Problemstellung vorzunehmen. Dazu gehört die Klarstellung des theoretischen Backgrounds. Dem Modellentwickler muß sein Blickwinkel, mit dem er an die Problemstellung herangeht, vollständig bewußt sein, da er bei diesem Anfangsschritt bereits eine Bandbreite von Lösungsmöglichkeiten absteckt.

2. Konzeptioneller Rahmen:

Zu dem Schritt der Entwicklung eines konzeptionellen Rahmens gehört die Definition des Systems, seine Grenzen, der relevanten Faktoren und Variablen mit ihren Einflüssen und Interdependenzen. Eine Gruppe von Hypothesen ist aufzustellen. Für qualitative Parameter müssen quantitative Kenngrößen definiert werden. Die Problematik der verfügbaren Daten kommt in diesem Zusammenhang auf. Der notwendige Datenumfang für die Modellbildung wird größtenteils bestimmt durch die Stufe der Disaggregation. Schließlich ist der Bedarf an Ressourcen (Arbeitszeit, Rechenzeit) mit den betreffenden Kosten in dieser Phase abzuschätzen, um sicherzustellen, daß das Modell auch erstellt werden kann.

3. Graphische Darstellung:

Diagramme (Blockdiagramme, Flußdiagramme, DYNAMO-Diagramme[2])
sollten zur übersichtlichen Präsentation der grundsätzlichen
Modellstruktur herangezogen werden. Sie können vor allem für
Diskussionen mit Experten anderer Disziplinen, die an der
Modellentwicklung beteiligt sind, von Nutzen sein.

4. Methodenauswahl und mathematische Modellformulierung:

In diesem Schritt ist die mathematische Beschreibung der
Beziehungen zwischen den Variablen des Modells vorzunehmen.
Auf die einzelnen mathematischen Methoden, die für einen
Modellentwickler zur Verfügung stehen, werden wir im nächsten
Abschnitt noch näher eingehen.

5. Datenerfassung und -auswertung:

Für die Entwicklung eines quantitativen Modells müssen zur
Parameter- und Konstantendefinition der zugrundeliegenden
mathematischen Beziehungen empirische Daten herangezogen
werden. Für Modelle im Bereich des Gesundheitswesens gelten als Datenlieferanten üblicherweise die folgenden Quellen[3]:

---

[2] Spezielle Flußdiagramme, mit denen die Abhängigkeiten der Variablen
eines Systems in übersichtlicher Form dargestellt werden können. Sie
finden in System-Dynamics-Modellen Anwendung, die mit Hilfe des Simu-
lationssystems DYNAMO realisiert werden sollen. Vgl. dazu:

F. NIEHAUS und A. VOß: *Die kybernetische Simulationsmethode SYSTEM
DYNAMICS*. Angewandte Informatik 14 (1972), Nr. 12, S. 545-552.

[3] Vgl. auch Kapitel 4.3.

- die amtlichen nationalen Gesundheits- und
  demographischen Statistiken,

- die Statistiken der privaten Trägerorgani-
  sationen im Gesundheitswesen (Krankenkassen, kassenärztliche Vereinigungen, Berufsgenossenschaften, Private Krankenhausträger,
  etc.),

- die offiziellen Statistiken der Weltgesundheitsorganisation (WHO),

- klinische und Gesundheitsstatistiken in Zeitschriften der Medizin und des Gesundheitswesens,

- und Expertenschätzungen.

Zur Schätzung der Modellparameter sind die üblichen statistischen Methoden heranzuziehen.

Sind keine quantitativen Daten verfügbar, sollten die
Parameterwerte approximativ geschätzt werden. Die Metho-
den reichen hier von der individuellen Bestimmung über
Gruppenschätzungen bis hin zu Delphi-Techniken. Häufig
führen die Modellergebnisse zu Änderungen dieser "weichen"
Parameter.

6. Computerprogramm:

Die mathematische Modellformulierung muß in ein ablauffähi-
ges Computerprogramm überführt werden. Es stehen eine Vielzahl von Programmiersprachen zur Verfügung, die mehr oder
weniger problemorientiert sind. Einerseits sind dies die
allgemein üblichen höheren Programmiersprachen wie ALGOL,

APL, BASIC (insbesondere für Microcomputer), FORTRAN,
PASCAL bzw. PL/1, auf der anderen Seite Sprachen für
die Modellbildung (insbesondere Simulation) wie CML,
CMSP, DYNAMO, GASP, GPSS, SIMULA, SIMPL/1 oder SIMSCRIPT
bzw. Softwarepakete mit statistischen Verfahren (z.B.
SPSS, SAS, MINITAB),mit numerischen Methoden (z.B. NAG,
IMSL), mit OR-Verfahren (z.B. MPS, PMS) oder ökonome-
trischen Methoden (z.B. TSP, TROLL).

Bei der Programmierung sollten trotz des Aufwandes alle
Testmöglichkeiten eingesetzt werden, um auf dieser sehr
fehleranfälligen Stufe des Modellbildungsprozesses Feh-
lerquellen möglichst gering zu halten. Beim Programment-
wurf sollten die Methoden des Software Engineerings
(insbesondere Modularisierung und Adaptierbarkeit) und
die Prinzipien der strukturierten Programmierung eingehalten werden. [4] In diesem Zusammenhang gehört auch eine
gute Dokumentation - im übrigen nicht nur für das Programm, sondern für den gesamten Modellbildungsprozeß in
allen seinen Phasen.

7. Bewertung: [5]

Zur Bewertung des Modellverhaltens sollten Fachleute herangezogen werden, die mit dem realen System eng vertraut
sind.

----

[4] Vgl. dazu: K. GEWALD, G. HAAKE und W. PFADLER: *Software Engineering
   - Grundlagen und Technik rationeller Programmentwicklung*. München-
   Wien 1979.

[5] Vgl. Kapitel 4.4 - Zum Validierungsproblem.

Allgemeingültige und allseits akzeptierte formale Methoden
für den <u>Validitätstest von Modellen</u> existieren jedoch dagegen bis heute nicht. Wir schlagen für den Validitätstest von
Modellen die folgenden vier Stufen vor:

- Verifikation
- Sensitivitätsanalyse
- Kalibrierung und Outputvergleich
- Prognostische und dynamische Gültigkeitsprüfung.

<u>Verifikation</u> zielt auf den Nachweis der Korrektheit von Modell-
verhalten und -struktur.

<u>Sensitivitätsanalysen</u> dienen der Untersuchung der Robustheit
des Modells bei einer Veränderung der Eingabewerte. Besonders
sensitive Parameter müssen genauer bestimmt werden.

<u>Kalibrierung</u> kann als Anpassung des Modells an das reale System
durch Veränderung solcher Parameter verstanden werden, die nur
ungenau oder überhaupt nicht in der Realität erfaßt werden können.

Der <u>Outputvergleich</u> bezieht sich auf die Übereinstimmung zwischen
Modell- und realem Output bei gleichen (historischen) Eingabe-
werten. Die letzte Stufe schließlich dient der Bewertung der
<u>Prognosefähigkeit</u> und der <u>dynamischen Gültigkeit</u> des Modells
im Praxiseinsatz (Praxistest).

8. Modellexperimente: [6]

Zur Gewinnung von Lösungen mit dem Modell sind drei Stufen zu
durchlaufen:

Initialisierung des Modells mit Anfangswerten, die numerische Lösung und die Ergebnispräsentation. Anfangswerte

---

[6] Vgl. B. PAGE: *Die statistische Analyse von Simulationsexperimenten –
Eine medizinische Fallstudie.* EDV in Medizin und Biologie 11 (1980),
Nr. 3, S. 65-74.

müssen bei dynamischen Modellen festgelegt werden. Hier
tritt die Problematik der Abhängigkeit des dynamischen
Systems vom Anfangszustand auf. Es muß der stationäre Zustand des Prozesses bestimmt werden (Einpendeln des Systems).

Bei der numerischen Lösung des Modells treten insbesondere
bei großen Systemen numerische Schwierigkeiten und Dimen-
sionsprobleme mit hohem Rechenzeit- und Speicherbedarf auf,
die komplexe Algorithmen erfordern.

Zur Präsentation der Ergebnisse gehört neben numerischen
und graphischen Ausgaben (Histogramme, stetige Kurven) auch
ihre Dokumentation einschließlich Interpretation bezüglich
aller verwendeten Theorien und Hypothesen.

9. Implementation in der Planungspraxis:

Zum erfolgreichen Abschluß eines Modellbildungsprozesses
mit der Implementation in der Planungspraxis müssen eine
Reihe von Anforderungen an die Modellstudie erfüllt sein.
Besondere Wichtigkeit besitzt die Benutzerorientiertheit
eines Modells, da sie für die Frage der Annahme oder Ablehnung des Modells von großer Bedeutung sein kann. Demnach sollen Modelle

- dem Benutzer verständlich sein,
- auch in Extremsituationen keine unver-
  ständlichen Ergebnisse hervorbringen,
- anpassungsfähig sein,
- in der Handhabung möglichst einfach sein.

Die Ablehnung oder Akzeptanz hängen hauptsächlich davon
ab, ob ein formalisiertes Modell mit dem geistigen Modellkonzept des Benutzers, das durch dessen Erfahrungen und

Erwartungshaltung vorgeformt ist, übereinstimmt oder sich
mit einem solchen vereinbaren läßt.

Die EDV-Verwendungsfähigkeit des Modells ist gleichfalls
wichtig, da der Mensch-Maschine-Kommunikationsmöglichkeit
immer größere Bedeutung zukommt. Die Effizienz eines Modells wird maßgeblich beeinflußt von der Länge der Reak-
tionszeiten, die bei Parameterveränderungen auftreten und
gerade durch den Einsatz der EDV bzw. die Anpassungsfähigkeit
des Modells an EDV-Erfordernisse bestimmt werden. Flexibilität
in der Handhabung sowie leichte Veränderbarkeit bzw. Er-
weiterungsmöglichkeit können durch modularen Aufbau und
klar definierte Schnittstellen erreicht werden.

Wir wollen unsere Ausführungen über die Modellbildung mit
einer Übersicht abschließen, in der die wichtigsten Einwände, die häufig gegen die Modellbildung vorgebracht werden,
und deren Abhilfemöglichkeiten aufgeführt sind.

Einwände gegen die Modellbildung	Abhilfe
- die Realität ist zu komplex	feinere, umfassendere Modelle
- die Modelle sind zu groß und unübersichtlich	Teilmodelle, automatisierte interaktive Methoden, Software Engineering,
- die Entscheidungen sind zu wenig strukturiert	Einsatz heuristischer Verfahren
- die Benutzer verstehen das Modell nicht (Kommunikationslücke)	Transparenz der Modellerstellung durch Anpassung an das geistige Modell des Benutzers

Tabelle 2-1: Häufige Einwände gegen die Modellbildung und deren
Abhilfe.

Einwände gegen die Modellbildung	Abhilfe
- die Benutzer können nicht mit den Modellen umgehen	größere Benutzerorientierung und ausführliche Schulung
- die Modelle sind zu grob oder zu fein für ein bestimmtes Problem	Anpassung des Aggregationsgrades der Daten und der angewandten Verfahren
- die Interdependenzen der Einflußgrößen sind zu groß	Verwendung von dynamischen, rückgekoppelten Simulationsmodellen

Tab. 2-1, Fortsetzung: Häufige Einwände gegen die Modellbildung und deren Abhilfe.

2.4 MATHEMATISCHE MODELLTYPEN

Unter mathematischen Gesichtpunkten können wir sieben
praktisch bedeutsame mathematische Modelltypen unterscheiden, die auch als Datenlieferanten für in der Regel in den nachgeordneten Phasen des Planungs- und Ent-
scheidungsprozesses eingesetzten Kosten-Nutzen[1] - und
Nutzwertanalysen [2] angewandt werden, nämlich[3]

- Optimierungsmodelle der Linearen und Ganzzahligen
  Programmierung,
- Graphen-Modelle,
- Wahrscheinlichkeitstheoretische Modelle,
- Statistische Modelle,

---

[1] Unter Methoden der Kosten-Nutzen-Analyse verstehen wir ganz
allgemein solche, die die Implikationen von Entscheidungen offenle-
gen sollen, die zum Teil nichtmonetären Charakter besitzen, wie dies
häufig im Gesundheitswesen der Fall ist. Zur Anwendung der Kosten-
Nutzen- bzw. Nutzen-Kosten-Analyse im öffentlichen Bereich siehe:

H.C. RECKTENWALD: *Nutzen-Kosten-Analyse und Programmbudget, Grundlagen staatlicher Entscheidung und Planung*. Tübingen 1970

[2] Die Nutzwertanalyse ist eine Methode zur Bewertung und Auswahl von
Alternativen, denen ein mehrdimensionales Zielsystem zugrundeliegt.
Dabei wird die optimale Alternative durch direkte Berücksichtigung
der Präferenzstruktur des Entscheidungsträgers bestimmt. Vgl. dazu:

CH. ZANGEMEISTER: *Nutzwertanalyse in der Systemtechnik*. München 1971
sowie auch Kapitel 4.2 in diesem Buch.

[3] Vgl. dazu einführend u.a.

H. MÜLLER-MERBACH: *Operations Research*. München 1971.

G. BAMBERG und F. BAUR: *Statistik*. München - Wien 1979.

P. SCHÖNFELD: *Methoden der Ökonometrie*. Bd. 1, München 1969.

G. GORDON: *Systemsimulation*. München 1972.

J.W. FORRESTER: *Grundzüge einer Systemtheorie*. Wiesbaden 1972.

- Ökonometrische Modelle,
- Simulationsmodelle,
- System Dynamics-(Forrester-)Modelle.

Modelle der <u>Linearen</u> bzw. <u>Ganzzahligen Programmierung</u>
sind dadurch gekennzeichnet, daß ein System linearer
Ungleichungen (Restriktionen) mit einer linearen Zielfunktion verknüpft ist, die minimiert oder maximiert
wird. Für das Gesundheitswesen sind beispielsweise Stand-
ort- und Verteilungsprobleme mögliche Anwendungsgebiete.

Die Graphen-Modelle leiten ihren Namen von der Tatsache
ab, daß in ihrem Fall ein betrieblich-ökonomischer Sach-
verhalt zeichnerisch mit Hilfe einer besonderen Symbolik
dargestellt wird, die nur die beiden Elemente Knoten und
Kanten kennt, dem 'Graph'. Diejenigen Planungsprobleme,
bei denen eine solche Abbildung gelingt, können dann mit
Hilfe bestimmter mathematischer Sätze der Graphentheorie
gelöst werden. Bekannt sind die <u>Netzplantechniken</u> CPM, MPM
und PERT, die etwa im Rahmen der Bauplanung von Krankenhäusern eingesetzt werden, aber auch die sogenannten <u>Ent-
scheidungsbaumverfahren</u>, die z.B. spezielle Lagerhaltungs-
und Reihenfolgeprobleme, wie sie auch im Krankenhaus häufig auftreten, sowie Probleme bei Informationsflüssen zu
lösen gestatten.

Gegenstand der <u>wahrscheinlichkeitstheoretischen Modelle</u>
sind solche Lösungsansätze, die sich der Methoden der
Wahrscheinlichkeitsrechnung bedienen. Eine für die Praxis
sehr wichtige Klasse von Modellen aus diesem Bereich stellen die <u>Warteschlangenmodelle</u> dar. Für Warteschlangenmodelle ist charakteristisch, daß Zugänge zu und Abfertigungen
in einem Bedienungssystem als Zufallsprozesse aufgefaßt
und dementsprechend mit Mitteln der Wahrscheinlichkeitsrechnung beschrieben werden. Dabei liegen für die Ankunfts-

und Serviceprozesse bestimmte statistische Verteilungsannahmen zugrunde. Daraufhin können wir dann über mathematische Ableitungen weiterführende Informationen über das System gewinnen, wie z.B. die mittelere Wartezeit der ankommenden Elemente, die mittlere Warteschlangenlänge vor den Bedienungsstationen oder die Wahrscheinlichkeit, daß ein Element innerhalb eines vorzugebenden Zeitintervalls bedient wird. In diesem Sinn können die Leistungsstellen (z.B. Betten) in einem Krankenhaus als Bedienungsstationen aufgefaßt werden und die Patienten als Elemente.

Weitere für die Praxis interessante Modelltypen aus dieser Klasse sind die sog. <u>Markovmodelle</u>, bei denen Systemzustände in Form von Übergangswahrscheinlichkeiten beschrieben werden, bestimmte Ansätze der <u>Lagerhaltungstheorie</u> sowie <u>Entscheidungstheoretische Modelle</u>, die jedoch teilweise auch zu den Graphen-Modellen gezählt werden können.

Zu den <u>Statistischen Modellen</u> können wir zum einen empirische Modelle beispielsweise in Form einfacher heuristischer Regeln oder deskriptive Kennwerte auf der Basis empirischer Untersuchungen zählen, zum anderen das breite Spektrum der Methoden der Multivariaten Statistik wie Regressions- und Korrelationsanalyse, Varianzanalyse, Diskriminanz-, Faktoren- und Clusteranalyse sowie die Prognoserechnung.

In der <u>Ökonometrie</u> wird die Lösung vor allem ökonomischer Probleme - jedoch auch anderer Problembereiche wie beispielsweise aus dem Gesundheitswesen - durch die Formulierung mathematischer Gleichungssysteme - häufig in Form von Regressionsbeziehungen - versucht, in denen die jeweils interessierenden ökonomischen Größen miteinander verknüpft werden. Ein fertiges ökonometrisches Modell stellt dann einen Wirkungszusammenhang meist ökonomischer Variablen dar.

Für <u>Simulationsmodelle</u> ist kennzeichnend, daß sie keiner
speziellen mathematischen Richtung zugerechnet werden können. Immer dann, wenn ein analytisches Verfahren (z.B. der
Warteschlangentheorie) nicht in der Lage ist, ein reales
System oder Teile davon adäquat abzubilden, bietet sich die
Simulationsmethode an. Hierbei werden mathematische Beziehungen beliebiger Form, logische Verknüpfungen und Abfragen
entwickelt, bis die erstrebte Abbildungsgenauigkeit erreicht
ist. Demzufolge hat ein Simulationsmodell eine Reihe von
Vorteilen gegenüber analytischen Ansätzen [4]:

- Ohne vereinfachende Annahmen über Verteilungen, Zufäl-
  ligkeit oder Unabhängigkeit kann das Simulationsmodell
  mit einem wesentlich höheren Grad an Realitätsnähe versehen werden;

- es ermöglicht Sensitivitätsuntersuchungen der angenommenen Verteilungen;

- Simulation ist oft mathematisch weniger schwierig als
  viele analytische Ansätze;

- mit einem Simulationsmodell lassen sich alternative
  Systemstrukturen untersuchen.

Im Gegensatz zur Linearen Programmierung oder anderen Optimierungsverfahren ist jedoch das Auffinden der optimalen
Lösung bei der Simulation nicht sichergestellt. Nachteilig
an der Simulationsmethode ist außerdem der große Aufwand
bei der Modellentwicklung und die damit verbundenen hohen
Entwicklungs- und Computerkosten, da die Modellrechnungen
in der Regel sehr langwierig sind.

------

[4] Vgl. B. PAGE: *Die statistische Analyse von Simulationsexperimenten
    - Eine medizinische Fallstudie.* EDV in Medizin und Biologie 11 (1980),
    Nr. 3, S. 65.

Es lassen sich grundsätzlich zwei hauptsächliche Modellansätze der Simulation unterscheiden: Diskrete und kontinuierliche Modelle.

Bei vielen Prozessen, vor allem in betrieblich-organisa-
torischen Systemen (der Mikroebene), beispielsweise bei
organisatorischen Abläufen in Krankenhäusern oder in Rettungsdienstsystemen, ändert sich der Systemzustand nicht
kontinuierlich, sondern vielmehr sprunghaft zu diskret
verteilten Zeitpunkten. Als Beispiel kann uns etwa der
Warteschlangenprozeß in dem Wartesaal einer Röntgenabteilung dienen. Der Zustand (Zahl der Patienten in der Warteschlange) ändert sich nur bei der Ankunft oder beim Abgang
eines Patienten. Das sind diskrete Ereignisse, die als
Zeitpunkte verteilt über die Zeitachse auftreten. Bei derartigen Modellen haben wir es typischerweise mit diskreten
Einheiten (z.B. Patienten oder Rettungsfahrzeuge) zu tun.
Es ist oft vorteilhaft oder sogar notwendig, diese Einheiten als individuelle Elemente mit "eigener Geschichte" oder
"individuellem Schicksal" in der Simulation mitzuführen.

Dagegen ist es vor allem bei technischen, medizinischen
oder biologischen Systemen natürlich, daß sich Systemveränderungen kontinuierlich vollziehen, denn die Systemdynamik
ist hier durch physikalische bzw. biologische Gesetze bestimmt, die wir in Form von Differentialgleichungen darstellen können.

Das System wird in diesem Fall durch eine Reihe von zeit-
abhängigen Zustandsvariablen $x_1(t)$, ..., $x_n(t)$ beschrieben.
Die Änderungsraten, d.h. die zeitlichen Ableitungen
$\dot{x}_1$, ..., $\dot{x}_n$ der Zustandsvariablen werden durch Funktionen
der Zustandsvariablen selber und gewisser Inputvariablen
$u_1(t)$, ..., $u_m(t)$ bestimmt:

$$\dot{x}_1 = f_1(x_1, \ldots, x_n, u_1, \ldots, u_m),$$
$$\vdots$$
$$\dot{x}_n = f_n(x_1, \ldots, x_n, u_1, \ldots, u_m).$$

Die Outputvariablen $y_1(t), \ldots, y_r(t)$ können dann im allgemeinen durch bestimmte Funktionen der Zustandsvariablen ausgedrückt werden:

$$y_1 = h_1(x_1, \ldots, x_n),$$
$$\vdots$$
$$y_r = h_r(x_1, \ldots, x_n).$$

Diese Gleichungen definieren das kontinuierliche Simulationsmodell. Die Simulationsanalyse besteht dann im wesentlichen in der Lösung der Differentialgleichungen durch numerische Integrationsverfahren für vorgegebene Inputfunktionen $u_1(t), \ldots, u_m(t)$.

Diese Art von Modellen wurde in den letzten beiden Jahrzehnten auch vermehrt bei der Untersuchung soziotechnischer und sozioökonomischer Systeme angewandt. FORRESTER leistete Pionierarbeit in der Anwendung der regelungstechnischen Methodologie auf Managementprobleme der Industrie (*"Industrial Dynamics"* [5]), der Städte (*"Urban Dynamics"* [6]) bzw. der Weltentwicklung (*"World Dynamics"* [7]). Kennzeichnend für die Forrester-(System Dynamics-)Modelle ist, daß die soziotechnischen bzw. -ökonomischen Systeme als dynamische, komplex verschachtelte Regelkreisstrukturen auf einer hohen Aggregationsstufe abgebildet werden, bei den Zustandsänderungen

---

[5] J.W. FORRESTER: *Industrial Dynamics*. Massachusetts Institute of Technology, Cambridge, Massachusetts 1961.

[6] J.W. FORRESTER: *Urban Dynamics*. Massachusetts Institute of Technology, Cambridge, Massachusetts 1969.

[7] J.W. FORRESTER: *World Dynamics*. Cambridge, Massachusetts 1971.

durch Rückkoppelungen gesteuert werden. Der Simulations-
ansatz erlaubt die Analyse qualitativer, dynamischer
System-Charakteristiken wie Schwingungen und Wachstums-
vorgänge bei soziotechnischen bzw. -ökonomischen Systemen.
Es werden vorrangig Makromodelle dargestellt.

Die hier eingeführte Klassifizierung der mathematischen
Modelltypen ist keineswegs eindeutig. MEYER[8] beispielsweise unterscheidet zwischen Optimierenden Modellen,
Heuristischen Modellen und Prognostizierenden Modellen.
Auch ist die vorliegende Typisierung nicht vollständig
überschneidungsfrei. Wir haben bereits die Methoden der
Entscheidungstheorie erwähnt, die wir teilweise sowohl
unter die wahrscheinlichkeitstheoretischen Ansätze als
auch unter die Graphen-Modelle – in Form von Entschei-
dungsbäumen – einordnen können. Schließlich sind bestimmte analytische Verfahren (z.B. der Heuristik, LP- oder
Warteschlangenmodelle) nicht selten wieder selbst Bestandteil eines umfassenden Simulationsmodells. Wir können diese mathematische Form als Modellkopplung [9] bezeichnen.

---

[8] M. MEYER: *Operations Research, Systemforschung, Systemtheorie – Ein
historischer Abriß*. Wirtschaftswissenschaftliches Studium 8 (1979),
Nr. 10, S. 461-468.

[9] Vgl. Kapitel 3.4.

2.5 ELEMENTE DES GESUNDHEITSSYSTEMS

Unter einem Gesundheitssystem verstehen wir die Gesamtheit aller Personen, Institutionen, Regeln, Verfahren und
Prozeßabläufe medizinischer und nichtmedizinischer Maßnahmen, die der gesundheitlichen Versorgung einer bestimmten Bevölkerung dienen. Es stellt ein höchst komplexes Ge-
bilde mit zahlreichen Wechselbeziehungen zu anderen gesellschaftlichen Bereichen dar. Was die Modellbildung von Gesundheitssystemen besonders schwierig macht, ist die Tatsache, daß die Systemgrenzen nicht eindeutig zu ziehen sind.
Die Gesundheit bzw. das Wohlbefinden der Bevölkerung werden nicht allein vom Gesundheitsversorgungssystem bestimmt,
sondern unterliegen darüberhinaus den Einflüssen externer
Systeme bzw. Faktoren wie Wirtschaft, Umwelt, Klima, u.a..
Eine erste Einsicht in die Elemente und wichtigsten Einflußfaktoren des Gesundheitssystems vermitteln uns die Abbildung 2-2 und 2-3. Wir erkennen, wie externe Einflüsse natürlichen Ursprungs wie beispielsweise das Klima oder gesellschaftlichen Ursprungs wie die Wirtschaftsstruktur bzw. die
Umwelteinflüsse auf den Gesundheitszustand der Bevölkerung
einwirken und die Entstehung der Nachfrage nach Dienstleistungen des Gesundheitsversorgungssystems mitbestimmen.

Einen zusätzlichen Einblick in die Komplexität und Dimension
des Gesundheitsversorgungssystems erhalten wir durch die Abbildung 2-4,[1] in der die Einflußfaktoren der Nachfrage- und
der Angebotsseite sehr detailliert aufgeschlüsselt sind.
Diese Aufstellung beruht auf den folgenden Annahmen:

- Die Basis der Beziehungen zwischen Angebot und Nachfrage sind die Dienstleistungen im Gesundheitswesen.

---

[1] In Anlehnung an: B.Z. PALMER: *Models in Planning and Operating Health
Services*. In: S.I. Gass und R.L. Sisson (Hrsg.), A Guide to
Governmental Planning and Development, Washington D.C. 1974, S.35.

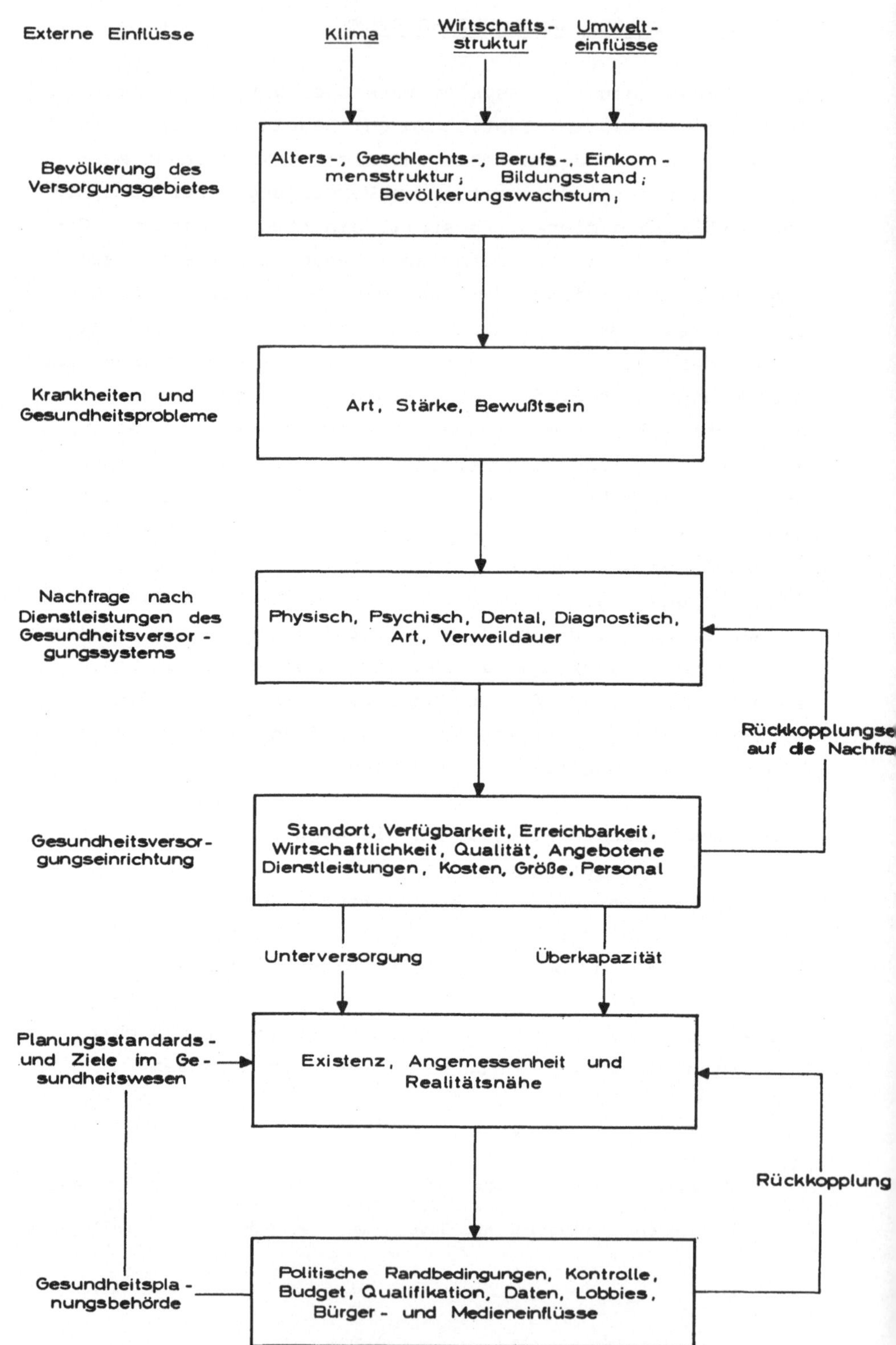

Abbildung 2-2: Elemente und Einflußfaktoren des Gesundheitssystems (Grobdiagramm)

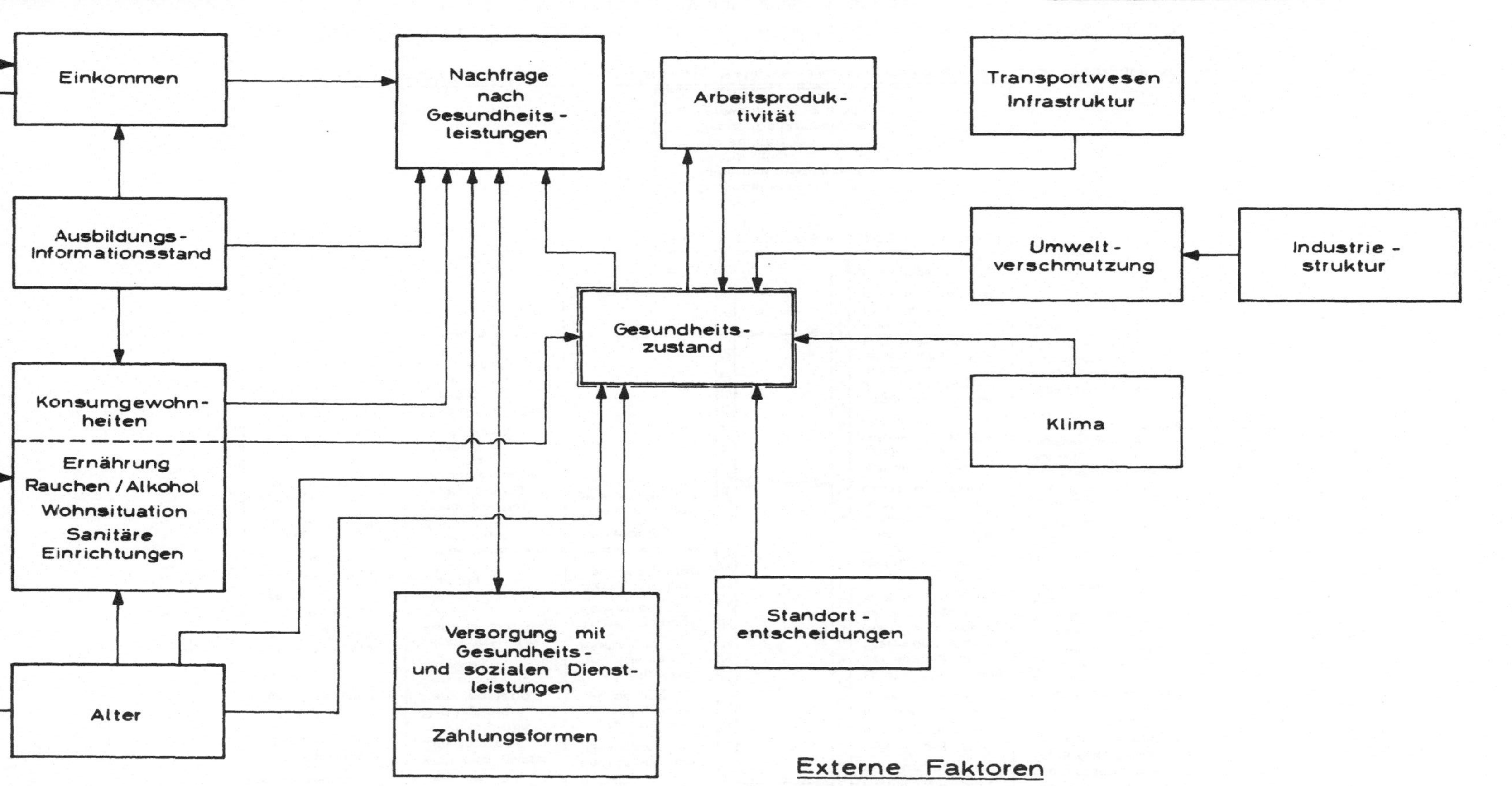

Abbildung 2-3: Einflußfaktoren des Gesundheitszustandes der Bevölkerung (Grobdiagramm)[1]

---

[1] Übersetzt aus:
WORLD HEALTH ORGANISATION: *Research on Simulation Models for Health Management*. Report on a WHO Working Group, Regional Office for Europe, Kopenhagen 1979, S. 9.

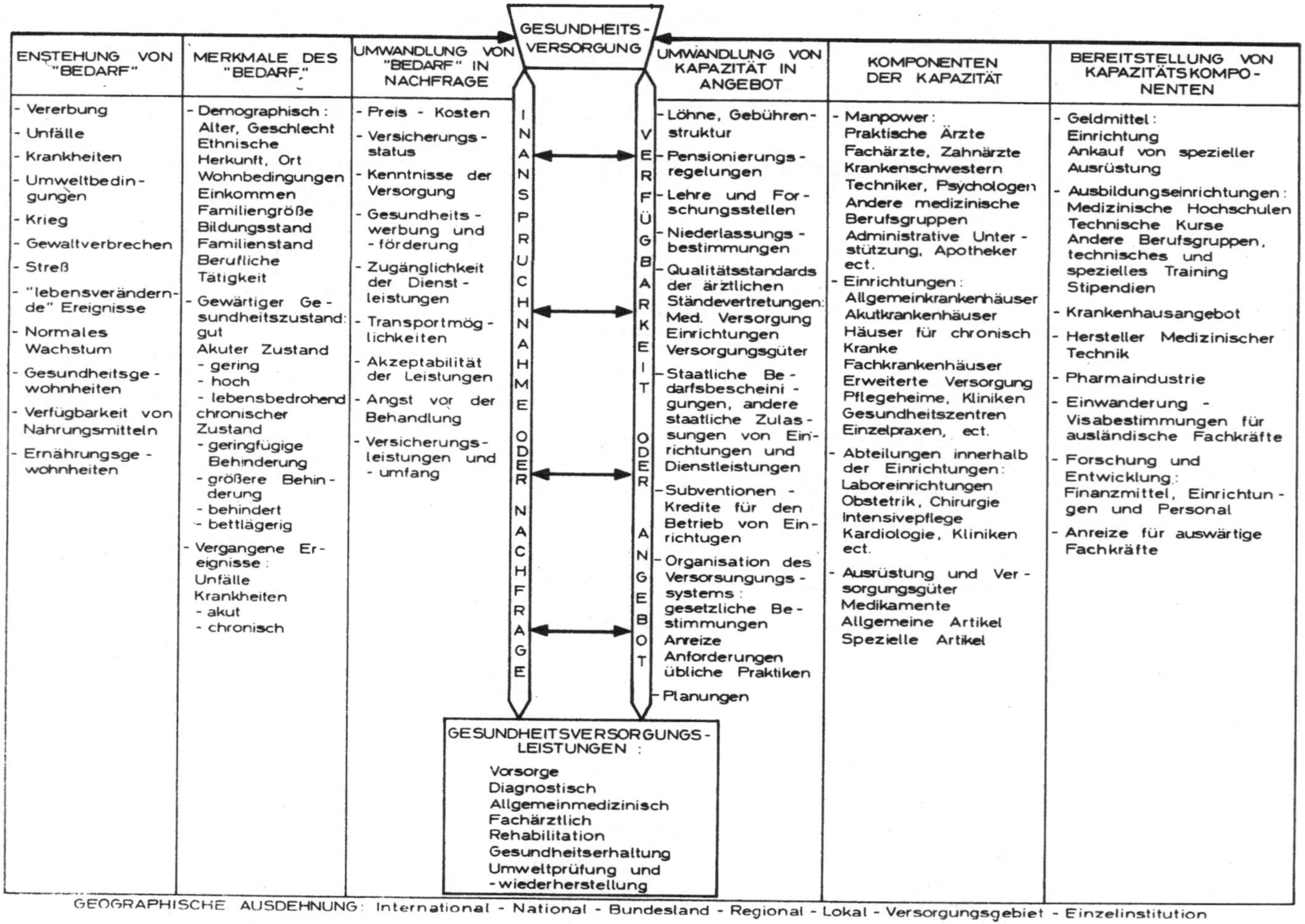

Abbildung 2-4: Einflußfaktoren und Wechselbeziehungen der Angebots- und Nachfrage des Gesundheitsversorgungssystems (Feindiagramm).

- Das Gesundheitsdienstleistungssystem sollte allgemein-
  medizinische, zahnmedizinische, psychiatrische und alle
  sonstigen durch Umwelt- bzw. Lebensbedingungen notwendigen medizinischen Leistungen umfassen.
- Der Bedarf an medizinischen Leistungen wird durch
  eben diese Lebensbedingungen erzeugt, die von außerhalb an das Gesundheitsversorgungssystem herangetragen werden.

- Generell ist Bedarf nicht das gleiche wie Nachfrage.
  Letztere entsteht u. U. erst, wenn ein Bedarf zwar
  vorhanden ist, aber darüberhinaus die Kenntnis einer
  verfügbaren, zugänglichen Institution für mögliche
  medizinische Hilfeleistungen besteht.[2]

- Die Kapazität für Leistungen des Gesundheitswesens
  muß durch die Schaffung einer günstigen Kombination
  der grundsätzlichen Leistungsanbieter bestimmt werden.

- Sogar die kleinste geographische Einheit, für die man
  sich interessiert, kann buchstäblich das gesamte Spektrum der Einflußfaktoren der Nachfrage und der Angebots von medizinischen Dienstleistungen enthalten.

Die meisten Modellansätze, die sich um die Darstellung
des breiten Spektrums aller Gesundheitsdienstleistungen
bemühen (im Gegensatz zu Modellen für einzelne Einrichtungen und/oder spezielle Fragestellungen), lassen sich
in ähnlicher Form systematisieren, indem die geographische
Reichweite des Modells und die Nachfrage- und Angebotsfak-
toren spezifiziert werden. [3] Welche speziellen Einflußfaktoren zur Darstellung in einem bestimmten Modell ausgewählt
werden, hängt selbstverständlich von der Aufgabenstellung
der Modellstudie und von den Entscheidungsgrundlagen und
-zielen ab, die untersucht werden sollen.

---

[2] Das Phänomen der Generierung einer über den "echten" Bedarf hinaus-
gehenden Nachfrage tritt bekanntlich auch in anderen Bereichen auf;
so erzeugt der Straßenbau häufig keine Verkehrsentlastung, sondern
erweitertes Verkehrsaufkommen. Was allerdings als "echter" Bedarf
zu gelten hat, ist freilich ebenso umstritten und letztlich innerhalb möglicher Bandbreiten von den sozio-ökonomischen Bedingungen
abhängig.

[3] B.Z. PALMER (1974), op. cit., S. 352.

2.6   ZUR GESUNDHEITSSYSTEMFORSCHUNG [1] [2]

Unter Gesundheitssystemforschung verstehen wir alle Ansätze
zur Beschreibung bzw. Erklärung der Funktionen eines Gesundheitssystems oder von deren Teilsystemen mit Hilfe mathematischer oder anderer analytischer Methoden, um damit eine
rationale Grundlage für optimale Entscheidungen im Gesundheitswesen zu schaffen. Als Teilsysteme werden dabei alle
öffentlichen und privaten Institutionen verstanden, die Leistungen zu dem Zweck erbringen, den Gesundheitsstatus der
Bevölkerung zu verbessern. [3] Als vorrangige Aufgaben der Gesundheitssystemforschung können wir eine detaillierte Systemanalyse des Gesundheitswesens sowie die Entwicklung und Kritik von geeigneten Methoden und Instrumenten für diesen Bereich definieren. [4] Im einzelnen gehören zu dieser detaillierten Systemanalyse beispielsweise die Abgrenzung der Gesundheitssysteme von anderen gesellschaftlichen Teilbereichen,

---

[1] Das Münchner Institut für Medizinische Informationsverarbeitung,
Statistik, und Biomathematik hat 1979 einen Forschungsbericht mit
einer mehrjährigen Bestandsaufnahme (*"State of the Art"*) der internationalen Literatur, der Wissenschaftler und Institutionen auf dem
Gebiet der Gesundheitssystemforschung vorgelegt:

   W. VAN EIMEREN und W. KÖPCKE: *Bestandsaufnahme "Gesundheitssystemforschung"*. Forschungsbericht an die Robert-Bosch-Stiftung. Bd.
1, 2, München 1979.

[2] Vgl. auch den Tagungsband der GMDS-Frühjahrstagung 1978 in Wuppertal:

   W. VAN EIMEREN (Hrsg.): *Perspektiven der Gesundheitssystemforschung*.
Medizinische Informatik und Statistik, Bd. 10, Berlin-Heidelberg-
New York 1978.

[3] Vgl. VAN EIMEREN/KÖPCKE (1979), op. cit., S. XXIV.

[4] Vgl. K. ÜBERLA: *Gesundheitssystemforschung*. In: H.J. Lange, J. Michaelis
und K. Überla (Hrsg.): *15 Jahre Medizinische Statistik und Dokumentation - Aspekte eines Fachgebietes*. Medizinische Informatik und
Statistik, Bd. 9, Berlin-Heidelberg-New York 1978, S. 46.

die Beschreibung von Gesundheitssystemen hinsichtlich ihrer
Struktur, ihrer Prozeßabläufe, der erbrachten Leistungen
bzw. der Versorgungsergebnisse, die Analyse der Engpässe
und Schwachstellen von Gesundheitssystemen und ihrer Komponenten oder die Abbildung von Gesundheitssystemen durch
Modelle bzw. die Simulation von Alternativen mit Hilfe formaler Methoden.[5] Zu den Methoden und Verfahren, von denen
behauptet bzw. angenommen wird, daß sie in der Gesundheitssystemforschung nützlich sein können, gehört ein äußerst
breites Spektrum , das von den "Soft Sciences" (Demographie,
Epidemiologie, Indikatorenforschung, Medizinische Soziolo-
gie, u.a.). über die "Metric Sciences" (Ökonomie, Ökonometrie, Statistik, Operations Research, Informatik u.a.) bis
hin zu den "System Sciences" (Systemtheorie, Kybernetik,
Informations- und Kommunikationswissenschaft) reicht.[6]
Die Methoden der Gesundheitssystemforschung sind heterogen
und unterschiedlich weit entwickelt. Ihre Einsatzbereiche
sind bisher nicht hinreichend abgeklärt und ihre Verfeinerung, gegebenenfalls ihre grundsätzliche Neuentwicklung und
die Methodenbewertung stehen noch aus.

Die Gesundheitssystemforschung ist als wissenschaftliche
Disziplin noch nicht vollständig geformt. Sie ist durch
zahlreiche Methodenprobleme gekennzeichnet. Ohne Zweifel
können wir jedoch der mathematischen Modellbildung eine
Schlüsselstellung unter den Methoden der Gesundheitssystemforschung zuerkennen.

---

[5] ÜBERLA (1978), op. cit., S. 46.

[6] ÜBERLA, Ibid, S. 47.

3. SYSTEMATIK DER MODELLBILDUNG IN DER GESUNDHEITS-SYSTEMFORSCHUNG

3.1 URSPRUNG, ABGRENZUNG UND ENTWICKLUNG

Beziehen wir in die Modellbildung des Gesundheitswesens auch
die medizinischen und biologischen Modelle mit ein, so lassen
sich die ersten Anfänge bis in historische Zeiten zurückver-
folgen, als 150 n.Chr. der griechische Philosoph und Physiker
Galenus zuerst die Methode der Modellbildung am Beispiel des
Blutkreislaufs skizzierte. Natürlich sind mit den heutigen
Technologien - insbesondere unter dem zunehmenden Einfluß des
Computers in der Wissenschaft - ganz andere Möglichkeiten zur
Entwicklung und Behandlung komplexerer Modelle verfügbar. Die
Folge ist eine sich stetig beschleunigende Zunahme von biomedizinischen Modellen, die sich in einem exponentiellen Anstieg
der biomedizinischen Publikationen, die den Begriff "Modell"
als Schlüsselwort verwenden, niederschlägt. Damit wird klar,
daß eine Eingrenzung der Thematik "Modellbildung im Gesundheitswesen" unumgänglich ist.

In dem breiten Anwendungsspektrum der biomedizinischen Modelle lassen sich als Schwerpunkte die Bereiche Biochemie, Phar-
macokinetik, Molekularbiologie, Physiologie, Onkologie, medizinische Entscheidungen in Diagnostik und Therapie, Epidemiologie und medizinische Ausbildung [1] unterscheiden.
Die hier genannten skizzierten biomedizinischen Modelltypen
können wir nach einer von BAILEY [2] eingeführten Modellsystematik

---

[1] Für eine zusammenfassende Darstellung der biomedizinischen Modellbildung
siehe H.J. SEELOS: *Biomedizinische Simulationsmodelle*. EDV in Medizin
und Biologie 10 (1979), Nr. 4, S. 97-101.

T. GROTH: *Biomedical Modelling*. In: D.B. Shires und H. Wolf (Hrsg.),
Amsterdam-New-York-Oxford 1977, S. 775-784.

[2] N.T.J.BAILEY: *The Utilization and Validation of Mathematical Models in Medicine and Public Health*. In: J.Anderson (Hrsg.), Medical Informatics
Europe-Proceedings. Berlin-Heidelberg-New York 1978, S.392-402.

im Gesundheitswesen auf der Basis von Anwendungsebenen unter die "Technischen Modelle" einordnen. Die "Operationalen Modelle", bei denen im Gegensatz zu den technischen keine natürlichen, sondern künstliche ("man-made") Systeme (Organisations-, Management- und Entscheidungsprobleme) im Vordergrund stehen, liegen auf der Ebene des Operations Research und der Systemanalyse.

Informationsmodelle befassen sich vor allem mit dem Fluß und der Übertragung von Informationen, die für administrative bzw. Entscheidungsprozesse notwendig sind ("Kommunikationsmodelle"). Diese sind häufig Bestandteil des Systemanalyseprozesses (z.B. in Form von Datenflußdiagrammen) im Rahmen der Entwicklung von DV-Systemen im medizinischen bzw. im administrativen Bereich (z.B. im Krankenhaus-Rechnungswesen [3]).

Politikanalysemodelle schließlich befinden sich auf der höchsten Anwendungsebene der Modellbildung im Gesundheitswesen. Hier geht es um die Untersuchung alternativer gesundheitspolitischer Maßnahmen und Pläne mit überregionaler, nationaler oder gar internationaler Tragweite (Makroebene).

Für die weitere Analyse der Modellbildung im Gesundheitswesen wollen wir uns in dieser Arbeit im Rahmen der obigen

---

[3] Eine Übersicht über DV-Verfahren speziell im Krankenhaus-Rechnungswesen ist zu finden bei: B. PAGE: *EDV-Systeme für das Krankenhaus-Rechnungswesen unter besonderer Berücksichtigung des Berliner Verfahrens*. In: M. Kunze und A. Rumpold (Hrsg.): *Kostenrechnung im Krankenhaus - Stand, Erfahrungen und zukünftige Entwicklungen in Österreich, der Bundesrepublik Deutschland und der Schweiz*. Wien 1981, S. 75-111.

Systematik primär auf Operationale Modelle und Politikanalysemodelle beschränken. Biomedizinische und Kommunikationsmodelle werden wir hier nicht näher behandeln.

Erste Arbeiten auf dem Gebiet der mathematischen Modellbildung von Teilsystemen des Gesundheitswesens lassen sich bereits in den frühen fünfziger Jahren in Großbritannien nachweisen. BAILEY [4] entwickelte 1952 ein Warteschlangenmodell
für eine ambulante Station in einem Krankenhaus ("Outpatient
Clinic"), das zur Untersuchung alternativer Terminsysteme mit
dem Ziel diente, einen Ausgleich zwischen ärztlichen Ausfall-
und Patientenwartezeiten zu schaffen. Mitte der sechsziger
Jahre erschienen dann in den USA bereits umfangreiche Bücher
zu dieser Thematik [5], wobei vorerst die Krankenhausplanung im
Vordergrund stand. Jedoch erst in den siebziger Jahren erleb-
te diese Forschungsthematik ihren eigentlichen Aufschwung. So
erschienen zwischen 1970 und 1975 mehr Publikationen über mathematische Modelle im Gesundheitswesen als zusammengenommen
in den 20 Jahren zuvor. Und so nennt FRIES [6] die Zahl von 352
englischsprachigen Zeitschriftenbeträgen allein mit OR-Anwen-
dungen bis zu Beginn des Jahres 1978.

In der folgenden Abbildung 3-1 ist die Entwicklung der Modellbildung - speziell für Simulationsmodelle - in den sechsziger
und siebziger Jahren dargestellt. Sie beruht auf der Auswertung der Publikationen in den einschlägigen (englischsprachigen) Fachzeitschriften.

---

[4] **N.T. BAILEY**: *A Study of Queues and Appointment Systems in Hospital Out-Patient Departments with Special References to Waiting Time*. Journal of the Royal Statistical Society 14 (1952), S. 185-199.

[5] J.J. SOUNDER, et.al.: *Planning for Hospitals – A System Approach using Computer Aided Techniques*. Chicago 1964.
H.E. SMALLEY und J.R. FREEMAN: *Hospital Industrial Engineering*. New York 1966.
N.T.J. BAILEY: *The mathematical Approach to Biology and Medicine*. New York 1967.

[6] Vgl. B.E. FRIES: *Bibliography of Operations Research in Health Care Systems – An Update*. Operations Research 27 (1979), Nr. 2, S.408-419.

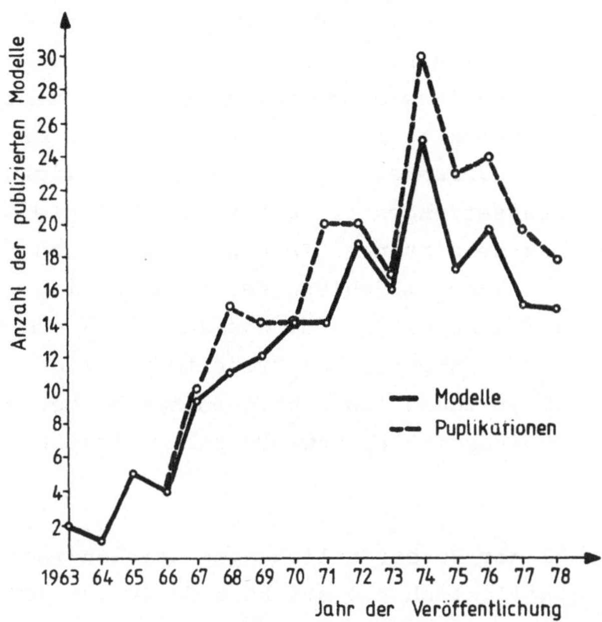

Abbildung 3-1: Entwicklung der Simulationsstudien
im Gesundheitswesen [7]

Das sprunghaft gestiegene Interesse der Wissenschaftler an
solchen Modellen ist nicht zuletzt auf die Kostenentwicklung
(Kostenexplosion) im Gesundheitswesen in den letzten Jahren
zurückzuführen, zu deren Eindämmung man auch vom Einsatz quan-
tifizierender, analysierender Hilfsmittel einen Beitrag erwartete. Denn der (gesamtwirtschaftlich) überproportionale Kosten-
anstieg ist offensichtlich zu einem großen Teil auf die uneffektive Nutzung der Einrichtungen des Gesundheitswesens zurückzuführen.

---

[7] Übersetzt aus: W. ENGLAND und S.D. ROBERTS: *Applications of Computer
Simulation in Health Care*. In: Proc. of 1978 Winter Simulation
Conference, Washington D.C. 1978, S. 665-676.

Aufgrund der schon 1948 erfolgten Nationalisierung des britischen Gesundheitswesens sind in Großbritannien mathematische Planungsverfahren inzwischen sowohl im Department of Health and Social Security als auch in regionalen Gesundheitsbehörden fest verankert, denn die Verstaatlichung bietet günstige Voraussetzungen für die breitangelegte Durchsetzung von Planungsergebnissen.[8] In einem nationalen Register, das aufgrund einer Empfehlung der EURO-Working Group "O.R. Applied to Health Services" für das Jahr 1977 erstellt wurde, waren 41 der 101 angemeldeten Projekte unter der Regie der genannten staatlichen Institutionen bearbeitet worden, während 55 an Universitäten bzw. Forschungsinstituten angesiedelt waren.[9]

Gemessen an der Zahl der Veröffentlichungen spielen zweifellos die USA augenblicklich die stärkste Rolle auf dem Gebiet der mathematischen Planungsmethoden im Gesundheitswesen. Man hat jedoch im Vergleich zu Großbritannien den Eindruck, daß diese Aktivitäten mehr individueller Natur sind, vor allem von den großen Universitäten und Forschungsinstituten ausgehen und mit nur geringen Verbindungen zu den staatlichen Planungsinstitutionen, was hier wohl durch das im Gegensatz zu Großbritannien mehr privatwirtschaftlich ausgerichtete amerikanische Gesundheitswesen bedingt ist.[10] Allerdings werden auch in den USA Tendenzen in Richtung verstärkter staatlicher Planung sichtbar. Dadurch sollte eine engere Kooperation zwischen staatlichen Behörden und Universitäten auf dem Gebiet der mathematischen Planungsmodelle begünstigt und der Modellbildung weitere Impulse gegeben werden.

---

[8] Vgl. M. MEYER: *Eine spezielle Klasse medizinisch-ökonomischer Planungsmodelle und ihre Bewertungsproblematik (Übersichtsvortrag)*. In: Proc. in OR 6, Würzburg-Wien 1976, S. 619.

[9] Vgl. D. BOLDY und D. CLAYTON: *Operational Research Projects in Health and Welfare Services in the United Kingdom and Ireland*. Journal of the Operational Research Society 30 (1979), Nr. 6, S. 506.

[10] Vgl. M. MEYER (1976), op. cit., S. 619.

Im Vergleich zu England und den USA nehmen sich die Modellbildungsaktivitäten im Bereich des Gesundheitswesens in der
Bundesrepublik Deutschland eher bescheiden aus. In dem erwähnten nationalen Register von 1977 waren für die BRD nur
18 Projekte aufgeführt. [11] Einige Aktivitäten gehen von Arbeitsgruppen der einschlägigen Fachgesellschaften (Deutsche
Gesellschaft für Operations Research, Deutsche Gesellschaft
für Medizinische Dokumentation, Informatik und Statistik)
aus; darüberhinaus engagieren sich auf diesem Gebiet vielleicht noch drei bis vier Institutionen (z.B. Institut für
Medizinische Informatik und Systemforschung der GSF in München) etwas längerfristiger. Über vereinzelte Papers auf
Fachtagungen und in Zeitschriften hinaus sind bisher als einzige umfassende deutschsprachige Publikationen nur das Fachbuch "Krankenhausplanung - Die Lösung medizin-ökonomischer
Probleme der Praxis mit Methoden der Systemforschung" [12] sowie kürzlich der Forschungsbericht "Vergleichende Analyse bestehender Modellierung von Gesundheitssystemen". [13] Im internationalen Bereich sind neben den Aktivitäten der erwähnten
EURO-Working Group vor allem Arbeitsgruppen der Weltgesundheitsorganisation zu erwähnen, die Studien zum Einsatz von
Methoden der Systemanalyse [14] und der Simulation [15] vorgelegt

---

[11] BOLDY/CLAYDON (1979), op. cit., S. 505.

[12] M. MEYER (Hrsg.): *Krankenhausplanung - Die Lösung medizin-ökonomischer
Probleme der Praxis mit Methoden der Systemforschung.* Stuttgart-
New York 1979.

[13] H.H. RÜSCHMANN: *Vergleichende Analyse bestehender Modellierung von
Gesundheitssystemen.* Kiel 1981, Kap. 1.4, S. 37-49.

[14] WORLD HEALTH ORGANIZATION: *Application of Systems Analysis to Health
Management.* Report of WHO Expert Committe Nr. 596, Genf 1976.

[15] WORLD HEALTH ORGANIZATION: *Research on Simulation Models for Health
Management.* Report on a WHO Working Group. Regional Office for
Europe, Kopenhagen 1979.

haben. Außerdem ist das International Institute for Applied Systems Analysis (IIASA) in Österreich aktiv auf diesem Gebiet. Dessen Forschungsarbeit verfolgt das Ziel, die Entwicklung umfassender, universaler Modelle nationaler Gesundheitssysteme voranzutreiben. [16]

---

[16] Vgl. E.N. SHIGAN, D.J. HUGHES und P.I. KITSUL: *Health Care Systems Modelling at IIASA: A Status Report*. Working Paper Nr. 79-8, International Institute for Applied Systems Analysis, Laxenburg, Österreich 1979.

3.2 ANWENDUNGSBEREICHE UND METHODENSPEKTRUM[1]

Im voranstehenden Abschnitt haben wir bereits eine Klassifikation der Modelltypen - einem Vorschlag von BAILEY fol-
gend - nach der Anwendungsebene eingeführt, mit der es uns
gelang, eine Eingrenzung der äußerst umfangreichen Thematik der Modellentwicklung in Medizin und (öffentlichem)
Gesundheitswesen auf "Public Health"-Modelle vorzunehmen.
Das gleiche Klassifikationskriterium "Anwendungsebene" führte bei PALMER[2] zu folgender Typisierung:

- Modelle, die sich mit Fragestellungen des Gesundheitswesens auf nationaler Ebene beschäftigen,

- Modelle für Planungsprobleme in regionalen Gesund-
  sundheitsversorgungssystemen,

- Modelle für Planungsentscheidungen auf lokaler
  Ebene und

- Modelle für Abläufe in einzelnen Institutionen
  der medizinischen Versorgung (Laboreinrichtungen,
  Krankenhäuser, etc.).

Wir können dieses grobe Schema der Modellbildung in diesem
Bereich jedoch noch weiter detaillieren, wenn wir als Klassifikationskriterium das Anwendungsgebiet eines Modells
verwenden. Dann lassen sich nach FRIES[3] 18 Hauptanwendungs-
gebiete der mathematischen Modellbildung im Gesundheitswesen
- speziell für Operations Research-Ansätze - unterscheiden.

---

[1] Vgl. B. PAGE: *Mathematische Modelle im Gesundheitswesen*. In: Bericht
Nr. 4 des Arbeitskreises "Medizinische Informatik", Technische Universität Berlin, Fachbereich Informatik, Berichts-Nr. 79-1, Berlin
1979, S. 2-13.

[2] B.Z. PALMER: *Models in Planning and Operating Health Services*. In: S.
I. Gass und R.L. Sisson (Hrsg.): *A Guide to Governmental Planning
and Development*. Washington D.C. 1974, S. 350 f.

[3] B.E. FRIES: *Bibliography of Operations Research in Health Care Systems*.
Operations Research 24 (1976), Nr. 5, S. 801-804.

B.E. FRIES: *Bibliography of Operations Research in Health Care Systems:
An Update*. Operations Research 27 (1979), Nr.2, S. 408-419.

- Allgemeine und einführende Anwendungen
- Gesundheitsindizes [4]
- Planung im Gesundheitswesen und Bewertung von Programmen
- Epidemiologische Interventionsplanung
- Nachfrageprognosen
- Standortbestimmung von Einrichtungen der medizinischen Versorgung
- Einsatz von Rettungsfahrzeugen
- Krankenhausauslastung: Bettenbelegung
- Krankenhausauslastung: Aufnahme von Voranmeldungen
- Spezielle Einrichtungen der medizinischen Versorgung (Labor, Kreissaal, etc.): Größe und Einsatzplanung
- Personaleinsatz
- Paramedizinisches Personal
- Terminplanungssysteme (z.B. für Ärzte)
- Krankenhauslagerhaltung
- Blutbanken
- Medizinische Entscheidungsunterstützung
- Zeitplanung für medizinische Untersuchungen
- Sonstige Anwendungen.

Ähnlich vielfältig wie die Anwendungsgebiete von Modellen im Gesundheitswesen ist auch das Spektrum der eingesetzten mathematischen Methoden. Eine erste grobe methodisch orientierte Klassifikation würde zwischen den folgenden drei prinzipiellen Modelltypen unterscheiden:

- Statistische Modelle (einschließlich Ökonometrie)
- Optimierungsmodelle
- Simulationsmodelle (einschließlich System Dynamics)

---

[4] Mathematische Ansätze für Gesundheitsindizes werden ausführlich im Kapitel 4.1 behandelt.

Schlüsseln wir die Modelltypen weiter auf, so können wir
in der umfangreichen Literatur vor allem die folgenden
mathematischen Methoden der Modellbildung im Gesundheitswesen ausmachen: [5]

- Statistische Modelle
    - Statistische Datenanalyse (Empi-
      rische Modelle)
    - Prognoseverfahren
    - Multivariate Verfahren
- Ökonometrische Modelle
- Wahrscheinlichkeitstheoretische
  Ansätze
    - Warteschlangentheorie
    - Lagerhaltungstheorie
    - Graphen-Modelle
    - Netzplantechnik
    - Entscheidungstheoretische Ansätze
- Optimierungsmodelle
    - Lineare Programmierung
    - Ganzzahlige Programmierung
    - Branch and Bound
- Simulationsmodelle
    - Diskrete Simulation
    - System Dynamics-(Forrester-)Modelle
- Methodenkopplung.

Das hier formulierte Methodenschema besitzt einen höheren
Detaillierungsgrad als die Klassifikation der mathematischen Modelltypen, die wir im Abschnitt 2.4 im Rahmen der
allgemeinen Ausführungen zur Modellbildung eingeführt haben. Dennoch erkennen wir, daß beide Klassifikationen

---

[5] Vgl. B. PAGE: *Probleme der Modellbildung im Gesundheitswesen.* EDV
in Medizin und Biologie 10 (1979), Nr. 4, S. 103.

durchaus konsistent sind, und folgern, daß die meisten der
ursprünglich aus dem technischen und ökonomischen Bereich
stammenden mathematischen Verfahren sich auch grundsätzlich
für die Modellbildung von Systemen des Gesundheitswesens
eignen. Dabei sind einige Methoden weitaus besser für die
Bearbeitung der recht schwierigen Problemstellungen im Gesundheitswesen anwendbar als andere und werden demzufolge
auch häufiger eingesetzt. So hat sich besonders im letzten
Jahrzehnt die Simulation[6] - einschließlich des System
Dynamics-Verfahrens - zu der am häufigsten verwendeten Methode entwickelt. Dies können wir einerseits darauf zurückführen, daß der Gesundheitsbereich per se ein sehr komplexes
System darstellt, das mit analytischen Modellen häufig nur
unzureichend beschrieben werden kann. Zum anderen wurde die
recht aufwendige und damit rechenzeitintensive Simulationsmethode durch die rasche Entwicklung der Computertechnolo-
gie (enorm verbessertes Preis/Leistungs-Verhältnis) und besonders der entsprechenden Software erst in den letzten
Jahren für die breitere Anwendung attraktiv.

---

[6] Eine Übersicht von Simulationsmodellen im Gesundheitswesen findet
sich bei:
B. PAGE: *Computer Simulation in Health Care Delivery Planning and
Operation: A Review.* In: Bericht Nr. 1 des Arbeitskreises "Medizinische Informatik", Fachbereich Informatik, Technische Universität Berlin 1976, S. 65-78.

W. ENGLAND und S.D. ROBERTS: *Applications of Computer Simulation in
Health Care.* In: Proc. of 1978 Winter Simulation Conference,
Washington D.C. 1978, S. 665-676.

3.3 AUSGEWÄHLTE FALLSTUDIEN ZUR MODELLBILDUNG

IM GESUNDHEITSWESEN

In diesem Kapitel wollen wir sechs ausgewählte Fallstudien
zur Modellbildung im Gesundheitswesen behandeln, die sowohl
die verschiedenen Anwendungsebenen - von der Planung und
Ablaufsteuerung in einzelnen Einrichtungen des Gesundheitswesens über regionale Planungsmodelle bis hin zu Modellen
für Planungsprobleme auf nationaler Ebene - als auch das
prinzipielle Methodenspektrum, gemäß der Klassifikation im
voranstehenden Kapitel, repräsentieren. Wir beginnen mit
einem statistischen Modell auf empirischer Basis zum Scheduling kleinerer gynäkologischer Eingriffe zur Erhöhung
der Auslastung der Operationssäle in der Entbindungsstation
des Stanford University Hospital. Als zweites Modell auf
institutioneller Ebene wollen wir einen Ansatz der Warteschlangentheorie zur Regulierung der Bettenbelegung auf
einer Krankenhausstation mit Notaufnahmen am Beispiel des
Johns Hopkins Hospitals diskutieren. Es folgen zwei Modelle von regionalen Gesundheitssystemen, und zwar ein spezielles LP-Modell zur Planung der Kapazität bzw. Anzahl
und der Standorte von Computertomographen am Beispiel der
Region South-Chicago und ein System Dynamics-Simulations-
ansatz für ein Regionales Krankenversorgungssystem in Süd-
westdeutschland. Die letzten beiden Modelle schließlich beziehen sich auf Planungsprobleme im Gesundheitswesen auf
nationaler Ebene; das fünfte Modell befaßt sich dabei mit
der Bewertung von Vorsorgemaßnahmen mit Methoden der Entscheidungstheorie am Beispiel eines speziellen Krebstestes
und das sechste Modell - ein ökonometrischer Ansatz - untersucht die Möglichkeiten der Entlastung des sehr kostenin-
tensiven Krankenhaussektors durch den ambulanten Bereich.

3.3.1 Fallstudie 1: Ein statistisches Modell zur Operationsplanung[1]

Problemstellung

Das Stanford University Hospital stand 1975 vor dem Problem
der unzulänglichen Auslastung der vier Kreißsäle in der Entbindungsstation (zu weniger als 15%). Dies war natürlich auf
den stochastischen Charakter des Bedarfs für diese Operationsräume in Form von Entbindungen zurückzuführen. Es bestand die Möglichkeit, bei nur geringfügiger technischer
Umrüstung zusätzlich kleinere gynäkologische Eingriffe in
diesen Operationsräumen vorzunehmen, wenn keine Entbindungen anstanden. Dadurch könnte die Auslastung der Operationsräume wesentlich erhöht werden, ohne daß es - abgesehen von
der unwesentlichen technischen Umrüstung - zu zusätzlichen
Kosten kommen würde, da das medizinische Personal für die
Kreißsäle in jedem Fall verfügbar sein mußte. Einzige Grundlage für das Scheduling dieser zusätzlichen Eingriffe waren
die Voranmeldungen für die Entbindungen, die dem Krankenhaus
vorlagen. Generell füllt der Arzt in dieser Region bei der
Schwangerschaftsdiagnose sofort eine Voreinweisung in das
gewünschte Krankenhaus aus, die gleichzeitig eine Schätzung
des Entbindungsdatums enthält und dem Krankenhaus zugeht.

Datenanalyse

Im ersten Schritt der Datenanalyse wurde eine Schätzung für
die Genauigkeit der ärztlichen Prognosen des Entbindungsdatums berechnet. Auf der Basis von 1931 Beobachtungswerten

---

[1] Vgl. B. PAGE: *Delivery Room Scheduling at Stanford University Hospital.*
In: Bericht Nr. 3 des Arbeitskreises "Medizinische Informatik",
Technische Universität Berlin, Fachbereich Informatik, Berichts-Nr.
77-21, Berlin 1977, S. 80-92.

des Jahres 1973 wurde eine Normalverteilung mit $\mu = 0$ und
$\sigma = 8$ für den Prognosefehler geschätzt, die von einem
Chi^2-Anpassungstest nicht widerlegt wurde.

Da unter der Normalverteilungsannahme bekanntermaßen ca.
95% der Werte in den Bereich $\pm 2\sigma$ um den Mittelwert fallen, können wir davon ausgehen, daß der Prognosefehler
des Entbindungsdatums mit 95%-iger Wahrscheinlichkeit ungefähr in dem Bereich 0 ± 16 Tage liegt. Aus rechentech-
nischen Gründen wird dieses Intervall auf 0 ± 14 Tage
(=4 Wochen) verkleinert, was zu einer Reduzierung der
Wahrscheinlichkeit auf ca. 90% führt.

Wichtig für unsere weiteren Überlegungen ist jedoch die
maximale Anzahl von Entbindungen, die an einem bestimmten
Tage auftreten können. Als konservative Schätzung soll hier
der größte Prognosewert in dieser vierwöchigen Prognose-
periode (D-14; D + 14) gewählt werden:

$$N_{max}(D) = Max\{N(D_t)\} \qquad (3.3.1-1)$$

$$\text{mit } D_t \varepsilon \ (D-14, \ D + 14)$$

wobei

$$D = \text{Datum des betreffenden Tages}$$
$$N(D_t) = \text{Zahl der Entbindungen am}$$
$$\text{Tag } D_t.$$

Neben der Anzahl der Entbindungen bestimmt natürlich auch
deren Dauer (X_{DENT}) die Auslastung der Operationsräume.
Gleichermaßen war die Dauer der in Frage kommenden gynäkologischen Eingriffe (X_{DGYN}) von Wichtigkeit für das weitere Vorgehen. Zur Schätzung dieser Größen standen die Daten
von vier Monaten des Jahres 1973 zur Verfügung. Mittelwerte und Standardabweichungen ergaben sich zu

$$\overline{X}_{DENT} = 1,29 \qquad S_{DENT} = 1,32$$

$$\overline{X}_{DGYN} = 0,92 \qquad S_{DGYN} = 0,047.$$

Da keine Hinweise auf den Verteilungstyp der Operations-
dauer vorlagen, mußte zur Bestimmung von Konfidenzinter-
vallen verteilungsfrei (Tschebyscheffsche Ungleichung[2])
vorgegangen werden.

$$P\{\mu-k\cdot\sigma \leq X \leq \mu+k\cdot\sigma\} \geq 1 - \frac{1}{k^2} . \qquad (3.3.1-2)$$

Mit k = 4 ergibt sich dann:

$$P\{-3,97 \leq X_{DENT} \leq 6,55\} \geq 0,9375$$

$$P\{-0,48 \leq X_{DGYN} \leq 2,32\} \geq 0,9375.$$

Für unsere weiteren Betrachtungen interessieren uns jeweils
nur die rechte Seite der Ungleichung, denn negative Operationsdauern kann es nicht geben.

$$X_{DENT} \leq 6,55 \text{ Std.}$$

$$X_{DGYN} \leq 2,32 \text{ Std.}$$

Modell

Als mathematisches Modell wurde ein heuristischer Scheduling-
Algorithmus auf der Grundlage der Ergebnisse der Datenanalyse
entwickelt, der festlegt, wieviele zusätzliche gynäkologische
Eingriffe bei einer bestimmten Zahl von Voranmeldungen für
Entbindungen angesetzt werden sollen.
Aus praktischen Erwägungen wurden die folgenden Annahmen gemacht:
- Um die volle Verfügbarkeit des medizinischen Personals (Ärzte
  und Schwestern) sicherzustellen, werden nur die Tageszeiten
  8 bis 19 Uhr von Montag bis Freitag für die Durchführung der
  zusätzlichen gynäkologischen Eingriffe vorgesehen.

---

[2] Siehe F. BAUR, G. BAMBERG: *Statistik*, München-Wien 1979, S. 124-125.

- Es wird von vier Kreißsälen ausgegangen, von denen
  einer für die gynäkologischen Operationen umgerüstet
  wird.

Das führt dazu, daß Entbindungen erst auf die drei anderen Operationssäle zugeteilt werden, bevor der umgerüste-
te Raum dazu verwendet wird und dann für die anderen Eingriffe nicht mehr verfügbar ist.

- Als sehr konservative Annahme wird von einer Gleichverteilung der Ankunftsrate der Entbindungen (in Vierergruppen) während eines 24-Stunden-Tages ausgegangen. Im
  ungünstigsten Fall erscheinen Vierergruppen zur Entbindung über den ganzen Tag. Diese Annahme ist deshalb kon-
  servativ, weil sie dazu führt, daß während der längst
  möglichen Zeitspanne keine gynäkologischen Eingriffe vorgenommen werden können. Wenn vier Patientinnen erscheinen,
  sind alle vier Operationsräume belegt, und zwar für die
  längste Zeit, die bei der statistischen Auswertung für
  eine Entbindung geschätzt wurde (X_{DENT} = 6,55 Std.).

- Aufgrund der Einschränkung der Operationszeit auf die
  elf Tagesstunden wird - ebenfalls unter konservativer
  Vorgehensweise - davon ausgegangen, daß bei x Entbindungen an einem bestimmten Tag $\frac{1}{2}$ x während dieser elf
  Stunden durchgeführt werden, obwohl nach gängiger Mei-
  nung der größere Anteil der Geburten während der Nacht-
  stunden (also außerhalb der Scheduling-Periode) erfolgt.

Auf der Grundlage dieser Annahmen und einer oberen Grenze
von 2,32 Std. (X_{DGYN}) je gynäkologischem Eingriff, läßt
sich nun eine empirische Beziehung zwischen den prognostizierten maximalen Entbindungen je Tag ($N_{max}(D)$) und der
maximalen Anzahl von zusätzlichen gynäkologischen Eingrif-
fen mit einem Konfidenzniveau von mindestens 93,75% angeben, die wir für den Scheduling-Algorithmus verwenden wollen.

Schätzung der maximalen Entbindungen pro Tag	Zeitraum, in dem der 4.Operationsraum für Entbindungen während der 11-Stunden Tagesperiode benötigt wird	Maximale Anzahl von zusätzlichen gynäkologischen Eingriffen, die während der 11-Stunden Periode möglich sind	
0	0	5	(7)
1	0	5	(7)
2	0	5	(7)
3	0	5	(7)
4	3,28 Std. ($\frac{1}{2}$ Entbindung)	3	(5)
5	3,28 Std.	3	(5)
6	3,28 Std.	3	(5)
7	3,28 Std.	3	(5)
8	6,55 Std. (1 Entbindung)	2	(4)
9	6,55 Std.	2	(4)
10	6,55 Std.	2	(4)
11	6,55 Std.	2	(4)
12-15	9,83 Std. ($1\frac{1}{2}$ Entbindungen)	0	(3)
16-19	13,1 Std. (2 Entbindungen)	0	(2)
20-23	16,38 Std.	0	(1)
> 23	>16,38 Std.	0	(0)

Tabelle 3-1: Maximal mögliche gynäkologische Eingriffe (in Klammern bei Normalverteilungsannahme) in Abhängigkeit von der Prognose der maximalen Entbindungen pro Tag.

Wenn von der Annahme der Normalverteilung der Operationsdauern ausgegangen werden könnte, so würde gelten:

$$x_{DENT} \leqq 3,93 \text{ Std.}$$

$$x_{DGYN} \leqq 1,62 \text{ Std.}$$

Wir hätten demzufolge die Möglichkeit, wesentlich mehr zusätzliche gynäkologische Eingriffe anzusetzen. Die entsprechenden Zahlen befinden sich in der Tabelle 3-1 in Klammern.

Der heuristische <u>Scheduling-Algorithmus</u> besteht nun aus den
folgenden drei Schritten:

(1) Bestimmung der geschätzten Anzahl der Entbindungen
    für den Zeitraum zwei Wochen vor bis zwei Wochen nach
    dem betreffenden Tag D.

(2) Auswahl der maximalen Anzahl der geschätzten Entbin-
    dungen $N_{max}(D)$ für die vierwöchige Periode.

(3) Bestimmung der Anzahl der gynäkologischen Eingriffe,
    die für den Tag D angesetzt werden sollen, mit Hilfe
    der Tabelle 3-1.

Ergebnisse

Zur Überprüfung des Scheduling-Algorithmus ("Modellvalidierung") wurden die Daten des Jahres 1974 herangezogen. Dabei
zeigte sich, daß der Algorithmus die Anzahl der Entbindungen
während des gesamten Jahres nur zweimal unterschätzte. Ausserdem wurde die prognostizierte Belegung des vierten Ope-
rationsraumes für Entbindungen mit der tatsächlichen verglichen, welche nur an 15 Tagen des Jahres 1974 notwendig
wurde. An diesen 15 Tagen schätzte der Algorithmus als Minimum 10 Entbindungen, wodurch die Belegung des vierten Ope-
rationssaales auf mindestens 6,55 Stunden festgelegt worden
wäre. Tatsächlich lag die höchste Auslastung jedoch nur bei
ca. drei Stunden.

Auf der Grundlage dieser Ergebnisse hätten im Jahre 1974
zusätzlich 250 gynäkologische Eingriffe in dem vierten Operationssaal angesetzt werden können, was die Einnahmen des
Krankenhauses um mindestens $ 25.000 erhöht hätte, ohne zu-
sätzliche Kosten zu verursachen. Keiner dieser Eingriffe
hätte wegen einer anstehenden Entbindung in einen anderen
Operationssaal verlegt werden bzw. eine längere Wartezeit
als drei Stunden in Kauf nehmen müssen. Mit anderen Worten
erwies sich der Scheduling-Algorithmus als 100%-ig erfolgreich für das Jahr 1974.

Abschließend wollen wir uns den Sensitivitätsuntersuchungen zuwenden, die Wege zur Verbesserung des Verfahrens aufzeigen sollten. Erster Ansatzpunkt waren die ärztlichen Voraussagen des Entbindungsdatums, die durch wiederholtes "Updating" verbessert werden könnten. Auf der Basis der 1974-er Daten ergab sich die folgende Sensitivität der Prognosegenauigkeit bezüglich des Prognoseintervalls für die Schätzung der maximalen Entbindungen:

Zeitraum in Tagen	Häufigkeit der Unterschätzung der maximalen Entbindungszahl
$D \pm 14$	2
$D \pm 10$	4
$D \pm 5$	18

Tabelle 3-2: Prognoseintervall zur Bestimmung der maximalen Entbindungszahl und Häufigkeit der Unterschätzung

Würden wir beispielsweise das Intervall auf $\pm$ 10 Tage verkleinern, hätten 350 gynäkologische Eingriffe durchgeführt werden können, ohne daß es 1974 zu Fehlern beim Scheduling gekommen wäre. Das bedeutet, daß keine Verlegungen in andere Operationsräume notwendig gewesen wären, sondern nur Wartezeiten von wenigen Stunden, die unproblematisch sind, da die Eingriffe stationär vorgenommen werden. Die zusätzlichen Einnahmen des Krankenhauses sind demnach höchst sensitiv bezüglich der Genauigkeit der ärztlichen Voraussagen des Entbindungsdatums.

Könnten wir weiterhin von der Normalverteilungsannahme für die Operationsdauern X_{DENT} und X_{DGYN} ausgehen (vergleiche Tabelle 3-1), so wären für 1974 900 gynäkologische Eingriffe und Einnahmen von $ 90.000 möglich gewesen. Eine höhere Genauigkeit der ärztlichen Voraussagen (Prognoseintervall $\pm$ 10 Tage) und Normalverteilungsannahmen hätten gar 1000 Operationen ermöglicht.

Schließlich könnte eine statistische Untersuchung der
Ankunftsverteilung der Entbindungspatientinnen während
eines Tages zu einer Aufhebung der konservativen Annahme der Ankunft in Vierergruppen und somit zum Scheduling
weiterer gynäkologischer Eingriffe führen.

3.3.2 Fallstudie 2: Ein Warteschlangenmodell zur Regulierung der Bettenbelegung in einer Krankenhausstation mit Notfallversorgung

Problemstellung

Bei der Aufnahme in einer typischen Krankenhausstation können wir grundsätzlich zwischen zwei verschiedenen Klassen von Patienten unterscheiden, den Notfall- oder Akutaufnahmen und den nicht zeitkritischen Aufnahmen, die auf eine Terminvereinbarung zurückgehen. Im ersten Fall muß das Krankenhaus genügend Notfallkapazitäten verfügbar haben, da Notfälle sofortiger Behandlung bedürfen, im zweiten dagegen Betten zum gewünschten Termin freihalten, was sich aus dem Zwang der Terminplanung für den Patienten (z.B. Abwesenheit vom Arbeitsplatz) ergibt. Hier entsteht offensichtlich ein Zielkonflikt, denn unter dem Gebot der Wirtschaftlichkeit kann ein Krankenhaus keine unbegrenzte Bettenkapazität anbieten, um jederzeit allen Patienten - seien sie nun Notfälle oder nicht zeitkritische - zum gewünschten Termin ein Bett zur Verfügung zu stellen. Die geforderte Wirtschaftlichkeit kann letztlich nur durch eine gleichmäßige, auf einem hohen Niveau liegende Bettenauslastung erreicht werden.
Wenn wir jedoch die Bettenbelegung in einem Krankenhaus analysieren, die in der sogenannten "Mitternachtsstatistik" festgehalten wird, so müssen wir erkennen, daß von Gleichmäßigkeit der Auslastung keine Rede sein kann, sondern im Gegenteil häufig sehr starke Zufalls- und saisonale Schwankungen auftreten können. Diese Schwankungen in den

---

[1] Vgl. J.P. YOUNG: *A Queuing Theory Approach to the Control of Hospital Inpatient Census.* Dissertation: The John Hopkins University, Baltimore 1962.

J.P. YOUNG: *Stabilization of Inpatient Bed Occupancy through Control of Admissions.* Hospitals Vol. 39 (Okt. 1965), S. 41-48.

J.P. Young: *Administrative Control of Multiple-Channel Queuing Systems with parallel Input Streams.* Operations Research 14 (1966), Nr. 1, S. 145-156.

Belegungszahlen können wir auf zwei Ursachen zurückzuführen, auf den zufälligen Charakter der Aufnahmen und auf die zufällige Länge der Verweildauer. Beides sind Zufallsgrössen mit beträchlicher Variabilität. Die daraus resultierenden Schwankungen machen die Voraussage der Bettenbelegung äußerst schwierig und unzuverlässig. Jedoch gerade diese Voraussagen sind für die Krankenhausleitung in höchstem Maße wünschenswert, da sie eine bessere Planungsgrundlage für die Bestimmung des Bettenbedarfs, für die Personalplanung und die Zuteilung von Dienstleistungen bzw. Versorgungsgütern bieten als die bisherige, die allzuoft am Spitzenbedarf ausgerichtet ist.

Gegenstand dieser Modellstudie ist die Entwicklung eines Verfahrens zur Aufnahmeplanung für eine Krankenhausstation auf der Basis der Warteschlangentheorie mit dem Ziel der Reduzierung der großen Variabilität in der Bettenbelegung.

Daten

Anfangs wurde eine ausführliche Datenanalyse im Johns Hopkins Hospital in Baltimore durchgeführt, um die statistischen Gesetzmäßigkeiten des Ankunftsprozesses von Patienten im Krankenhaus und deren Liegedauern zu bestimmen. Die Untersuchung von Aufnahmen auf verschiedenen Stationen während eines Zeitraumes von sechs Wochen ergab, daß sich die empirischen Verteilungen in allen Fällen sehr gut durch die theoretische Poisson-Verteilung beschreiben ließen. Die durchschnittlichen Aufnahmeraten in den verschiedenen Stationen lagen dabei zwischen 0,5 und 2,5 Patienten am Tag.

Weiterhin wurden für einen Zeitraum von drei Monaten Daten über die Verweildauer von 600 Patienten erfaßt, die auf eine Erlang-Verteilung zurückgeführt werden konnten. Die durchschnittliche Verweildauer in der Stichprobe lag bei 13,5 Tagen.

Zur Überprüfung der Erlang-Verteilungsannahme wurde eine
Stichprobe von 17.000 Patienten hinsichtlich ihrer Liegedauern ausgewertet, wobei eine Unterteilung nach Krank-
heitsdiagnosen in 27 Diagnosegruppen gemäß dem ICD-Schlüssel[2] erfolgte. Für alle diese Patientengruppen war es
möglich, die Erlang-Verteilung recht gut an das Datenma-
terial anzupassen. Die Erlang-Verteilungsannahme wurde
folglich bestätigt.

Modell

Wir sind bereits im Abschnitt 2.4 über die mathematischen
Modelltypen kurz auf die Warteschlangentheorie eingegangen.
Wir wissen, daß solche Systeme durch die Ankunft von Einheiten (z.B. Patienten) an einer oder mehreren Servicestel-
len (z.B. Krankenhausbetten) gekennzeichnet sind. Ankunfts-
und Servicezeiten folgen dabei bestimmten statistischen
Wahrscheinlichkeitsverteilungen. Übliche Annahmen in der
Warteschlangentheorie gehen von einer Poisson-Verteilung
der Ankünfte und von einer negativen Exponentialverteilung
bzw. als Verallgemeinerung von einer Erlang-Verteilung[3]
der Servicezeiten aus.

---

[2] *International Classification of Diseases der WHO*, 1955.

[3] Zur Beziehung zwischen Exponential- und Erlang-Verteilung siehe:

    K. HEINZ: *Mathematisch-statistische Untersuchungen über die Erlang-Verteilung*. Forschungsbericht des Landes Nordrhein-Westfalen, Nr. 1997, Köln 1969
    und
    B. PAGE: *Simulationsmodell zur Untersuchung alternativer Lagerhaltungsverfahren für Blutkonserven in einem regionalen Versorgungssystem*. Dissertation, Technische Universtität Berlin 1979, Anhang C, S. 180.

Natürlich sind sowohl mit den Wartezeiten, als auch mit
dem Service Kosten verbunden. Wir wollen das Wartesystem
so auslegen, daß die Gesamtkosten im System minimiert
werden. Dies läßt sich dadurch erreichen, daß wir beispielsweise die Wartedisziplin (z.B. FIFO oder LIFO[4] bzw. Prioritäten), die Serviceraten oder die Anzahl der Bedienungsstationen variieren.

Es soll hier ein spezielles Warteschlangenmodell eingeführt
werden, das sich einer Rückkopplungsschleife, ähnlich wie
bei System Dynamics-Modellen nach FORRESTER[5], bedient. Damit kommen wir den Erfordernissen von dynamischen Entscheidungsprozessen, wie sie sich bei der kontinuierlichen Aufnahme von Patienten in einer Krankenhausstation stellen,
entgegen. Dann kann eine typische Station eines Krankenhauses mit beispielsweise M Betten als ein paralleles <u>Mehrkanal-
Bedienungssystem</u> mit zwei Inputströmen und mit <u>Rückkopplungs-
steuerung,</u>wie in Abbildung 3-2 dargestellt, aufgefaßt werden.
Jedes Bett repräsentiert einen Bedienungskanal mit einer zugehörigen Servicezeit in Form der Verweildauer des Patienten.
Über die Verteilung der Servicezeiten wird angenommen, daß
sie einer negativen Exponentialverteilung [6] folgt und für
alle Betten identisch ist. Die durchschnittliche Verweil-
dauer ist gegeben durch $\bar{t} = \frac{1}{\mu}$, wobei μ die durchschnittliche
Rate der Entlassungen pro Tag beschreibt.
Die Aufnahmen stellen den Systeminput dar. Dieser Input besteht aus Notaufnahmen von Akutpatienten, die mit einer

---

[4] <u>F</u>irst <u>I</u>n <u>F</u>irst <u>O</u>ut bzw. <u>L</u>ast <u>I</u>n <u>F</u>irst <u>O</u>ut.

[5] Vgl. Kapitel 2.4.

[6] YOUNG verweist darauf, daß die theoretischen Ergebnisse die gleichen
sind wie bei Erlang-verteilten Servicezeiten. Diese Aussage bestätigt
er mit einem Simulationsmodell des hier dargestellten Bedienungssystems.
Vgl. YOUNG (1962), op. cit., S. 92.

Ankunftsrate von λ pro Tag eintreffen und einer Poisson-Verteilung folgen, sowie aus vorangemeldeten Aufnahmen von Nichtnotfall-Patienten, die wir mit S bezeichnen wollen. Der Systemzustand wird zu jedem Zeitpunkt durch den Bettenbelegungsgrad N beschrieben. Da ein Krankenhaus in der Regel keine Notfälle zurückweisen kann, weil diese dringend Behandlung benötigen, besitzt es nur Steuerungsmöglichkeiten der vorangemeldeten Aufnahmen S, die hier über einen Rückkopplungsmechanismus realisiert werden. Dazu erfolgt die Fixierung einer bestimmten Bettenbelegungs-Sollgrenze B, die somit eine Entscheidungsvariable der Krankenhausverwaltung darstellt. Wenn die Bettenbelegung unter B fällt,

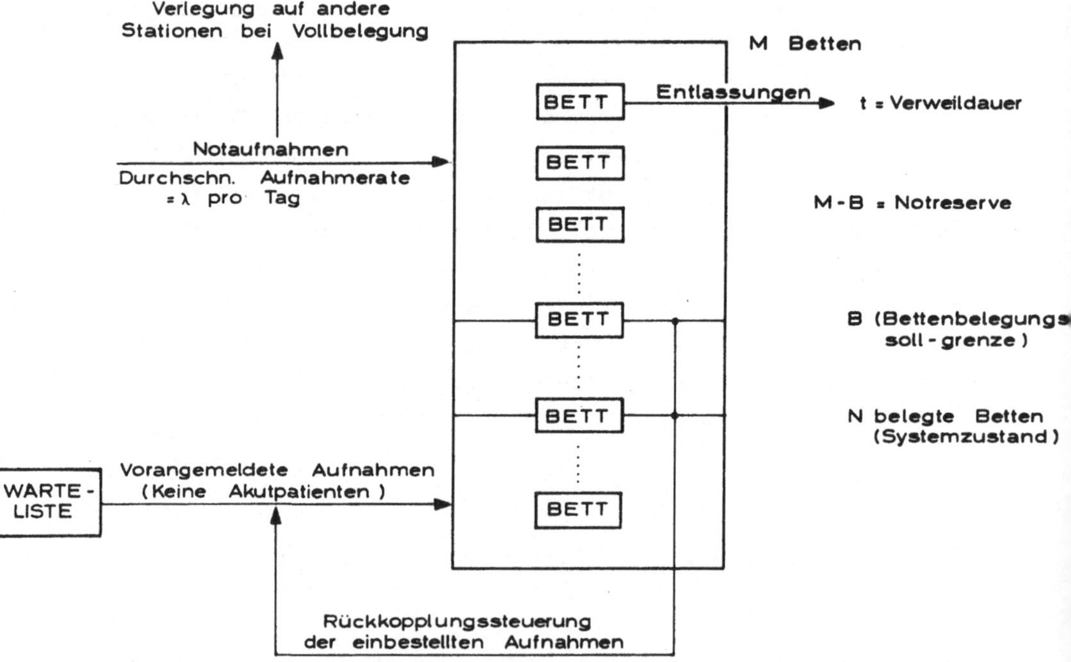

Abbildung 3-2: Warteschlangenmodell einer Krankenhausstation mit Rückkopplungssteuerung

beispielsweise auf N, so wird die Aufnahme von vorangemeldeten Nichtnotfall-Patienten auf B - N festgelegt.
Liegt die Bettenbelegung über B, werden keine Voranmeldungen aufgenommen. Auf jeden Fall müssen weiterhin Notfälle versorgt werden. Sind alle Betten belegt, so kommt
es zu einem "Overflow", und da keine Warteschlange für
die Akutpatienten zulässig ist, müssen die überzähligen Patienten auf andere Stationen verlegt bzw. Notbetten herge-
richtet werden.

In einem derartigen System werden einbestellte Patienten
dagegen immer aufgenommen, denn sie werden nur angefordert, wenn Betten frei sind. Für das analytische Modell
wird angenommen, daß die nicht akuten Patienten der Aufforderung unmittelbar Folge leisten, wobei Verzögerungen bis
zu 24 Stunden toleriert werden. Solange bleibt das Bett
reserviert und wird folglich auch von dem vorgesehenen Patienten belegt. Ist die Verzögerung länger als 24 Stunden,
so könnte das Bett möglicherweise an einen Akutpatienten
vergeben sein.

Unser Problem ist nun, festzulegen, wieviele Betten als
Notfallreserve (M-B) freigehalten werden sollten, und wieviele Betten für vorangemeldete Patienten reserviert werden können, so daß der Patient dann mit hoher Wahrscheinlichkeit das Bett auch unbelegt vorfindet. Es ist klar, daß
eine hohe Bettenbelegungs-Sollgrenze B auch einen hohen
durchschnittlichen Belegungsgrad zur Folge hat, sofern nur
genug Patienten auf der Warteliste stehen, mit denen die
Betten auch bis zur Sollgrenze B belegt werden können. Bei
einer bestimmten durchschnittlichen Rate von Notaufnahmen
wird eine hohe Bettenbelegungs-Sollgrenze B jedoch auch zu
einem hohen Anteil von Abweisungen wegen Überbelegung mit
einer Verlegung auf andere Stationen führen. Andererseits
reduziert eine niedrige Sollgrenze B das Risiko einer

Überbelegung, jedoch auf Kosten einer geringeren Bettenauslastung.

Aufgrund dieses Zielkonflikts sind wir gezwungen, uns
zwischen einem hohen Auslastungsgrad mit möglicherweise
zu häufigen Überbelegungen und zwischen einer niedrigeren Bettenbelegung mit geringeren "Overflows" zu entscheiden. Es ist evident, daß eine solche Entscheidung vor allem davon abhängig sein wird, welche Wichtigkeit die Krankenhausverwaltung jeweils der Bettenauslastung gegenüber
der Überbelegung beimißt. Die relative Bedeutung wird sehr
eng mit den Kosten von freien Betten bzw. der Verlegung
auf andere Stationen (oder Bereitstellung von Notbetten)
verbunden sein. Die Gesamtkosten C_G seien folglich gegeben durch

$$C_G = C_F \cdot F + C_{ü} \cdot Ü, \qquad (3.3.2\text{-}1)$$

wobei

C_F Kosten eines freien Bettes;

F durchschnittliche Anzahl der
freien Betten;

$C_{ü}$ Kosten der Überbelegung, d.h.
Verlegung auf eine andere Sta-
tion bzw. Herrichtung eines
Notbettes;

$Ü$ durchschnittliche Überbelegung
pro Tag.

Wir wollen aus Gründen der Verallgemeinerung jedoch nicht
die absoluten, sondern die relativen Kosten betrachten und
dividieren daher die Gleichung (3.3.2-1) durch C_F. Wir erhalten somit

$$T = \frac{C_G}{C_F} = F + \frac{C_{\ddot{u}}}{C_F} \cdot \ddot{U} = F + R \cdot \ddot{U}, \qquad (3.3.2\text{-}2)$$

wobei R folglich den Quotienten aus Überbelegungskosten
und Kosten der Nichtbelegung eines Bettes darstellt.

Gegenstand der Analyse mit dem Warteschlangenmodell ist
nun die Bestimmung der Auswirkungen verschiedener Soll-
grenzen B auf die durchschnittliche Bettenbelegung, die
erwarteten Überbelegungen, die Länge der zu führenden
Warteliste, damit jederzeit genügend abrufbereite Patienten zwecks Belegung der Betten bis zur Sollgrenze B verfügbar sind, und schließlich die Berechnung einer optimalen Belegungsgrenze B in Abhängigkeit der relativen Kosten
von freien Betten und der Überbelegung.

Ergebnisse

Die Berechnungen wurden für eine Station mit 30 Betten
durchgeführt. Diese Größenordnung ist recht typisch für
das Johns Hopkins Hospital. In der Abbildung 3.-3 ist
die durchschnittliche Bettenbelegung in Abhängigkeit von
der Sollgrenze B dargestellt. Die einzelnen Kurven beziehen sich auf verschiedene Kombinationen von durchschnittlichen Notaufnahmen und Verweildauern ($\rho = \lambda \ \bar{t}$). Wenn beispielsweise eine durchschnittliche Bettenbelegung von 27
angestrebt wird, die saisonale Ankunftsrate von Akutpatienten bei einer Person pro Tag auf dieser Station liegt
und die durchschnittliche Verweildauer bei 15 Tagen, dann
müssen wir die Kurve für $\rho = 1 \cdot 15 = 15$ verwenden. Wir
erhalten dann eine Bettenbelegungs-Sollgrenze von B = 26.

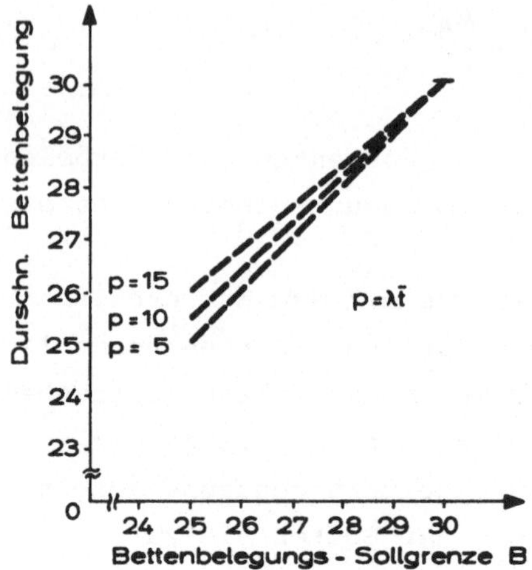

Abbildung 3-3[7]: Abhängigkeit der durchschnittlichen
Bettenbelegung von der Sollgrenze B.

Mit Hilfe der Abbildung 3-4 könnten wir für die gleiche
ρ-Kurve und für eine B-Sollgrenze von 26 die durchschnittliche Überbelegung bestimmen, die ungefähr 0,1 Personen
pro Tag beträgt. Demnach müssen wir damit rechnen, daß
durchschnittlich alle 10 Tage für einen Akutpatienten wegen voller Belegung ein Bett auf einer anderen Station her-
gerichtet werden muß.

---

[7] Übersetzt aus: YOUNG (1965), op. cit., S. 39

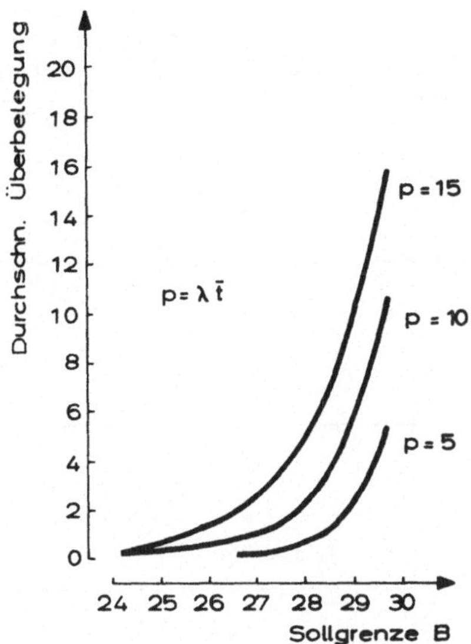

Abbildung 3-4[8]: Abhängigkeit der durchschnittlichen
Überbelegung von der Bettenbelegungs-
Sollgrenze B.

In der Tabelle 3-3 haben wir die Mindestanzahl von abruf-
bereiten Patienten, die wir zur Führung einer ausreichenden Warteliste benötigen, in Abhängigkeit von der Sollgrenze B angegeben. Es wird dabei eine durchschnittliche Verweildauer von $\bar{t}$ = 10 Tagen zugrundegelegt. Beispielsweise
sollten bei $\bar{t}$ = 10 und einer Ankunftsrate von Notfällen in
Höhe von λ = 1,0 Patienten pro Tag auf der Station fünf Patienten auf der Warteliste stehen, wenn die Sollgrenze B
auf 26 festgelegt wurde und mit 95%-iger Wahrscheinlichkeit
eingehalten werden soll.

---

[8] Übersetzt aus: YOUNG (1965), op. cit., S. 39.

B	λ	Mindestanzahl von Patienten auf der Warteliste
25	0,5	5
	1,0	4
	1,5	4
26	0,5	5
	1,0	5
	1,5	4
27	0,5	5
	1,0	5
	1,5	4
28	0,5	5
	1,0	5
	1,5	5

$\bar{t}$ = 10 Tage

Tabelle 3-3: Mindestanzahl von Patienten auf der Warteliste, um die festgesetzte Bettenbelegungs-Sollgrenze B mit 95%-iger Wahrscheinlichkeit einzuhalten.

Aus den hier dargestellten Ergebnissen lassen sich eine Reihe von Entscheidungsregeln für die Krankenhausverwaltung ableiten. Die Krankenhausverwaltung kann in Abständen die Notaufnahmerate und die durchschnittliche Verweildauer bestimmen. Durch Wahl einer geeigneten Bettenbelegungs-Sollgrenze B kann sie eine bestimmte durchschnittliche Auslastung einer Station mit vorgegebener Bettenkapazität realisieren. Die Wahl dieses Grenzwertes B ist jedoch ein dynamischer Prozeß. Aufgrund der saisonalen Schwankungen des Bedarfs für Krankenhausbehandlungen muß diese Sollgrenze immer neu festgelegt werden. Da wir jedoch eine Regulierung der nichtakuten Patientenaufnahmen

vornehmen, gelingt es uns, die starken Auslastungsschwan-
kungen zu stabilisieren und damit die Basis für genauere
Prognosen der Bettenbelegung zu schaffen.

Die Entscheidung für einen geeigneten B-Wert hängt schließlich von unserer Bewertung der Überbelegung gegenüber einer
geringeren Auslastung ab, die eng mit den jeweiligen Kosten
verbunden ist, wie wir bereits im vorigen Abschnitt (vgl.
Formeln 3.3.2-1 und 3.3.2-2) gesehen haben. Betrachten
wir dazu die Abbildung 3.-5, in der die optimale Sollgrenze
B auf einer 30-Bettenstation als Funktion von $R = C_ü/C_F$ für
verschiedene $\rho = \lambda \cdot \bar{t}$ dargestellt ist. Ein optimales B bedeutet, daß der Kostenquotient $T = C_G/C_F$ minimal für das
betrachtete ρ ist. Unter der Annahme linearer Kostenver-
läufe und der Möglichkeit der Bestimmung der relativen Kosten können kostenminimale Bettenbelegungs-Sollgrenzen B
für vorgegebene ρ-Werte ausgewählt werden. Beispielsweise
führt bei $\rho = 10$ eine Kostenrelation zwischen Überbelegung
und Nichtbelegung von 10 zu 1 zu einem optimalen B = 28.
Sind die Kosten 100 mal größer, so müßte B auf 26 herabge-
setzt werden.

Schließlich hat YOUNG noch eine Reihe anderer Untersuchungen
mit seinem Bedienungssystem-Modell einer Krankenhausstation
durchgeführt, sich dabei jedoch der Simulationsmethode bedient.
Beispielsweise hat er die Auswirkungen von längeren Verzögerungen als 24 Stunden bei der Aufnahme von Nichtnotfall-Patienten untersucht [9], was mit dem analytischen Modell der Warteschlangentheorie nicht möglich war.

---

[9] Siehe YOUNG (1962), op. cit., Kapitel 7, S. 109 ff.

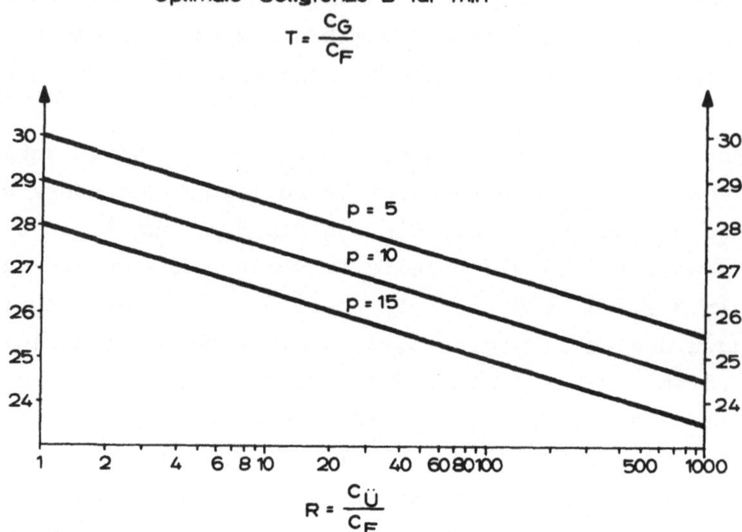

Abbildung 3-5[10]: Kostenminimale Bettenbelegungs-Sollgrenze B
in Abhängigkeit von der Kostenrelation R
zwischen Überbelegung und Nichtbelegung

---

[10] Übersetzt aus YOUNG (1965), op. cit., S. 47.

3.3.3 Fallstudie 3: Ein Optimierungsmodell zur regionalen Kapazitäts- und Standortplanung von Computertomographen.[1]

Problemstellung

Computertomographen (CT) haben wahrscheinlich mehr kontroverse Diskussionen ausgelöst, als jede andere medizintechnologische Neuentwicklung der siebziger Jahre. Auf der einen Seite haben sie den Ärzten völlig neue diagnostische Möglichkeiten an die Hand gegeben - beispielsweise bei der Tumorbehandlung -, denn das Gerät führt in kürzester Zeit eine Serie von Röntgenaufnahmen durch und setzt diese zu mehrdimensionalen Bildern zusammen, die mit Hilfe des Computers auf dem Bildschirm sichtbar gemacht werden. Dadurch wird es dem Mediziner ermöglicht, die inneren Organe des Patienten aus jedem Winkel zu betrachten und Bilder (bzw. Ausschnitte davon) interessierender Strukturen in beliebiger Vergrößerung zu erhalten.

Andererseits sind Computertomographen höchst kostspielige Geräte. So betrug allein der Kaufpreis 1977 zwischen 400.000 und 600.000 $. [2] Dennoch haben viele Krankenhäuser aus Prestigedenken einen CT angeschafft, obwohl die Auslastung des Gerätes höchst zweifelhaft war. Die hohen Kosten wurden dann auf die Patienten abgewälzt, was zu einer weiteren Erhöhung der Pflegesätze führte. Diese Entwicklung hat dem Computertomographen viel Kritik und Mißtrauen von offiziellen Stellen eingebracht, die für Wirtschaftlichkeit

---

[1] H.P. GREENWALD, J.M. WOODWARD und D.H. BERG: *Transportation or CT Scanners: A Theory and Method of Health Resources Allocation.* Health Services Research 14 (1979), Nr. 3, S. 207-219.

[2] Ibid., S. 208

und Kostenkontrolle im Gesundheitswesen verantwortlich
sind. Selbst in den sonst eher reglementierungsfeindli-
chen USA wurde der Ruf nach staatlichen Verordnungen
laut, die die Zulassung von Computertomographen an stren-
gere Richtlinien binden und damit dem rapiden Zuwachs ein
Ende bereiten sollten.

In der hier vorliegenden Modellstudie wird jedoch bezwei-
felt, daß unter Wirtschaftlichkeitsgesichtspunkten eine
bloße Limitierung von neuen Computertomographen allein
schon zu den gewünschten Ergebnissen führt. Vielmehr müßten
auch die Transportkosten für die Anfahrt der Patienten berücksichtigt werden, da nicht nur die Anzahl der Geräte in
einem Versorgungsgebiet, sondern auch deren Standorte kosten-
bestimmend sind. Für die Region South-Chicago wird ein Modell der Linearen Programmierung (mit Ganzzahligkeitsbedin-
gung) präsentiert, das eine optimale Kapazitäts- und Standortplanung für Computertomographen unter Berücksichtigung
der Transportkosten bestimmt.

Daten

Als Datenbasis für das LP-Modell benötigen wir vor allem
Schätzungen für die einzelnen Kostenfaktoren.

Für die Computertomographen ergeben sich auf der Grundlage
von Daten der American Hospital Association die folgenden
Kostenschätzungen: [3]

Kaufpreis	$ 500.000
Jährliche Betriebskosten:	
- Löhne	$ 23.000
- Wartung	$ 21.000
- Betriebsstoffe (Energie etc.)	$ 120.352
Summe	$ 164.352

---

[3] Vgl. GREENWALD et.al. (1979), op. cit., S. 212

Unter der Annahme einer Abschreibungsdauer von 10 Jahren
ergibt sich der Gegenwartswert eines jeden Computertomographen zu

$$C = \$\ 500.000 + \sum_{i=1}^{10} \frac{\$\ 164.352}{(1 + 0,10)^i} = \$\ 1.509.875.$$

Die Schätzung der Transportkosten war nicht ganz so einfach.
Die Planungsregion South-Chicago wurde in fünf Teilbezirke
("Health Care Areas") unterteilt. Durchschnittliche Transportwege für Fahrten zwischen Teilbezirken wurden mit Hilfe der Entfernung zwischen den geographischen Bezirksmitten,
innerbezirkliche Fahrten über die durchschnittlichen Entfernung zur Bezirksmitte approximiert. Auf diese Weise konnten
durchschnittliche Fahrtzeiten innerhalb und zwischen den Be-
zirken annähernd bestimmt werden.

Bei der Abschätzung der Transportkosten wurden drei alternative Transportmöglichkeiten berücksichtigt: Krankenwagen für
hospitalisierte Patienten wurden mit Kosten von $\$\ 2$ je Mei-
le bemessen, Privatautos mit $\$\ 0,40$ und öffentliche Verkehrs-
mittel mit $\$\ 0,10$ je Meile. Eine vierte Kostenschätzung von
$\$\ 1,00$ je Meile sollte eine Kombination der verschiedenen
Transportarten widerspiegeln, die für Patienten mit unter-
schiedlichen Krankheiten und Behandlungsrestriktionen realistischer ist.
Außerdem wurden sogenannte Opportunitätskosten berechnet,
die den Zeitverlust berücksichtigen, der den Patienten und
deren Begleitpersonen durch die Fahrt zum Computertomographen entsteht. Als Approximation dieser Opportunitätskosten
diente ein fiktiver Verdienstausfall, berechnet aus der
durchschnittlichen Fahrtzeit multipliziert mit dem durchschnittlichen Stundenlohn.

Transportkosten und Opportunitätskosten wurden dann auf-
addiert, für zehn Jahre fortgeschrieben, und mit einer
Rate von 10% diskontiert, um den Gegenwartswert der gesamten Transport- und Opportunitätskosten zu erhalten.

Neben Kostenschätzungen waren auch Kapazitäts- und Nachfragedaten erforderlich. Für einen Computertomographen wurde die Kapazität anhand von Erfahrungswerten auf 4.000
Tomogramme festgelegt. Bezüglich der zukünftigen Nutzung
wurden Alternativbedarfsschätzungen von 7,15 und 25 Com-
putertomogrammen je 1.000 Einwohner pro Jahr zugrundegelegt.

Modell

Wie jeder LP-Ansatz enthält das Optimierungsmodell für die
Kapazität und Standorte von Computertomographen in der
South-Chicago Region eine Zielfunktion und eine Reihe von
Restriktionen. Die Zielfunktion besitzt die folgende Form:

$$\sum_i \sum_j X_{ij} (T_{ij} + O_{ij}) + \sum_j CY_j \to \text{Min}, \qquad (3.3.3-1)$$

wobei

Y_j = Anzahl der Computertomographen im Teilbezirk j

und

X_{ij} = Anzahl der Patienten, die zum CT für eine Untersuchung vom Teilbezirk i zum Teilbezirk j bzw.
innerhalb eines Bezirkes (i=j) transportiert werden (d.h. Patienten können zum CT innerhalb ihres
Wohnbezirkes oder in jedem der vier benachbarten
Teilbezirke geschickt werden),

die Ressourcenvariablen darstellen, und deren Kostenkoef-
fizienten

T_{ij} = Transportkosten zwischen Bezirk i und j bzw. innerhalb des Bezirkes, wenn i = j,

O_{ij} = Opportunitätskosten des Zeitverlustes für den Patienten durch den Transport von Bezirk i nach j bzw. innerhalb des Bezirkes

und

C   = Anschaffungs- und Betriebskosten eines Computertomographen (konstant in allen Teilbezirken)

sind.

Die Restriktionen des LP-Modells lauten:

- Kapazitätsrestriktion

$$\sum_i X_{ij} \leq Y_j \ * \ (\text{Kapazität je CT}) \qquad \text{für alle j, (3.3.3-2)}$$

d.h. die Anzahl der Patienten, die in einem Teilbezirk j mit dem Gerät untersucht werden, kann nicht die Kapazität der Computertomographie dort übersteigen;

- Bedarfsrestriktion

$$\sum_j X_{ij} = \text{Erwartete Auslastung} \qquad \text{für alle i, (3.3.3-3)}$$

d.h. der Bedarf für diese Untersuchungen im Teilbezirk i wird der erwarteten Nutzung bzw. Auslastung gleichgesetzt.

Ergebnisse

Das LP-Modell mit den oben beschriebenen numerischen Schätzungen für die Koeffizienten und Restriktionen wurde eingesetzt, um unter alternativen Ressourcenallokationen und Einsatzstrategien für die Computertomographen die Kosten der medizinischen Dienstleistung Computertomographie in der Region South-Chicago für zehn Jahre zu bestimmen. Das Modell lieferte jeweils die optimale, d.h. kostenminimale Lösung für

verschiedene Schätzungen der Transportkosten und CT-Kapa-
zitäten.

In der zweiten Stufe der Analyse wurden ganzzahlige Lösungen betrachtet, die der Problemstellung besser gerecht
werden.

In der Tabelle 3-4 sehen wir die Gesamtkosten der Computertomographie in der Region South-Chicago in Abhängigkeit von
alternativen Schätzungen der Kosten und Auslastung.

Auslastungslevel (Computertomogramme je 1.000 Einwohner)	Transportkosten (Dollar pro Meile)			
	0,10	0,40	1,00	2,00
2	3,0	3,3	3,8	4,7
7	10,5	11,4	13,3	16,4
15	22,4	24,4	28,4	35,2
25	37,3	40,6	47,7	58,6

Tabelle 3-4: Minimalkosten (in Millionen Dollar) der Computertomographie in South-Chicago unter verschiedenen
Kosten- und Auslastungsannahmen. [4]

Die Werte in der Tabelle stellen Gesamtkosten für eine zehn-
jährige Planungsperiode dar, die aus einer optimalen Standortverteilung der CT resultieren. Opportunitätskosten des
Patienten und der Begleitperson sind bei diesen Berechnungen
berücksichtigt.

Für die weiterführende Analyse wollen wir uns auf die Alternative beschränken, die uns am realistischsten erscheint,
und zwar auf diejenige, mit einem Auslastungslevel von

---

[4] Vgl. GREENWALD, et. al. (1979), op. cit., S. 214

sieben Tomogrammen je 1.000 Einwohner und mit Transportkosten in Höhe von $ 1,00 (Kombination verschiedener Trans-
portarten). Diese Zahlenwerte, die in minimalen Kosten in
Höhe von $ 13,3 Millionen resultieren, schienen auch die
Situation in South-Chicago am besten widerzuspiegeln. Die
Richtlinien der Chicago Health Systems Agency besagen nämlich[5], daß eine Nutzung über acht Computertomogramme je
1.000 Einwohner pro Jahr hinaus auf den Bedarf für einen
weiteren CT in dem betreffenden Versorgungsgebiet hinweisen. Die Annahme von Transportkosten in Höhe von $ 1,00
je Meile erscheint für Chicago insofern realistisch, als
viele der Patienten mit CT-Untersuchungen hospitalisiert
sind und in speziell ausgerüsteten Krankenwagen transportiert werden müssen, während die ebenfalls zahlreichen
ambulanten Patienten mit den kostengünstigeren Transport-
mitteln anreisen.

In der Tabelle 3-5 sehen wir verschiedene Planungsalternativen für die Computertomographie in South-Chicago unter
den genannten Kosten- und Nutzungsannahmen. In der ersten
Spalte befindet sich die optimale LP-Lösung für CT   in den
Regionen 1-5 mit Kosten in Höhe von $ 13,3 Millionen, die
jedoch nicht realisiert werden kann, da wir keine Ganzzahligkeit vorliegen haben.

Als gute Lösung erscheint uns dagegen Alternative A. Die
optimale (nicht ganzzahlige)Lösung weist nämlich daraufhin,
daß wir in der Region 3 ganz auf einen CT verzichten können,
da in dieser Region die geringste CT-Kapazität (0,62) benötigt wird. Die Patienten könnten in andere Bezirke transportiert werden.

---

5)
   Vgl. GREENWALD, et.al.(1979), op. cit., S. 214

Bezirks-Nr.	Optimale Lösung	Zulässige (ganz-zahlige) Lösungen				Tatsächliche CT-Kapazität
		A	B	C	D	
1	1,65	2	2	2	2	4
2	1,68	2	2	2	2	1
3	0,62	0	1	1	1	0
4	0,96	1	0	1	1	1
5	0,84	1	1	0	1	2
Gesamtzahl der CT	5,75	6	6	6	7	8
Gesamt-kosten (in Mill. Dollar) f.10 Jahre	13,3	15,3	21,4	22,9	15,2	21,1

Tabelle 3-5: Kosten der Computertomographie in der Region South-Chicago unter verschiedenen Standortalternativen.[6]

Die Lösungsalternative sieht dann sechs Computertomographen vor, die Kosten in Höhe von 15,3 Millionen verursachen wür-den. Diese um ca. 15% höheren Kosten(gegenüber der optimalen, jedoch unzulässigen LP-Lösung) lassen sich auf zusätzliche Transportkosten und auf die Anschaffung zusätzlicher CT-Ka-pazität zurückführen.

---

[6] Vgl. GREENWALD, et. al. (1979), op. cit., S. 215

Die Lösungsalternativen B und C sind mit wesentlich höheren
Kosten verbunden, repräsentieren folglich eine ineffiziente
Ressourcenallokation. Obwohl die CT-Kapazität die gleiche
ist wie bei Lösung A, so liegen doch die Gesamtkosten um
40 bis 45% darüber. Dies ist auf den wesentlich höheren
Transportaufwand dieser Lösungen zurückzuführen.

Alternative D stellt die kostengünstigste realisierbare Strategie dar, obwohl diese insgesamt von sieben Computertomographen ausgeht. Die sehr hohen Anschaffungs- und Betriebskosten eines CT werden von den Einsparungen aufgrund geringerer Transportwege mehr als ausgeglichen. Ein Vergleich mit
der tatsächlichen Situation in South-Chicago (letzte Spalte
in Tabelle 3-5) zeigt, daß die Kosten (berechnet auf der Basis der Modellannahmen) um fast 40% höher sind als die der
optimalen Strategie D.

Alle ganzzahligen Lösungen haben gemeinsam, daß sie zu Überkapazitäten in der Computertomographie (bezogen auf die optimale LP-Lösung mit 5,75 CT) führen. In der realen Lösung beträgt die Überkapazität sogar mehr als 2 CT. Unter den Modell-
alternativen A-D generiert die Strategie D zwar die höchste
Überkapazität, ist aber dennoch diejenige Lösung mit den ge-
ringsten Kosten. Die Berücksichtigung aller Kostenfaktoren
der medizinischen Dienstleistung Computertomographie zeigt,
daß scheinbare Überkapazitäten bei einer der Ressourcen nicht
unbedingt zu einer ineffizienten Leistungserbringung führen müssen, sondern in bestimmten Fällen auch Kosten senken können.
Durch Einbeziehung der privaten Reisekosten sehen wir in der
Modellstudie auch gesamtwirtschaftliche Aspekte berücksichtigt. Denn bei der Planung im Gesundheitswesen sollten nicht
allein die Kosten des Leistungserbringers minimiert, sondern
auch die der Leistungsempfänger mitberücksichtigt werden.

3.3.4 Fallstudie 4: Ein System Dynamics-Modell für ein Regionales Krankenversorgungssystem [1]

Problemstellung

Gegenstand dieser Modellstudie ist die Untersuchung des dynamischen Verhaltens eines Regionalen Krankenversorgungssystems in der Bundesrepublik Deutschland mit dem allgemeinen Ziel, Einsicht in dessen Struktur und Verhaltensweise in Beziehung zu seiner Umwelt zu gewinnen, seine inneren Wirkungszusammenhänge zu klären und verschiedene Strategien zu seiner Weiterentwicklung aufzuzeigen.

In dem vorliegenden Modell werden die beiden tragenden Säulen der Krankenversorgung - die ambulante Versorgung, in der die gehfähigen Patienten medizinisch betreut werden, und die stationäre Versorgung, in der die bettlägerigen Patienten medizinisch-pflegerisch versorgt werden - mit ihren Elementen

- Ärzte

  - in freier Praxis (Allgemeinärzte und Fachärzte)
  - in Krankenanstalten

- Pflegeberufen

  - Krankenschwestern und -pfleger
  - Krankenhpflegehelferinnen und -helfer

---

[1] Vgl. W.A. KLIMKE: *Dynamische Systemanalyse der ambulanten und stationären Krankenversorgung einer Region.* Dissertation, Universität Karlsruhe 1976.

W.A. KLIMKE: *Ergebnisse einer System-Dynamics-Studie über Probleme und Entwicklungsstrategien für ein regionales Krankenversorgungssystem.* EDV in Medizin und Biologie 8 (1977), Nr. 4, S. 110-117.

- Krankenanstalten, gegliedert in vier
  Versorgungsstufen

  - Maximal-,
  - Zentral-,
  - Regel- und
  - Grund- und Ergänzungsversorgung

dargestellt.

wohl zwischen den Trägern der ambulanten Krankenversorgung,
den Allgemein- und Fachärzten, als auch zwischen den Trägern
der stationären Versorgung , den Krankenhäusern, die in einer
überlokalen Wechselbeziehung zueinander stehen und sich hier-
archisch gegliedert, auf ein Krankenhauszentrum hin orientieren, bestehen Patienten- und Informationsflüsse sowie Zielbe-
ziehungen.
Das Modell dient dazu, die Situation der Krankenversorgung
in der Region Oberwürttemberg-Donau/Iller-Bodensee/Ober-
schwaben zu untersuchen. Auch wenn dieses Gebiet durch eine
gewisse Unterversorgung mit Krankenhausbetten gekennzeichnet ist, so ist das Modell dennoch auf andere Regionen in
der Bundesrepublik Deutschland übertragbar. [2] Besondere Problemstellungen der Analyse stellen im Bereich der ambulanten
Krankenversorgung die Überprüfung von Maßnahmen, die am wir-
kungsvollsten das Problem des stagnierenden Allgemeinmedizi-
nerangebots in unserem Lande zu lösen vermögen, und im Bereich der stationären Krankenversorgung das zentrale Problem
der in der Bundesrepublik Deutschland im internationalen Vergleich sehr hohen durchschnittlichen Verweildauer dar.

Daten

Als Datenbasis für die Modellstudie standen dem Verfasser
Unterlagen des Ministeriums für Arbeit, Gesundheit und Sozialordnung Baden-Württemberg, der Kassenärztlichen

---

[2] Vgl. KLIMKE (1977), op. cit., S. 113

Vereinigungen von Nord- und Süd-Württemberg, der Allgemeinen Ortskrankenkasse Ulm und des Regionalverbandes Donau-Iller zur Verfügung, die jedoch recht unvollständig waren.

Modell

Infolge des erwähnten Mangels an statistischen Unterlagen lag der Schwerpunkt der Modellstudie nicht darin, quantitativ exakte Aussagen zu treffen, sondern in der realistischen Wiedergabe der strukturellen Aspekte, um qualitativ richtige Ergebnisse zu erhalten. Insofern wurde das Modell von KLIMKE eher als konzeptorientiert denn als datenorientiert bezeichnet. [3]

Das System Dynamics-(Forrester-) Modell mit den zwei interdependenten Subsystemen "Ambulante Krankenversorgung" mit den Elementen "Patienten", "Niedergelassene Allgemeinärzte", "Niedergelassene Fachärzte" und "Stationäre Krankenversorgung" mit den Elementen "Patienten", "Krankenhäuser" (in vier Leistungsstufen), "Krankenhausärzte" und "Pflegepersonal" setzt sich aus mehr als 15 miteinander vermaschten Rückkopplungsschleifen zusammen, von denen zwei beispielhaft in den Abbildungen 3-6 und 3-7 dargestellt sind. Diese Rückkopplungsschleifen verdeutlichen auch die Philosophie der System Dynamics-Methode. Von der Entscheidung, die auf einer Information über den Systemzustand beruht, wird eine Handlung ausgelöst. Diese Handlung verändert den Systemzustand, der dem Entscheidungspunkt zurückgemeldet wird. Er bildet neben anderen Einflüssen die Grundlage für die nächste Entscheidung. Die Abbildung 3-6 beschreibt in vereinfachter Form, wie Personalentscheidungen in Krankenhäusern allgemein zustandekommen.

---

[3] Vgl. KLIMKE (1976), op. cit., S. 4.

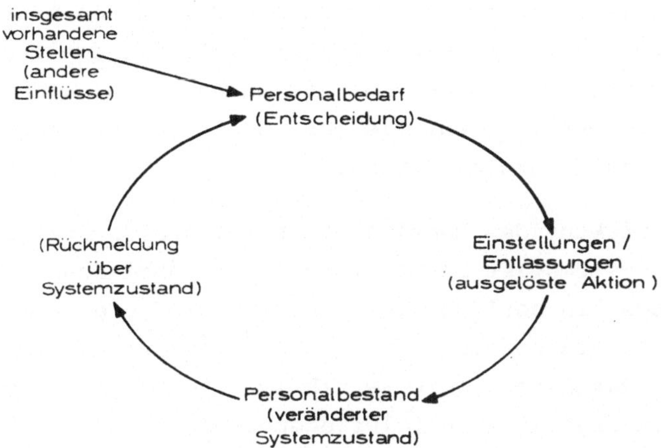

Abbildung 3-6: Rückkopplungsschleife "Personalbedarf -
Personalbestand" im System Dynamics-Mo-
dell des regionalen Krankenversorgungssystems[4].

Dabei wird der Personalbestand ermittelt und mit der Zahl der
insgesamt vorhandenen und zu besetzenden Arbeitsplätze verglichen. Bei unbesetzten Stellen wird Personal eingestellt, bei
einer Überbesetzung der Personalbestand abgebaut. Dieser Vorgang wird während einer Simulation ständig wiederholt.
Die zweite, in Abbildung 3-7 dargestellte Rückkoppelungsschlei-
fe beschreibt den Aspekt des Aufnahmeprozesses von Patienten in
einer Krankenanstalt, daß der aufnehmende Arzt die momentane
Belegsituation bei seiner Aufnahmeentscheidung berücksichtigt.

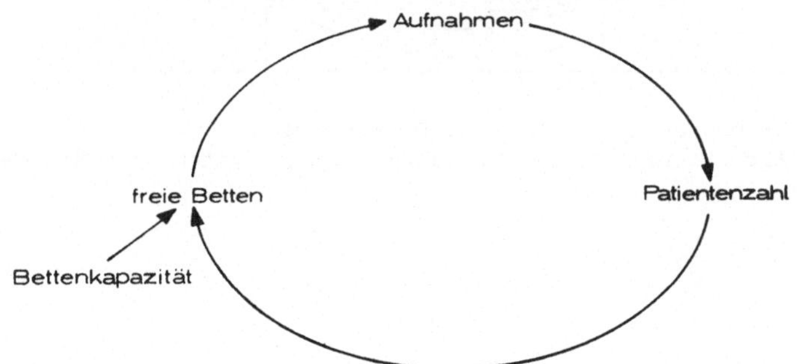

Abbildung 3-7: Rückkopplungsschleife "Patientenbestand -
Aufnahmen"[5]

---

[4] Entnommen aus: KLIMKE (1977), op. cit., S. 112.

[5] Entnommen aus: Ibid., S. 113.

Soll ein Patient stationär aufgenommen werden, so prüft
der Krankenhausarzt, ob ein Bett frei ist. Ist ein frei-
es Bett vorhanden, wird der Patient aufgenommen, andernfalls wird der Patient auf die Warteliste gesetzt oder
in ein anderes Krankenhaus verwiesen.

Die Gesamtstruktur des Modells eines regionalen Krankenversorgungssystems ist in Grobform in der Abbildung 3-8
wiedergegeben. In horizontaler Richtung sind die Subsyste-
me "Ambulante Krankenversorgung" und "Stationäre Krankenversorgung" dargestellt, in vertikaler Richtung die Sektoren "Patienten", "Ärzte", "Pflegepersonal" und "Betten".

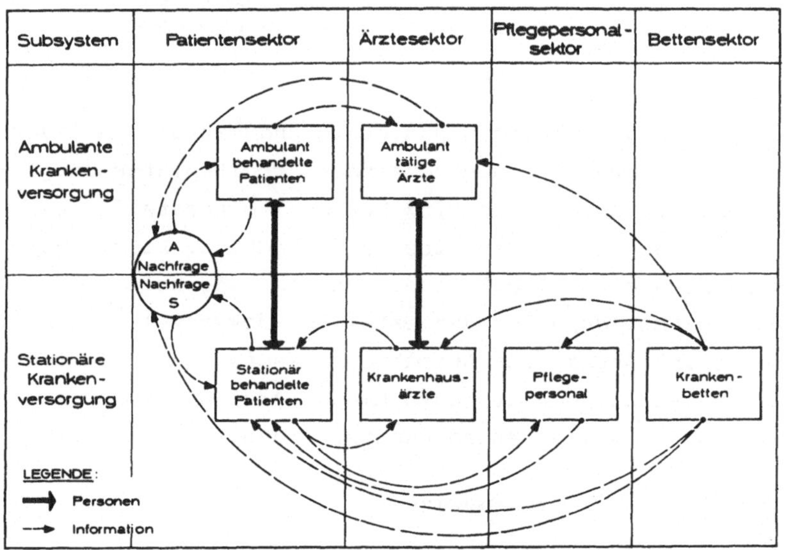

Abbildung 3-8: Grobstruktur des Systems Dynamics-Modells
für ein regionales Krankenversorgungssystem nach Klimke [6]

---

[6] Entnommen aus: KLIMKE (1977), op. cit., S. 113.

Die durchgezogenen Pfeile bezeichnen die Bewegung von
Personen, die gestrichelten Pfeile den Informationsfluß.
Im Subsystem Ambulante Krankenversorgung werden ambulant
auszuführende medizinische Leistungen nachgefragt. Diese
Nachfrage resultiert in einer Anzahl ambulant behandelter
Patienten. Träger des Angebots von ambulanten medizini-
schen Leistungen sind die niedergelassenen Ärzte, deren
Arbeitsbelastung maßgeblich von der Nachfragehöhe abhän-
gig ist. Das Angebot an ambulant tätigen Ärzten und ihre
Arbeitsbelastung hat wiederum Rückwirkungen auf die Nach-
frage.

Im Subsystem Stationäre Krankenversorgung besteht eine
Nachfrage nach Krankenhausleistungen. Diese Nachfrage schlägt
sich in einer Zahl stationär behandelter Patienten nieder,
die von den Krankenhausärzten und dem Pflegepersonal medizinisch und pflegerisch versorgt werden. Diese Zahl ist
selbstverständlich auch abhängig vom verfügbaren Bettenbestand. Bettenzahl und Patientenbewegung wiederum beeinflussen den Personalbedarf in den Krankenhäusern und haben Rückwirkungen auf die Nachfrage nach stationären Versorgungsleistungen.

Es bestehen Verbindungen zwischen dem ambulanten und dem
stationären Sektor aufgrund des Wechselspiels zwischen der
Nachfrage nach medizinischer Versorgung innerhalb und aus-
serhalb der Krankenanstalten. Dem Patientenstrom vom ambulanten zum stationären Sektor muß Rechnung getragen werden.
Außerdem wandern Krankenhausärzte zu den frei praktizieren-
den Ärzten ab. Schließlich besteht eine Rückkopplung vom
Bettenbestand zu den niedergelassenen Ärzten, deren Entscheidung zur Niederlassung auch vom Bettenangebot beeinflußt wird.

Ergebnisse

Wie schon erwähnt, sollten mit dem dynamischen Simulationsmodell besonders relevante Problemstellungen sowohl aus dem
ambulanten (geringe   Allgemeinmedizinerdichte), als auch
aus dem stationären Sektor (hohe Verweildauer) des Regionalen Krankenversorgungssystems untersucht werden.

Für den ambulanten Sektor zeigten die Modellrechnungen, daß
die Zahl der Allgemeinärzte stagnierte bei gleichzeitiger
Zunahme der Nachfrage nach allgemeinärztlichen Leistungen,
was zu erhöhter Arbeitsbelastung der praktischen Ärzte führen muß. Es scheint also eine wesentliche Erhöhung der Zahl
der niedergelassenen praktischen Ärzte notwendig. Allerdings
erwies sich die Maßnahme einer Verstärkung der Niederlas-
sungsanreize für Allgemeinärzte in dem Modell als nicht besonders wirkungsvoll. Daher schlägt KLIMKE [7] vor, das Be-
rufsbild des Allgemeinmediziners gegenüber dem Facharzt auf-
zuwerten, um die erforderliche Erhöhung der Arztdichte bei
den Praktikern bundesweit zu ermöglichen.

Im stationären Sektor wurde vor allem untersucht, welche
globalen Maßnahmen zu einer wesentlichen Verweildauersen-
kung beitragen können. Dabei zeigte sich, daß ein Betten-
abbau allein kaum eine bedeutende Reduzierung der Verweildauer bewirkt, sondern in erster Linie eine Verringerung
der Einweisungszahlen. Eine schrittweise Verlagerung prästationärer Leistungen in den ambulanten Bereich, die dazu
führen würde, daß Liegezeiten am Beginn eines Krankenhausaufenthaltes wegfielen, zeigte in dem Modell eine Verweil-
dauerreduzierung von nur ca. 5% statt der erwarteten 10%.
Einer größeren Verringerung der Verweildauern steht die
Vollpauschalierung der Pflegesätze im Wege, die einen hohen Belegungsgrad notwendig macht und damit lange Verweildauern begünstigt.

---

[7] KLIMKE (1977), op. cit., S. 114.

Daher wurde in dem folgenden Simulationsexperiment über
den Zeitraum von 10 Jahren (1972-1982), bei dem ab der
Simulationsperiode (= Monat) 261 (entspricht Ende Janu-
ar 1977) eine schrittweise Verlagerung prästationärer
Leistungen in den ambulanten Bereich erfolgt, der Einfluß
der Belegsituation auf die Liegezeiten der Patienten auf-
gehoben. Wir können die Auswirkungen dieser Maßnahme auf
die Verweildauer in der Abbildung 3-9 verfolgen, in der
die Verlaufskurven für die Bettenkapazität (gemessen in
1.000 Betten), die durch eine sprunghafte Erhöhung gegen
Mitte des Jahres 1975 aufgrund der Neueröffnung eines
Krankenhauses gekennzeichnet ist, für die Krankenhausaufnahmen je Woche (in 1.000), die aufgrund des erhöhten Bet-
tenangebots in einem bisher unterversorgten Gebiet ebenfalls eine steigende Tendenz aufweisen, für die durchschnittliche Patientenzahl (in 1.000), für den Beleggrad (zwischen
0 und 1,0) und für die Verweildauer (in Wochen) während des
Simulationslaufes dargestellt sind.

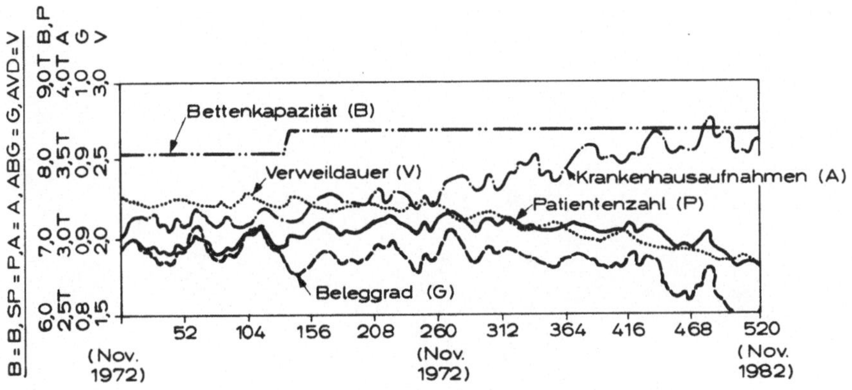

Abbildung 3-9: Auswirkungen der Verlagerung prästationärer Leistungen in
den ambulanten Bereich bei gleichzeitiger beleggradunabhän-
giger Verweildauerentwicklung [8].

---

[8] Entnommen aus KLIMKE (1977), op. cit., S. 116.

Wir erkennen, daß die Verweildauer sich nun stärker zurück-
entwickelt, und zwar von anfangs 14,3 Tage auf 13 Tage (ca.
10%). Zweifellos ist dies auf die angenommene Verhaltensän-
derung des Krankenhauspersonals zurückzuführen, bei geringer Bettenbelegung die Patienten nicht länger als medizinisch unbedingt erforderlich im Krankenhaus zu halten. Die
Übernahme prästationärer Leistungen durch den ambulanten
Sektor wirkt sich nun voll auf die Verweildauer aus.

3.3.5 Fallstudie 5: Die Bewertung von Früherkennungsprogrammen mit Methoden der Entscheidungstheorie
- ein Graphenmodell [1]

Problemstellung

Staatliche Maßnahmen bzw. Programme der Krankenkassen oder
- für spezielle Berufsgruppen - der Berufsgenossenschaften
zur Früherkennung von Krankheiten haben in den letzten Jahrzehnten einen wichtigen Beitrag zur Verbesserung der Volksgesundheit geleistet. Wohlbekannt sind die jährlichen Krebsvorsorgeuntersuchungen für Frauen ab 30 und Männer ab 40
Jahren. Der gesundheitspolitische und wahrscheinlich auch
volkswirtschaftliche Nutzen der überwiegenden Mehrzahl dieser Vorsorgeuntersuchungen ist sicherlich unbestritten. Sollen jedoch weitere Vorsorgeprogramme auf nationaler Ebene
eingeführt werden, so müssen wir auch die Frage nach dem
volkswirtschaftlichen Nutzen stellen. Denn, so vorteilhaft
alle nur erdenklichen präventiv-medizinischen Maßnahmen für
den einzelnen Patienten auch erscheinen mögen, müssen wir
doch angesichts der Kostenentwicklung im Gesundheitswesen,
die auf uns in Form von ständig steigenden Krankenkassen-
beiträgen zurückfällt und das System der Gesundheitssiche-
rung an die Grenzen der Finanzierbarkeit stoßen läßt, die
Forderung nach einer gesamtwirtschaftlichen Rechtfertigung
der von der Gemeinschaft finanzierten Vorsorgemaßnahme aufstellen. Ist es beispielsweise unter Berücksichtigung auch
der ökonomischen Aspekte empfehlenswert, die mit hohen Kosten verbundenen Krebsvorsorgeuntersuchungen noch auf eine
Vielzahl weiterer Krebsarten auszudehnen? Es muß auch im

---

[1] Vgl. S.O. SCHWEITZER: *Cost Effectiveness of Early Detection of
Desease*. Health Services Research 9 (1974), Nr.1, S.22-32.

Gesundheitswesen, wie in allen anderen gesellschaftlichen
Bereichen darum gehen, die knappen Ressourcen dort einzusetzen, wo sie den größten Nutzen erbringen.

In dieser Fallstudie wollen wir ein einfaches Modell zur
Kosten-Nutzenbewertung von Vorsorgeuntersuchungen auf der
Grundlage der Entscheidungstheorie behandeln. Als Anwendungsbeispiel dient der Krebstest für den Uterusbereich (genauer der Cervix [2]) nach Papanicolaou (abgek. Pap), der
allgemein als erfolgreiche Vorsorgemaßnahme anerkannt ist.[3]
Die Kosteneffizienz dieses Testverfahrens wurde jedoch bei
Reihenuntersuchungen mehrfach in Zweifel gezogen, insbesondere in Großbritannien, da angeblich keine eindeutige Senkung der Mortalität bei diesem Krankheitsbild bisher nachgewiesen worden sei [4].

Der Ablauf bei diesem Krebsvorsorgetest und die sich möglicherweise anschließende Behandlung der Krankheit ist durch
die folgenden Schritte gekennzeichnet. Die Existenz von
Krebszellen kann durch den relativ einfachen und preiswer-
ten Pap-Test nachgewiesen werden, der in Form eines Ab-
striches gewöhnlich in einer Arztpraxis in ca. jährlichen
Abständen verabreicht wird. Ist der Test positiv, folgt
ein zweiter. Bestätigt dieser die ersten Testergebnisse,
wird eine Probeexzision [5] vorgenommen. Bei negativem Ausgang werden - abgesehen von regelmäßigen Tests - keine
weiteren Maßnahmen ergriffen. Bei Bestätigung der Testergebnisse durch die Probeexzision wird ein Teil der Cervix
im Krankenhaus operativ entfernt, sofern keine Anhaltspunkte für einen wesentlich gefährlicheren invasiven Krebs [6]

---

[2] Test auf Gebärmutterhalskrebs.

[3] Vgl. SCHWEITZER (1974), op. cit., S. 27.

[4] Ibid.

[5] Entnahme einer Gewebsprobe der Cervix

[6] Übergreifen der Krebszellen auf benachbarte Gewebe.

entdeckt wurden. Wird nach der Operation dann doch ein invasives Karzinom diagnostiziert, bieten sich verschiedene Therapie-Alternativen in radiologischer oder chirurgischer Richtung an. Den am weitestgehenden chirurgischen Eingriff stellt die radikale Hysterektomie dar, die vollständige Entfernung der Cervix und des Uterus, die in diesem Entscheidungsmodell als therapeutische Maßnahme bei invasivem Krebs verwendet wird.

Daten

Gebärmutterhalskrebs tritt in den USA mit einer Häufigkeit von 30 - 40 Fällen je 100.000 Frauen auf. Obwohl die Zunahme dieser Krebserkrankung zwischen 1950 und 1960 bei 9% lag, ging die Mortalität drastisch (um 41%) zurück. Die Morbiditätsrate steigt bei Frauen über 20 Jahre stark an und erreicht ihren Höhepunkt im Alter von 50 Jahren (100 Fälle je 100.000 Frauen). Als durchschnittlicher Wert soll hier eine Häufigkeit für das Cervix-Karzinom von 35 Fällen auf 100.000 Frauen angenommen werden.

Es bestehen keine eindeutigen Aussagen über die Fehlerhäufigkeit des Pap-Tests. Als Durchschnittswert der in der Literatur angegebenen Wahrscheinlichkeiten für die Fehldiagnose der vorliegenden Krankheit durch den Pap-Test (Fehler 2. Art, ß-Fehler) wird hier ß = 8,6% angenommen, d.h. bei 91,4% der im Frühstadium erkrankten Frauen wird der Gebärmutterhalskrebs richtig diagnostiziert.

Auf der anderen Seite produziert der Pap-Test auch falsche Positiv-Befunde (Fehler 1. Art, α-Fehler). Als mittlerer Wert aus der Literatur ergab sich hier α = 2,6%.

In gleicher Weise wurden die Wahrscheinlichkeiten für
Fehldiagnosen der Probeexzision festgelegt (α = 3,3% und
β = 10%). Keine Angaben über die Häufigkeiten von Fehldiagnosen lagen in der Literatur dagegen für die Teilentfernung der Cervix vor, so daß diese angemessen festgesetzt
werden mußten (α = 2% und β = 4%).

Für die Berechnung der Kosten des Pap-Tests wurde das Hono-
rar, das die kalifornische Krankenversicherung Medicaid
den Ärzten für den Test erstattet, zugrundegelegt. Zu diesen $ 12 ist noch der Verdienstausfall der Patientin für
$1 \frac{1}{2}$ Stunden hinzuzurechnen. Bei einem angenommenen Stundenlohn von $ 3 ergeben sich somit für den Krebsvorsorge-
(Pap-)test Kosten in Höhe von $ 16,50. In gleicher Weise
errechnen sich die Kosten der Probeexzision mit einem angenommenen Verdienstausfall von 2 Stunden zu $ 42 und für
die Teilentfernung der Cervix zu $ 264 (einschließlich 3
Tagen Krankenhausaufenthalt) zu Preisen von 1970. Die letzte therapeutische Maßnahme, die radikale Hyterektomie, ist
sehr kostspielig. Einschließlich eines durchschnittlichen
Krankenhausaufenthaltes von 5 Tagen und eines Verdienstaus-
falls von 10 Tagen wurden die Kosten dieses Eingriffs mit
$ 1.014 beziffert.

Auf der Basis früherer Arbeiten [7] wurden schließlich Schätzungen für die volkswirtschaftlichen Verluste durch vorzeitiges
Ableben als Folge der Krebserkrankung festgelegt, die bei
einer Diskontierungsrate von 4% mit ca. $ 72.000 pro Person
beziffert wurden.

---

[7] Vgl. B.A. WEISBROD: *Costs and Benefits of medical Research: A
   Case Study of Poliomyelitis*. Journal of Political Economics
   79 (1971), Nr. 3, S. 527-539.

Modell

Bei der Entwicklung des Entscheidungsmodells wollen wir
aus didaktischen Gründen mit einer stark vereinfachten
Situation beginnen. Eine Person befindet sich danach in
einem von zwei möglichen Gesundheitszuständen; entweder
sie hat diese Krankheit (Zustand D) mit Wahrscheinlichkeit p, oder sie hat sie nicht (Zustand D_o) mit Wahrscheinlichkeit 1-p. Die Person kennt ihren Gesundheitszustand
nicht, kann jedoch zwischen zwei Handlungsalternativen
wählen: Alternative A, d.h. sie läßt den diagnostischen
Test durchführen, oder Alternative A_o, sie verzichtet darauf. Wir nehmen vorerst an, daß der Test fehlerfrei arbei-
tet. Bei Verabreichung des Tests und positivem Ergebnis
wird eine Behandlung durchgeführt, die zur Heilung führt.
Ohne Test und folglich ohne Behandlung tritt der frühzei-
tige Tod einer erkrankten Person ein.

Wir können die angeführten Handlungsalternativen und deren
Konsequenzen in einer Entscheidungstabelle zusammenfassen.
Dazu bezeichnen wir den Wert einer verlängerten Lebensdauer (bzw. höheren Lebensqualität durch einen verbesserten
Gesundheitszustand) über den Entscheidungszeitpunkt hinsichtlich des diagnostischen Tests hinaus mit ΔL. T stellt
die Kosten des Tests dar, M die der medizinischen Behandlung der Krankheit.

Ergebnisse

Aktion Zustand	A	A_o
D	$\Delta L - T - M$	O
D_o	$\Delta L - T$	ΔL

Tabelle 3-7: Entscheidungstabelle für die vereinfachte Entscheidungssituation
(Diagnostischer Test ohne Fehldiagnose)

Die Wahrscheinlichkeit des Zustandes D (Krankheit vorhanden) hatten wir mit p bezeichnet, die Wahrscheinlichkeit für D_O mit 1-p. Daraus berechnet sich der Erwartungswert des Ergebnisses von Handlungsalternative A zu

$$E(A) = \Delta L - T - p \cdot M \qquad (3.3.6-1)$$

und analog für A_O zu

$$E(A_O) = \Delta L - p \cdot \Delta L. \qquad (3.3.6-2)$$

Die "beste" Handlungsalternative ergibt sich aus dem Vergleich von (3.3.6-1) und (3.3.6-2). Sei λ das Kostenkriterium, das zum Nachweis der Kosteneffizienz herangezogen werden soll, wobei

$$\lambda = E(A) - E(A_O) \qquad (3.3.6-3)$$

gilt. Wir sehen, daß λ größer als O sein muß. Aus dieser Forderung ergibt sich eine Klasse von Ungleichungen, die die Bedingungen für die Kosteneffizienz des Test festlegen. Eine dieser Ungleichungen lautet beispielsweise

$$T < p \cdot (\Delta L - M), \qquad (3.3.6-4)$$

d.h. je geringer die Kosten des diagnostischen Tests, je höher die Wahrscheinlichkeit für die Krankheit, je geringer die Behandlungskosten und je höher die Bewertung des verlängerten Lebens angesetzt werden, desto kosteneffizienter wird der Test sein.

Wir wollen diesen einfachen Entscheidungsprozeß mit seinen Konsequenzen in einem Entscheidungsbaum graphisch darstellen (siehe Abbildung 3-10).

Im nächsten Schritt soll diese vereinfachte Entscheidungssituation etwas realitätsnäher betrachtet und die Möglichkeit von Fehldiagnosen eines Tests (Fehler α und β) berücksichtigt werden. Dann erhalten wir die Erwartungswerte der Ergebnisse der Handlungsalternativen A und A_O durch

$$E(A) = \Delta L(1-\beta \cdot p) + M(p(1-\beta) - \alpha(1-p))-T \qquad (3.3.6-5)$$

und

$$E(A_0) = \Delta L(1-p). \qquad (3.3.6-6)$$

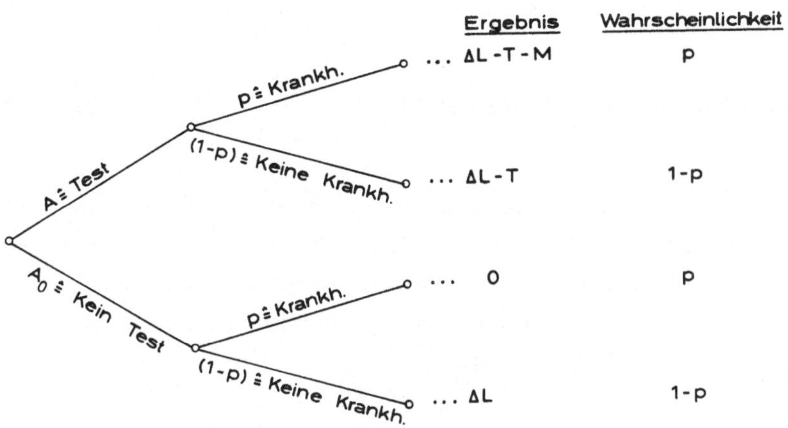

<u>Abbildung 3-10</u>: Entscheidungsbaum für Test ohne Fehldiagnosen.

Den zugehörigen Entscheidungsbaum für die Testsituation mit der Möglichkeit von Fehldiagnosen sehen wir in Abbildung 3-11.

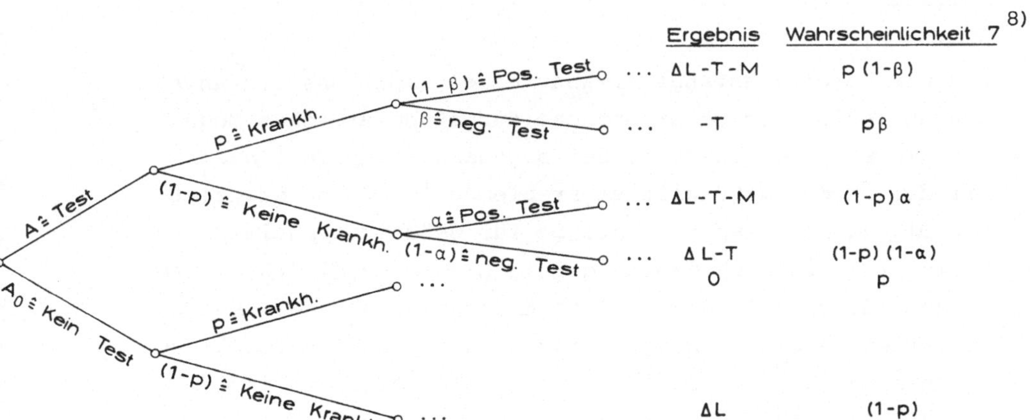

<u>Abbildung 3-11</u>: Entscheidungsbaum für Test mit Fehldiagnosen

---

[8] Unter Annahme der statistischen Unabhängigkeit der einzelnen diagnostischen Tests.

Wieder muß die Bedingung $E(A) > E(A_o)$ erfüllt sein, damit der Test kosteneffizient ist. Mit den Gleichungen (3.3.6-3) bis (3.3.6-6) erhalten wir dann

$$\lambda = \Delta L(1-\beta \cdot p) + M(p(1-\beta) - \alpha(1-p)) - T - \Delta L(1-p) > 0$$

und durch Umformung

$$\lambda = (p(\Delta L+M)\ (1-\beta)\ -\ (1-p)\alpha \cdot M - T) > 0. \qquad (3.3.6-7)$$

Die Größe von λ ist direkt abhängig vom Wert der verlängerten Lebensdauer und von der Wahrscheinlichkeit der Krankheit und umgekehrt proportional zu den Testkosten, den Fehlerwahrscheinlichkeiten des Tests α und β sowie den Operationskosten M (sofern $p(1-\alpha) < (1-p) \cdot \alpha$ gilt).

Durch Erweiterung dieses Entscheidungsmodells können wir die Krankheitswahrscheinlichkeit abschätzen, bei der ein vorgegebener Test bzw. eine Behandlungsmethode kosteneffizzient sind, den "Break-even"-Preis eines Testverfahrens bei gegebener Krankheitshäufigkeit berechnen oder die optimale Testhäufigkeit bestimmen.

Ergebnisse

Wie wir bereits anfangs erwähnt haben, soll uns als Anwendungsbeispiel für unser entscheidungstheoretisches Modell der Krebstest der Cervix, der sogenannte Pap-Test dienen. Mit der in der anfänglichen Problembeschreibung skizzierten Diagnose/Therapie-Strategie für Gebärmutterhalskrebs verkompliziert sich jedoch die in Gleichung (3.3.6-7) und in Abbildung 3-11 dargestellte Entscheidungsregel. Den erweiterten Entscheidungsbaum für diese spezielle Testsituation sehen wir in Abbildung 3-12. Als Notation verwenden wir die folgenden Bezeichnungen:

T_p = Kosten des Pap-Tests

T_{pe} = Kosten der Probeexzision

T_{tc} = Kosten der teilweisen Entfernung der Cervix

H = Kosten der radikalen Hysterektomie.

Die Parameter α und β sind die Wahrscheinlichkeiten eines Fehlers 1. Art (falsche Positivanzeige) bzw. 2. Art (falsche Negativanzeige) beim Pap-Test, α' und β' die entsprechenden Wahrscheinlichkeiten für die Probeexzision, und α'' bzw. β'' diejenigen für Fehldiagnosen bei einer teilweisen Entfernung der Cervix.

Die Entscheidungsregel können wir für dieses komplexere Beispiel in analoger Weise wie in Gleichung (3.3.6-7) auf der Grundlage des Entscheidungsbaums mit Ergebnissen und zugehörigen Wahrscheinlichkeiten in Abbildung 3-12 herleiten.

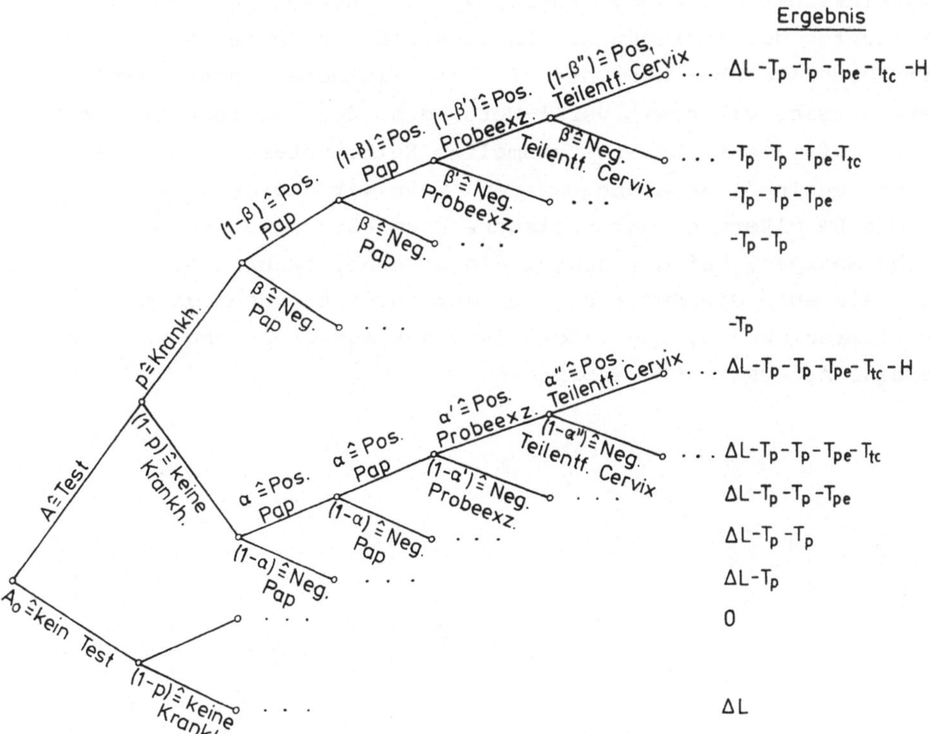

Abbildung 3-12: Entscheidungsbaum für die Diagnosestrategie bei Gebärmutterhalskrebs

Wir wollen hier auf eine vollständige Ableitung verzichten
und diese nur ansatzweise skizzieren. Gemäß (3.3.6-3) müssen wir λ bestimmen; dazu benötigen wir die Erwartungswerte $E(A)$ und $E(A_o)$:

$$E(A_o) = \Delta L \cdot (1-p)$$

$$
\begin{aligned}
E(A) \;=\; & (\Delta L - T_p) \cdot (1-p) \cdot (1-\alpha) \\
& + (\Delta L - T_p - T_p) \cdot (1-p) \cdot \alpha \cdot (1-\alpha) \\
& + \\
& \;\;\vdots \\
& + (\Delta L - T_p - T_p - T_{pe} - T_{tc} - H) \cdot p(1-\beta)^2 \\
& \quad \cdot (1-\beta') \cdot\;)1-\beta'')
\end{aligned}
$$

$$\rightarrow \lambda = E(A) - E(A_o) = (\Delta L - T_p) \cdot (1-p)(1-\alpha) + \dots$$

$$- \Delta L(1-p) > O. \tag{3.3.6-8}$$

Vereinfachen wir diesen Ausdruck noch und setzen die Schätzwerte für die Wahrscheinlichkeiten und die Kosten ein, die
im Abschnitt über die Daten der Modellstudie genannt wurden,
ergibt sich ein positiver λ-Wert, d.h. der Pap-Test kann als
kosteneffizient für eine einmalige Reihenuntersuchung ("Massenscreening") angesehen werden, wenn wir die gesamte weibliche Bevölkerung zugrundelegen. Eine altersgruppenspezifische Analyse, bei der sowohl die Krankheitswahrscheinlichkeiten als auch die Bewertung der verlängerten Lebensdauer ΔL
variieren würden, mag jedoch durchaus andere Ergebnisse für
einige Altersgruppen erbringen.

3.3.6 Fallstudie 6: Ein einfaches ökonometrisches Modell des Krankenhaussektors [1]

Problemstellung

Die Kosten des Gesundheitswesens im allgemeinen und die der Krankenhäuser im besonderen sind sehr hoch, die Anstiegsraten sind beunruhigend und die Extrapolationen zeichnen teilweise geradezu beängstigende Bilder. Die Gesamtausgaben allein im Krankenhausbereich lagen 1979 in der Bundesrepublik Deutschland bei ungefähr 35 Milliarden DM [2]. In Österreich stiegen die öffentlichen Ausgaben für das Gesundheitswesen von 11,6 Milliarden Schilling [3] 1967 auf 28,9 Milliarden im Jahre 1974, was einer Steigerung ihres Anteils am Bruttosozialprodukt von 4,1 auf 4,7% gleichkommt [4]. Der höchste Prozentsatz der Ausgabensteigerung lag dabei mit 282,2% in der Spitalspflege vor. Würden die Krankenhauskosten weiter so zunehmen wie bisher, könnten wir uns schon in einigen Jahren keinen Krankenhausaufenthalt mehr leisten. Während man beispielsweise 1958 in

---

[1] Das hier präsentierte Modell ist ein Auszug aus einer umfassenderen österreichischen Auftragsstudie, die er im Jahre 1980 unter folgen-Titel erstellt hat:

"Ansätze zur Analyse des österreichischen Gesundheitssystems mit Hilfe ökonometrischer Methoden".

[2] Siehe: H. J. SCHLAUß: *Das Rechnungswesen in den Krankenhäusern der Bundesrepublik Deutschland.* In: M. Kunze und A. Rumpold: Kostenrechnung im Krankenhaus - Stand, Erfahrungen und zukünftige Entwicklungen in Österreich, der Bundesrepublik Deutschland und der Schweiz. Wien 1981, S. 63.

[3] Sieben Österreichische Schilling entsprechen ungefähr einer Deutschen Mark.

[4] W. SCHÖNBECK: *Ausgabenentwicklung und Kostendeterminanten im österreichischen Gesundheitswesen.* Wirtschaftspolitische Blätter 6 (1977), Wien, S. 98.

Berlin noch DM 15,-- je Pflegetag zahlen mußte, waren es
1968 bereits DM 39,50. 1978 dagegen wurden im Durchschnitt
Tag für Tag schon DM 205,20 aufgewendet, für das teuerste
Haus sogar täglich DM 224,60 [5]. Diese Entwicklung, allgemein als "Kostenexplosion im Gesundheitswesen" bezeichnet,
ist ein gemeinsames Problem der meisten Industrieländer.

Über die Ursache dieser Entwicklung gibt es nur wenige genaue Erkenntnisse. Sicherlich tragen die gestiegene Lebenserwartung, das gewachsene Gesundheitsbewußtsein oder die
Fortschritte in Medizin und Medizintechnik zu einem über-
proportionalen Anstieg der Gesundheitsausgaben bei. Ausserdem gibt es zweifellos strukturelle Probleme im Gesundheitsversorgungssystem, beispielsweise in der Aufgabenver-
teilung zwischen stationärem und ambulantem Bereich.
Schließlich ist der Krankenhaussektor inzwischen vieler-
orts durch Überkapazitäten gekennzeichnet. Es werden von
politischer Seite auch Überlegungen angestellt, diesen
"Bettenberg" abzubauen. In der Folge dieses Kapazitäts-
abbaus im stationären Sektor sollten dann auch Maßnahmen
zur Verlagerung von medizinischen Leistungen von den Spitä-
lern auf den ambulanten bzw. Pflegebereich angestrebt werden.

Das vorliegende einfache ökonometrische Modell hat zum Ziel,
die wichtigsten Einflußgrößen der Nachfrage nach Krankenhausleistungen zu bestimmen und einige grundlegende Aussagen
über die weitere Entwicklung des Krankenhaussektors quantitativ
abzuleiten. Wegen der Ähnlichkeit der Struktur und der gemeinsamen Kostenproblematik im österreichischen und im
deutschen Gesundheitswesen sollten die allein aus

---

[5] Der Senator für Gesundheit und Umweltschutz (Hrsg.): *Kaufmännisches
Krankenhaus-Rechnungswesen - Kurzbeschreibung*. Berlin 1978, S. 10.

österreichischen Daten abgeleiteten Modellergebnisse ohne Einschränkung auch auf die deutsche Situation übertragbar sein.

Daten

Die Daten für die ökonometrische Modellstudie stammen aus verschiedenen Quellen. Zum einen stand der österreichische Krankenanstaltenplan mit einer Dokumentation des Ist-Standes des Jahres 1978 zur Verfügung, wo die wichtigsten Kennzahlen des Krankenhaussektors in Österreich angegeben sind. Weitere Angaben (z.B. die Zahl der niedergelassenen Praktischen Ärzte je 1.000 Einwohner für 1977) sind auf Berechnungen des Bundesinstituts für Gesundheitswesen zurückzuführen. Schließlich stammen einige der Bevölkerungsdaten (Anteil der Bevölkerung über 65 Jahre) aus der amtlichen Statistik (Volkszählung 1971), die zwar schon etwas überholt erscheinen, für die es jedoch keine neueren Zahlen gibt.

Die Versorgungseinheiten, für die die Daten zur Verfügung standen, bestehen aus 26 Krankenhausregionen. Diese Regionen sind dadurch entstanden, daß für die Dokumentation des Ist-Standes des österreichischen Krankenanstaltenplanes neben den "politisch" gegebenen Regionen (Österreich insgesamt, Bundesländer) auch Zentralversorgungsräume und Krankenhausregionen der Schwerpunkt- bzw. Standardversorgung gebildet wurden. Für die Bildung von Zentralversorgungsräumen wurde das österreichische Staatsgebiet in vier Regionen unterteilt. Die Räume dieser Regionen (Österreich-Nordost, Österreich-Süd, Österreich-Nordwest, Österreich-West), die Bundesländer überschreiten, sind von den Krankenanstalten der Zentralversorgung abzudecken. Die Krankenhausregionen der Schwerpunkt- und Standardversorgung dagegen ergeben sich

i.a. aus der Summe politischer Bezirke, wobei die Grenzen
der Bundesländer nicht überschritten werden, d.h. jedes
Bundesland läßt sich als Summe mehrerer Krankenhausregionen darstellen.

Modell

Die klassische ökonomische Theorie auf der Basis eines
selbstregulierenden Preismechanismus ist auf das Gesundheitswesen nicht anwendbar[6]. Die Tatsache, daß die meisten
Leute krankenversichert sind und daher keine Anpassung
ihrer Nachfrage an Preisänderungen der medizinischen Leistungen vornehmen, und daß in den meisten Fällen ein Arzt
darüber entscheidet, wieviel medizinische Behandlung der
Patient benötigt, d.h. "nachgefragt" wird, deutet darauf
hin, daß die Nachfrage mehr oder weniger automatisch dem
Angebot an medizinischer Versorgung folgt. Dies bedeutet,
daß die abhängigen Variablen des einfachen ökonometrischen
Modells - die Anzahl der Krankenhausaufnahmen je 1.000 Einwohner (AUFNAV), die Verweildauer (VDAV) und damit die Anzahl der Pflegetage bzw. Patiententage in Allgemeinkranken-
häusern je 1.000 Einwohner (PTAGE) - stark von dem Bettenbestand beeinflußt werden.

Das Angebot anderer medizinischer Güter und Dienstleistungen
bestimmt ebenfalls die Inanspruchnahme von Krankenhausein-
richtungen. In der vorliegenden Arbeit wurden einige

---

[6] Vgl. M.S. FELDSTEIN: *Economic Analysis for Health Service Efficiency.*
    Amsterdam 1967
    und
  V.R. FUCHS: *Essays in the Economics of Health and Medical Care.* New
    York 1972.

Schätzvariablen für diese Einflüsse verwendet, für die es
keine zuverlässigen Produktionsfunktionen gibt.

Die erste Stufe des Gesundheitsversorgungssystems wurde
repräsentiert durch die Anzahl der niedergelassenen Praktischen Ärzte je 1.000 Einwohner (PRARZT).Wir können wohl
vermuten, daß AUFNAV negativ von PRARZT beeinflußt wird,
so daß wir von einer gewissen Subsitution der Krankenhaus-
pflege durch eine medizinische Behandlung bei Praktischen
Ärzten ausgehen können.

Aufgrund unzulänglicher Daten konnten keine eigenständigen
Angaben über die zweite und dritte Versorgungsstufe des Gesundheitssystems einbezogen werden. Als Variablen für die
dritte Versorgungsstufe wurden Bettenzahl in Allgemeinkran-
kenhäusern je 1.000 Einwohner (BETTAV), die Anzahl von
Fachärzten je 1.000 Einwohner (FARZT) und die Anzahl des
Krankenpflegepersonals in der Akutversorgung (Krankenschwestern
und Schwesterhelferinnen) je 100 Betten (KPERSAV) herangezogen. Von diesen Variablen wurde angenommen, daß sie die
Krankenhausauslastung positiv beeinflussen [7]. Gleichzeitig
kann die Anzahl der Fachärzte als ein Maß für die Versorgung
der zweiten Stufe angesehen werden, da in dieser Zahl sowohl
die in einem Krankenhaus tätigen als auch die in freier Praxis
arbeitenden Spezialisten enthalten sind. Die Versorgung der
vierten Stufe (Pflegeheime) kann mit der Anzahl der Pflegebetten je 1.000 Einwohner beschrieben werden (PFB). Dazu
standen die Daten über die Betten der Sonder- und Langzeitversorgung zur Verfügung.

---

[7] V.R. FUCHS and M.J. KRAMER: *Determinants of Expenditures for Physician's
Services in the United States 1948 - 68.* National Center for Health
Services Research and Development, DHEW Publication No. (HSM)
73-3013, Government Printing Office, Washington D.C., 1973.

Da nur die Inanspruchnahme von Allgemeinkrankenhausbetten
in den Ergebnissen wiedergegeben werden sollte, bot sich
an, die Anzahl der Aufnahmen in Universitätskliniken als
(unabhängige) Regressionsvariable in das Modell aufzunehmen, wodurch gewissen Substitutionseffekten Rechnung getragen werden könnte. Da jedoch nur in drei Krankenhausregionen in Österreich Universitätskliniken bestehen, wurde schließlich auf diese Variable verzichtet.

Da wir in städtischen Gebieten eine Tendenz zu höherer
Krankenhausnachfrage annehmen können, wurde ein Index für
die Bevölkerungsdichte (BEVDI) in das Modell aufgenommen,
um die Nachfrageunterschiede in städtischen und ländlichen
Gebieten zu berücksichtigen.

Schließlich wird eine zusätzliche Variable zur Beschreibung
der Altersstruktur der Bevölkerung - der Anteil der über 65-
jährigen - eingeführt (BEVUE65), da die Krankenhausnachfrage
in hohem Maße von dieser Bevölkerungsgruppe bestimmt wird.

Die erwarteten Beziehungen zwischen den drei abhängigen Variablen AUFNAV, VDAV und PTAGE des Krankenhaussektors und den
7 erklärenden Variablen sind in den folgenden drei strukturellen Gleichungen zusammengefaßt:

$$AUFNAV = F_1 \text{ (BETTAV, FARZT, KPERSAV, PRARZT,} \qquad (3.3.6-1)$$
$$\text{BEVDI, BEVUE65, PFB)}$$

$$VDAV = F_2 \text{ (BETTAV, FARZT, KPERSAV, PRARZT,} \qquad (3.3.6-2)$$
$$\text{BEVDI, BEVUE65, PFB, AUFNAV)}$$

$$PTAGE \,^{[8]} = F_3 \text{ (BETTAV, FARZT, KPERSAV, PRARZT,} \qquad (3.3.6-3)$$
$$\text{BEVDI, BEVUE65, PFB),}$$

wobei

---

[8] PTAGE ergibt sich aus dem Produkt der Variablen AUFNAV und VDAV.

AUFNAV   =   Aufnahme in Krankenhäusern der allgemeinen Akut-
               versorgung je 1.000 Einwohner

BETTAV   =   Zahl der allgemeinen Krankenhausbetten je 1.000
               Einwohner

FARZT   =   Fachärzte je 1.000 Einwohner (ohne Universitäts-
               kliniken).

FARZTK   =   In den Krankenhäusern tätige Fachärzte je 100
               Betten der Akutversorgung (ohne Universitätskli-
               niken)

KPERSAV   =   Krankenpflegepersonal je 100 Betten

PRARZT   =   Niedergelassene Praktische Ärzte je 1.000 Ein-
               wohner

BEVUE65   =   Anteil der Bevölkerung über 65 Jahre (in %)

BEVDI   =   Bevölkerungsdichte (Einwohner je km^2)

VDAV   =   Verweildauer in Krankenhäusern der allgemeinen
               Akutversorgung (gibt an, wie lange der durch-
               schnittliche Aufenthalt eines stationären Pa-
               tienten dauert)

PTAGE   =   Pflege- bzw. Patiententage in Allgemeinkranken-
               häusern je 1.000 Einwohner (ergeben sich durch
               Summation der Mitternachtsstände der stationären
               Patienten)

PFB   =   Pflegebetten in der Sonder- und Langzeitversor-
               gung je 1.000 Einwohner.

Zur weiteren Untersuchung der multiplikativen Variablen Pflegetage (PTAGE) und deren Abhängigkeit von den "Produktions-
faktoren" Betten (BETTAV), Fachärzte in den Krankenhäusern
(FARZTK) und Pflegepersonal (KPERSAV) wurde als Kontrollinstrument eine einfache Produktionsfunktion für die 26 Versorgungsgebiete geschätzt:

$$\text{PTAGE} = \alpha \cdot \text{BETTAV}^{\beta_1} \cdot \text{FARZTK}^{\beta_2} \cdot \text{KPERSAV}^{\beta_3} \qquad (3.3.6\text{-}4)$$

Ergebnisse

Die Schätzungen wurden mit dem interaktiven, ökonometrischen Softwarepaket TROLL[9] durchgeführt, das vom Massachusetts Institute of Technology in den Jahren 1966-1972 entwickelt wurde und jetzt beim National Bureau of Economic Research eingesetzt und erweitert wird.

Der multiplikative Ansatz der Funktionen F_1 - F_3 (in den Gleichungen (3.3.6-1) bis (3.3.6.3)) erwies sich als angemessen, so daß die Regression auf logarithmierten Daten durchgeführt wurde. Dies hat den Vorteil, daß die geschätzten Koeffizienten direkt Elastizitäten darstellen.

Die Schätzergebnisse der ersten beiden Gleichungen befinden sich in der Tabelle 3-7. Angegeben sind die Elastizitäten mit dem Standardfehler der Schätzung (in Klammern) und das Bestimmtheitsmaß $\bar{R}^2$ (angepaßt für die Freiheitsgrade).

Bei der Interpretation der Regressionsergebnisse hinsichtlich der Aufnahmerate wird deutlich, daß der Bettenbestand (BETTAV) die wichtigste Einflußgröße der Krankenhausnachfrage darstellt. Der Elastizitätskoeffizient hat bei weitem den höchsten Wert von allen erklärenden Variablen. Jede Zunahme von Krankenhausbetten würde demnach sofort zu einer entsprechenden Erhöhung der Aufnahmerate führen. Einen weiteren signifikanten [10] positiven Einfluß auf die Aufnahmerate übt der Bestand an Pflegepersonal in Akutkrankenanstalten (KPERSAV) aus. Damit wird die anfangs formulierte These

---

[9] Time-Shared Reactive On-Line Laboratory.
Zur Beschreibung des TROLL-Systems, siehe:
TROLL/1 User's Guide. Computer Research Center for Economics and Management Science, National Bureau of Economic Research Inc., Washington 1972.

[10] In Anbetracht der unzureichenden Datenlage (26 Beobachtungen) wurde als Signifikanzniveau α = 20% gewählt und somit Werte der t-Statistik über 1.316 als signifikant betrachtet.

Koeffizient / Abhängige Variable	b_{BETTAV}	b_{FARZT}	$b_{KPERSAV}$	b_{PRARZT}	b_{BEVDI}	$b_{BEVUE\,65}$	b_{PFB}	b_{AUFNAV}	$\bar{R}^2$
AUFNAV	0,92093 (0,06120)	0,03386 (0,04150)	0,17775 (0,11686)	-0,04743 (0,15406)	-0,00842 (0,02797)	-0,16072 (0,13273)	-0,00121 (0,03012)	--- ---	0,95
VDAV	0,57065 (0,12809)	-0,03333 (0,02400)	-0,03891 (0,07051)	-0,13479 (0,08773)	-0,01301 (0,01592)	0,11330 (0,07839)	-0,01463 (0,01711)	-0,55089 (0,13387)	0,68

Tabelle 3-7: Regressionsergebnisse:
Standardisierte Elastizitätskoeffizienten für die Aufnahmen je 1.000 Einwohner und die Verweildauer (in Tagen) in Abhängigkeit von Angebots- und Bevölkerungsvariablen (Standardfehler in Klammern).

bestätigt, daß die Nachfrage nach Krankenhausleistungen primär eine Funktion der wichtigsten Angebotsvariablen (Bettenbestand und Pflegepersonal) darstellt. Weder die Pflegebetten noch die Praktischen Ärzte können nach den Ergebnissen entscheidend auf die Krankenhausaufnahmen einwirken, auch wenn die negativen Vorzeichen der Elastizitätskoeffizienten auf einen gewissen Substitutionseffekt hinweisen. Ein positiver Einfluß der Bevölkerungsdichte auf die Aufnahmerate hat sich in den Ergebnissen nicht bestätigt.

Noch überraschender allerdings erscheint die negative, annähernd signifikante Elastizität der Aufnahmerate bezüglich des Anteils der älteren Menschen in einer Region (BEVUE65), ist doch allgemein bekannt, daß die Aufnahmerate dieser Bevölkerungsgruppe recht hoch liegt. Das gleiche Resultat wurde jedoch auch von M.S. FELDSTEIN [11] herausgefunden und läßt sich im Zusammenhang mit der relativ hohen Verweildauer der älteren Leute sehen, die in Verbindung mit der hohen Aufnahmerate für diese Bevölkerungsgruppe zu einer allgemeinen Senkung der Aufnahmen für die Gesamtbevölkerung führt. Tatsächlich läßt sich ein nicht unerheblicher positiver Einfluß des Anteils der alten Bevölkerung auf die Verweildauer feststellen. Allerdings können die Elastizitätskoeffizienten der Gleichung für die Verweildauer, wie sie in der Tabelle 3-7 angegeben sind, nicht isoliert betrachtet werden. Beispielsweise gibt es bei einer Erhöhung des Anteils der älteren Bürger über 65 Jahre um 10% zwei direkte Effekte, nämlich eine Abnahme der Aufnahmerate um 1,6072% und eine Zunahme der Verweildauer um 1,133%. Dagegen bewirkt eine Reduzierung der Aufnahmerate um 1,6072% indirekt eine Erhöhung der Verweildauer um 0,55089 · 1,6072% = 0,08854. Der Gesamteffekt einer 10%-igen Zunahme des Anteils der älteren Mitbürger

---

[11] FELDSTEIN (1967), op. cit.

würde daher ein Ansteigen der Verweildauer um insgesamt
2,0184% zur Folge haben. Das Gesamtbild läßt sich einfacher in der Tabelle 3-8 erkennen, die Schätzwerte für
die Koeffizienten der reduzierten Gleichungsform einschließlich einer Gleichung zur Bestimmung der Anzahl
der Patiententage je 1.000 Einwohner in Abhängigkeit der
gleichen erklärenden Variablen enthält. Die Elastizitäten
dieser Gleichung könnten durch Addition der entsprechenden Elastizitäten der reduzierten Gleichungsform zur Erklärung von AUFNAV und BDAV abgeleitet werden. Dagegen
könnten die Standardfehler und der Wert von $\bar{R}^2$ auf diese
Weise nicht bestimmt werden.

Besonders deutlich tritt der Unterschied zwischen der vollständigen Gleichungsform (Tabelle 3-7) und der reduzierten
Form (Tabelle 3-8) für die Verweildauer zutage. Der an-
scheinend sehr hohe positive Einfluß der Bettenzahl auf
die Verweildauer wird über die Aufnahmerate stark gedämpft,
so daß der Nettoeffekt einer Erhöhung der Bettenzahl auf
die Verweildauer nach den Regressionsergebnissen nur noch
sehr gering ist. Demzufolge wird die allgemeine Ansicht
eines ökonomischen Zwanges zur Bettenauslastung für die
Krankenhausleitung über längere Liegedauern der Patienten nicht sichtbar.

Einen erkennbaren negativen Effekt auf die Verweildauer
ergab sich nur für das Pflegepersonal und für die Praktischen Ärzte, mit Einschränkung auch noch für die Fachärzte. Demnach kann durch intensivere Pflege mit höherem
Personaleinsatz die Verweildauer abgekürzt werden. Besonders bemerkenswert ist jedoch die relativ hohe Elastizität (-0,10866) des Angebots an Praktischen Ärzten bezüglich der Verweildauer. Dies bedeutet, daß ein 10%-iger Anstieg der niedergelassenen Praktischen Ärzte eine Reduzierung der Verweildauer um ca. 1,1% zur Folge hätte. Dies

Abhängige Variable \ Koeffizient	b_{BETTAV}	b_{FARZT}	$b_{KPERSAV}$	b_{PRARZT}	b_{BEVDI}	$b_{BEVUE65}$	b_{PFB}	$\bar{R}^2$
AUFNAV	0,92093 (0,06120)	0,03386 (0,04150)	0,17775 (0,11686)	-0,04743 (0,15406)	-0,00842 (0,02797)	-0,16072 (0,13273)	-0,00121 (0,03012)	0,95009
VDAV	0,06331 (0,04773)	-0,05198 (0,03236)	-0,13683 (0,09113)	-0,10866 (0,12014)	-0,00837 (0,02181)	0,20184 (0,10351)	-0,01396 (0,02349)	0,37157
PTAGE	0,98713 (0,04487)	-0,01465 (0,03050)	0,06071 (0,08587)	-0,14754 (0,11320)	-0,01656 (0,02055)	0,03560 (0,09753)	-0,01506 (0,02213)	0,97248

Tabelle 3-8: Regressionsergebnisse der reduzierten Gleichungsform: Standardisierte Elastizitätskoeffizienten der Aufnahmen je 1.000 Einwohner, der Verweildauer in Tagen und der Patiententage, in Abhängigkeit des Versorgungsangebots und von Bevölkerungsvariablen (Standardfehler in Klammern).

können wir so interpretieren, daß der Praktische Arzt für
die Patienten mit relativ langen Liegedauern - demnach in
der Regel für die älteren Leute - eine Art "Schwelle" zum
Krankenhaus darstellt. Außerdem könnte eine höhere Arztdichte von Praktikern dadurch zu einer Reduzierung der Länge der stationären Behandlung führen, daß sie verstärkt
Aufgaben der Nachsorge übernehmen. Diese Annahmen ließen
sich durch eine Analyse der Krankenhausnachfrage, aufgegliedert nach Altersgruppen, noch näher untersuchen.

Ein überraschendes Ergebnis ist sicherlich, daß die Pflegebetten der Sonder- und Langzeitversorgung, entgegen der allgemeinen Ansicht, offensichtlich keinen hinreichenden Ersatz
für die Akutbehandlung darstellen. Sie können weder die Aufnahmerate entscheidend senken noch die Verweildauer.

Für die Pflege- bzw. Patiententage sind wieder der Bettenbestand und die Anzahl der Praktischen Ärzte die primären
Einflußgrößen. Eine Reduzierung des Bettenbestandes um 10%
würde die Patiententage um ca. 9,9%, eine Zunahme der Arztdichte in der gleichen Höhe um ca. 1,5% senken. Der negative Koeffizient bei den Fachärzten deutet auf eine Entlastung
des Krankenhaussektors durch die zweite Versorgungsstufe hin,
allerdings nur in sehr geringem Maße.

Für die definierte Produktionsfunktion (Gleichung (3.3.6-4)),
die zur Kontrolle der Ergebnisse bezüglich der wichtigsten
Einflußgrößen aufgestellt und geschätzt wurde, zeigen die
Regressionsergebnisse in Tabelle 3-9 den Bettenbestand als
wichtigste Variable. Die Anzahl des Pflegepersonals ist jedoch ebenfalls signifikant ($\alpha = 20\%$) und positiv korreliert
mit der Krankenhausproduktivität, gemessen in Patiententagen. Die Zahl der Fachärzte (hier FARZTK = Krankenhausärzte
je 100 Betten der Akutversorgung) hat einen negativen signifikanten Einfluß auf die "Produktion" von Patiententagen.

Intensive ärztliche Betreuung würde demnach zu einer schnelleren Entlassung aus dem Krankenhaus führen, die Patiententage also reduzieren. Die Ergebnisse stehen somit im Einklang mit denen der Gleichungen (3.3.6-1) bis (3.3.6-3).

Koeffizient / Abhäng. Variab.	BETTAV	FARZTK	KPERAV	Konstante	$\bar{R}^2$
BTAGE	0,96332 (0,03929)	-0,06907 (0,03746)	0,10601 (0,07124)	5,48526 (0,24465)	0,96812

Tabelle 3-9: Parameter der Produktionsfunktion: Exponenten der Auswirkungen von drei Versorgungsvariablen auf Patiententage (Standardfehler in Klammern)

Aus den Regressionsergebnissen der ökonometrischen Modellanalyse können wir zusammenfassend die folgenden Aussagen über den österreichischen Spitalsektor ableiten, die sicherlich in ähnlicher Weise für die deutschen Krankenhäuser gelten:

- Die Bettenzahl je 1.000 Einwohner ist die wichtigste Einflußgröße der Aufnahmerate der Patiententage und, mit Einschränkung, auch der Verweildauer und stellt somit einen wichtigen Faktor für die Steuerung der Nachfrage im Krankenhaussektor dar. Für das Krankenhauswesen gelten demnach ähnliche Erfahrungen wie in der Verkehrsplanung: Ständig neue Krankenhausbetten schaffen sich selbst den Bedarf, indem sie neue Patienten anziehen, ähnlich wie neue Autobahnen zusätzliche Verkehrsströme erzeugen.

- Die Versorgung der ersten Stufe, die mit der Zahl der Praktischen Ärzte beschrieben wird, kann als wichtigster Ersatz für die Krankenhausversorgung angesehen werden. Bezüglich der Verweildauer wird dieser Effekt durch den starken negativen Einfluß der Aufnahmerate auf die Verweildauer etwas abgeschwächt. Dennoch bleibt der Effekt der Variablen PRARZT auf die Zahl der Patiententage negativ.

- Die Bevölkerungsdichte übt keinen erkennbaren Einfluß
  auf die Krankenhausnachfrage aus. Der Anteil der älteren Menschen wirkt sich negativ auf die Aufnahmerate,
  jedoch stark positiv auf die Verweildauer aus, so daß
  auch die Patiententage von dieser Größe positiv abhängig sind.

- Es ist keine Substitution zwischen Versorgungseinrichtungen der vierten Stufe (Pflegeheime) und der Kranken-
  hausbelegung erkennbar - im Gegensatz zur gängigen Ansicht und den gesundheitspolitischen Programmen in vielen europäischen Ländern.

Abschließend erscheinen einige kritische Anmerkungen notwendig, um die bisherigen Ergebnisse der ökonometrischen
Modellanalyse des österreichischen Krankenhaussektors zu
relativieren. Wie bereits zu Beginn der Ausführungen dieses Abschnittes bemerkt, müssen wir die Datenbasis für die
Fallstudie als unzureichend einschätzen. Zum einen lagen
die Daten nur für 26 Krankenhausregionen vor; eine weitere Disaggregation der Informationen war nicht möglich. Bei
26 Beobachtungspunkten jedoch können nur sehr wenige Ergebnisse als signifikant erkannt werden. Eine weitergehende
Untergliederung der Daten, etwa in Versorgungsgebiete einzelner Krankenhäuser, wäre wünschenswert und würde zu einer
Verbesserung der Genauigkeit führen. Andererseits wurden
Querschnittsdaten nur eines Jahres (vor allem von 1978) untersucht, wobei verschiedene Kennzahlen aus anderen Jahren stammten. Insbesondere die Bevölkerungsdaten hinsichtlich des Anteils der älteren Menschen aus dem Jahre 1971
sind heute sicherlich überholt.

Zudem scheint es geboten, das hier skizzierte ökonometrische
Modell mit Daten anderer Jahre zu validieren. Nur, wenn sich
die Ergebnisse bei Modellrechnungen mit anderen Jahresdaten
bestätigen, sind die im vorherigen Abschnitt formulierten
Aussagen haltbar.

3.4 EIN BEISPIEL ZUR MODELLKOPPLUNG ("MIXED MODELLING")

Im vorherigen Abschnitt haben wir sechs ausgewählte Fallstudien behandelt, die sich jeweils einer typischen mathematischen Modellbildungsmethode bedienen. Häufig werden jedoch nicht nur eine einzige mathematische Methode, sondern mehrere kombiniert eingesetzt; es werden mehrere Teilmodelle "gekoppelt". Wir können in diesem Fall von "Modell- bzw. Methodenkopplung" oder vom "Mixed Modelling" sprechen. Besonders häufig finden wir dies bei Simulationsmodellen, die gemeinsam mit einem analytischen Verfahren (z.B. der Optimierung) eingesetzt werden, oder bei Statistischen Modellen, deren Ergebnisse als Input für ein anderes mathematisches Modell dienen. Als ein Vertreter dieser Modellkategorie auf nationaler Ebene sei kurz das umfassende, sehr komplexe Modellsystem des International Institute of Applied Systems Analysis (IIASA) genannt[1], das wir in der Abbildung 3-13 dargestellt sehen. Ziel dieser internationalen IIASA-Arbeitsgruppe ist die Entwicklung eines universalen dynamischen Modellsystems des nationalen Gesundheitswesens, das den Planern in verschiedenen Ländern bei ihren sehr ähnlich gelagerten Planungsaufgaben Entscheidungshilfen zur Verfügung stellen soll. Das Gesamtsystem besteht bisher aus fünf relativ unabhängigen Teilmodellgruppen (Bevölkerungsmodelle, Morbiditätsmodelle, etc., siehe Abb. 3-13), die sich ganz unterschiedlicher mathematischer Methoden bedienen (z.B. Dynamische Optimierung, Simulation).
Wir wollen das IIASA-Modell hier nicht weiter vertiefen, sondern als exemplarisches Beispiel zur Modellkopplung einen <u>kombinierten Optimierungs-Simulationsansatz für die Personalplanung in einer ambulanten Klinik</u> auf institutioneller Ebene diskutieren.

---

[1] Für eine ausführliche Beschreibung des IIASA-Modellsystems siehe:
E.N. SHIGAN, D.J. HUGHES und P.I. KITSUL: *Health Care Systems Modelling at IIASA: A Status Report*. Working Paper Nr. 79-8, International Institute for Applied Systems Analysis, Laxenburg, Österreich 1979.

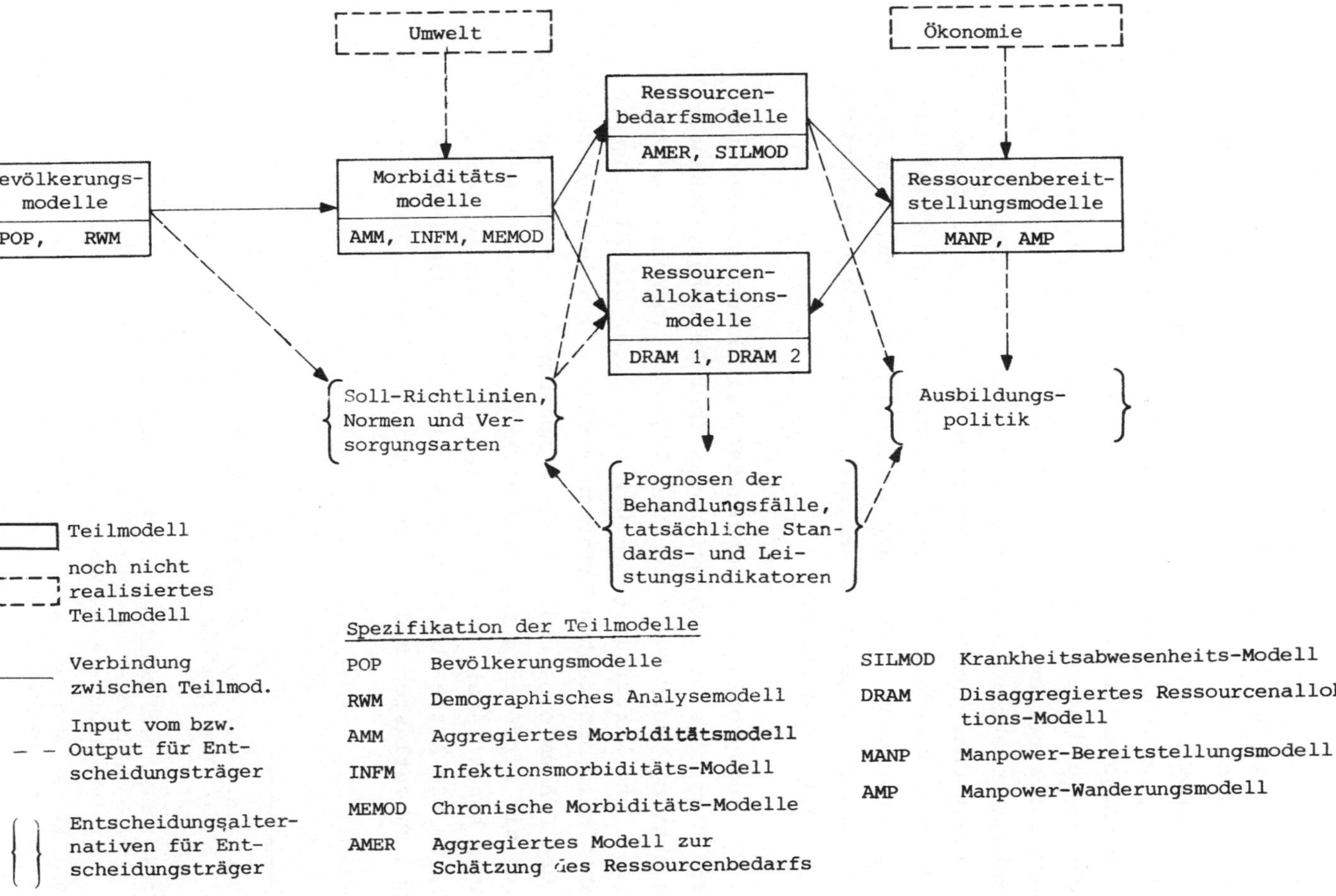

Spezifikation der Teilmodelle

POP	Bevölkerungsmodelle	SILMOD	Krankheitsabwesenheits-Modell
RWM	Demographisches Analysemodell	DRAM	Disaggregiertes Ressourcenalloka-tions-Modell
AMM	Aggregiertes Morbiditätsmodell		
INFM	Infektionsmorbiditäts-Modell	MANP	Manpower-Bereitstellungsmodell
MEMOD	Chronische Morbiditäts-Modelle	AMP	Manpower-Wanderungsmodell
AMER	Aggregiertes Modell zur Schätzung des Ressourcenbedarfs		

Abbildung 3-13: Teilmodelle des IIASA -Gesamtmodells eines universalen nationalen Gesundheitssystems.

116

Problemstellung

Als Folge der rapiden Kostenentwicklung[2] im Krankenhausbereich ist in den USA und anderswo eine Tendenz zu verzeichnen, stationäre Versorgungsleistungen in verstärktem Maße in den ambulanten Bereich zu verlagern. Ambulante Kliniken und Gruppenpraxen bieten den Vorteil einer weniger aufwendigen personellen und gerätemäßigen Ausstattung und können auch aufgrund ihrer höheren Flexibilität wesentlich kostengünstiger arbeiten als Krankenhäuser. Auch können sie den Krankenhaussektor insofern entlasten und ergänzen, als sie in bisher unterversorgten Gebieten mit geringerem Aufwand viele der erforderlichen medizinischen Versorgungsleistungen zu erbringen in der Lage wären und somit zu einer Verbesserung des Zugangs zu medizinischen Versorgungseinrichtungen beitragen würden.

Die Planungsprobleme in ambulanten Kliniken sind sehr mannigfaltig; es sind Entscheidungen über Personal, Gebäudeausstattung, über Patienten und Organisationsabläufe lang-, mittel- und kurzfristiger Natur zu fällen. Die Planungsproblematik in ambulanten Kliniken wurde in den letzten Jahren in den USA um eine zusätzliche Komponente erweitert, und zwar durch die Einführung sogenannter Arztassistenten (Physician's Assistants). Die Arztassistenten werden ausgebildet, um die Ärzte von bestimmten ärztlichen Routineaufgaben zu entlasten und die Qualität ärztlicher Versorgung

---

[1] Vgl. D.H. KROPP und R.C. CARLSON: *Recursive Modelling of Outpatient Health Care Settings.* Journal of Medical Systems 1 (1977), Nr. 2, S. 123-135.

D.H. KROPP, R.C. CARLSON und J.V. JUCKER: *Use of both Optimization and Simulation Models to analyze complex Systems.* Proc. Winter Simulation Conference, Washington D.C. 1978, S. 195-201.

D.H. KROPP: *Recursive Modelling of Outpatient Health Care Settings.* Dissertation, Stanford University 1977.

[2] Vgl. Fallstudie 6.

zu verbessern. Sie kommen vor allem in ambulanten Kliniken und Praxen mit dem Ziel zum Einsatz, routinemäßige medizinische Versorgungsleistungen kostengünstiger bereitzustellen, da ihre Ausbildung wesentlich kürzer und ihr Gehalt weit niedriger ist, als dies bei den Ärzten der Fall
ist. Für die Personalplanung stellt sich nun die Frage,
ob und wie diese Fachkräfte in der Klinik eingesetzt werden sollen.

Die vorliegende Modellstudie befaßt sich mit der Personalplanung in einer ambulanten Klinik unter Einschluß von
Arztassistenten. Es handelt sich dabei um eine hypothetische Klinik mit 50.000 ambulanten Behandlungsfällen pro
Jahr. Zum medizinischen Personal gehören Ärzte, Arztassistenten, Fachschwestern und Schwesternhelferinnen. Keiner der
medizinischen Fachkräfte verbringt mehr als 35 Stunden der
wöchentlichen Arbeitszeit in direktem Patientenkontakt. Die
Patientenbehandlung kann mit alternativen Personalstrukturen verrichtet werden. Beispielsweise läßt sich eine Untersuchung allein durch einen Arzt oder mit Unterstützung von
einem oder mehreren Assistenten durchführen. Ein rekursiver
Optimierungs-Simulationsansatz wird eingeführt, um die unter
Kostengesichtspunkten optimale Personalstruktur für die hypothetische ambulante Klinik zu bestimmen.
Die (vorwiegend sekundärstatistische) Datenbasis für die
Modellstudie stammt aus sehr verschiedenen Quellen.

Modelle

Der Grundgedanke der Kopplung von Optimierungsansätzen
mit Simulationsmodellen entstand aus der Erkenntnis der
Grenzen beider Verfahren. Optimierungsverfahren wurden
häufig kritisiert, weil sie an bestimmte, für die Praxis
meist unrealistische Annahmen - beispielsweise linearer
Restriktionen - gebunden sind, und sie nicht die erforderliche Modelldetaillierung zulassen. Simulation dagegen ermöglicht die Modellierung komplexer Relationen und
jeden beliebigen Detaillierungsgrad, liefert jedoch keine optimalen Lösungen, sofern man nicht auf einen vollständigen Versuchsplan zurückgreift, der in der Regel mit
einem unvertretbaren Aufwand verbunden ist. [3]

In dem rekursiven Optimierungs-Simulationsansatz wird
erst mit Hilfe des Optimierungsmodells auf der aggregierten Ebene die Anzahl der relevanten Variablen und somit
Alternativen reduziert, die dann in dem Simulationsmodell
auf der erforderlichen Detaillierungsstufe näher analysiert werden.

Das <u>Optimierungsmodell</u>, ein Ansatz der <u>Ganzzahligen Pro-
grammierung</u>, hat zum Ziel, das einzusetzende Personal,
die ambulanten medizinischen Leistungen, die Delegation
von ärztlichen Leistungen an die Arztassistenten und die
notwendigen Einrichtungen so zu bestimmen, daß die jährlichen Gesamtkosten der ambulanten Klinik minimiert werden. Die Restriktionen des Optimierungsproblems stellen
die Befriedigung des jährlichen Bedarfs, die Einhaltung
von Budget- und Kapitalgrenzen, die Personalkapazitäten
und Personaleinsetzbarkeit sowie die Bereitstellung gewisser räumlicher Behandlungskapazitäten dar. Bei dem

---

[3] Vgl. auch Kapitel 3.8.

Optimierungsansatz handelt es sich um ein langfristiges Planungsmodell mit Zeiteinheiten von einem Jahr. Kritische Variablen wie Anzahl und Art des medizinischen Fachpersonals für die Ausführung der einzelnen medizinischen Dienstleistungen und Anzahl und Art des beschäftigten Personals werden in Einheiten von Mannjahren gemessen.

Es ist klar, daß dieses Modell nicht zur Analyse des täglichen Betriebsablaufes in der ambulanten Klinik geeignet ist. Dazu wurde auf der folgenden Stufe ein <u>Simulationsmodell</u> entwickelt, das den täglichen Ablauf in den drei Bereichen Patientennachfrage, Diagnose- und Therapieprozeß und Anbieterverfügbarkeit abbildet.

Der Patientennachfragebereich setzt sich aus der Patientenstruktur, den Ankunftszeiten, den Terminabsagen ("Nichterscheinen"), den Notfällen und den Behandlungspräferenzen bezüglich des medizinischen Fachpersonals zusammen.

Der logische Ablauf des Diagnose- und Therapieprozesses betrifft den Patientendurchlauf durch die Klinik und spezifiziert die Art und den Umfang des Ressourcenbedarfs in jeder Phase des Prozesses. Über Inputparameter werden Personalstrukturen und Arbeitsbeziehungen, Fähigkeiten der Arztassistenten, räumliche Behandlungskapazitäten, Aufbau und Ausstattung der Klinik und Entscheidungsregeln für die Patientenorganisation vorgegeben.

In der Simulation wird einem Patienten nach der Häufigkeitsverteilung der Behandlungsfälle, die vorab in dem Optimierungsmodell verwendet wurde, zufällig ein Behandlungsgrund zugewiesen. Abhängig von den Verzweigungswahrscheinlichkeiten für diese bestimmte medizinische Indikation werden Labortests, Röntgenuntersuchungen oder andere

Leistungen angefordert. Jede Leistung ist durch eine Wahrscheinlichkeitsverteilung der Behandlungsdauer gekennzeichnet. Die Wahl einer medizinischen Fachkraft einer bestimmten Qualifikationsstufe zur Ausführung der Behandlung ist
abhängig von der optimalen Aufgabenzuteilung, die in dem
Optimierungsmodell bestimmt worden war, sowie von der personellen Verfügbarkeit im System, d.h. ob eine Fachkraft
der niedrigsten Qualifikationsstufe zur Ausführung der anstehenden Tätigkeit momentan frei ist.

Die Integration von <u>Optimierungs- und Simulationsmodell</u> erfolgt in einem <u>rekursiven Ansatz</u>, in dem zuerst mit Hilfe
des Optimierungsverfahrens der Ganzzahligen Programmierung
die optimale Gebäudeausstattung wie beispielsweise die Anzahl der Behandlungsräume und die optimale Personalstruktur, die sowohl die Besetzungsstärke in jeder Personalgruppe als auch die Zuteilung von Aufgaben auf Qualifikationsstufen beinhaltet, für das aggregierte Problem bestimmt werden. Dann wird das Simulationsmodell eingesetzt, um die Ak-
zeptierbarkeit der aggregierten Lösung für den täglichen
Betriebsablauf in der ambulanten Klinik zu überprüfen. Dabei wird die Patientenwartezeit als Maß für die Akzeptier-
barkeit im täglichen Klinikbetrieb herangezogen.

In der Regel wird das Optimierungsmodell anfangs keine ak-
zeptierbare Lösung liefern. Die Patientenwartezeiten werden wahrscheinlich die Vorgaben zum Teil stark überschreiten, da in der Simulation auch die Variabilität der Be-
handlungsdauern um ihre Mittelwerte berücksichtigt wird,
die im Optimierungsmodell als deterministisch angenommen
werden.

In diesem Fall müssen andere Lösungen untersucht werden,
und der rekursive Ansatz wird in iterativer Weise solange

durchlaufen, bis eine hinsichtlich der Patientenwartezeiten akzeptable, aggregierte Lösung gefunden ist.

Folglich verläuft der rekursive Ansatz in den folgenden Schritten:

(1) Festlegen der erforderlichen räumlichen und personellen Ressourcen.

(2) Eingabe der Leistungsdaten der Ressourcen und anderer Parameter; Lösung des Optimierungsmodells.

(3) Simulationslauf mit der optimalen Lösung aus Schritt (2).

(4) Bestimmung eines Wertebereiches für die Modellvariablen, die akzeptable Patientenwartezeiten ermöglichen könnten, mit Hilfe mehrerer Simulationsläufe.

(5) Eingabe der Wertebereiche und neuer Leistungsdaten für die Ressourcen aus Schritt (4) in das Optimierungsmodell.

(6) Rückkehr zu Schritt (2).

(7) Wiederhole den Prozeß solange, bis das Optimierungsmodell eine aggregierte Lösung bestimmt, die in der Simulation zu akzeptablen Patientenwartezeiten führt.

Modellergebnisse

In dem Simulationsmodell werden detaillierte Informationen über die täglichen Öffnungszeiten, Patiententerminvereinbarungen, über die schwankenden Ankünfte von Patienten ohne Termin und Dringlichkeit (keine Notfälle), die notwendigen Leistungen und deren Dauern sowie die Leistungsabfolge bei bestimmten Behandlungen verarbeitet. Die Klinik ist an fünf Tagen in der Woche zwischen acht und fünf Uhr geöffnet mit

einer Mittagspause zwischen zwölf und ein Uhr. Patienten
mit Terminen werden alle 15 Minuten bestellt; von diesen
erscheinen ca. 10% nicht. Die Ankunftszeiten dieser Patienten werden als normalverteilt angenommen mit einem
durchschnittlich zweieinhalbminütigen vorzeitigen Eintreffen. Zusätzlich erscheinen Patienten ohne Termin und
Akutfälle mit durchschnittlichen Zwischenankunftszeiten
in Abhängigkeit von der Tageszeit.

Als Vorgabe für die maximale Patientenwartezeit in der Klinik wurden durchschnittlich 35 Minuten festgelegt, wovon
ungefähr die Hälfte für die Patientenbehandlung benötigt
wird. In der Tabelle 3-10 sind die Ergebnisse der fünf
Iterationen des rekursiven Verfahrens angegeben, die notwendig waren, bis der Vorgabewert von 35 Minuten Wartezeit
in dem Modell der ambulanten Klinik erreicht wurde. Wir sehen,
daß durch die Kopplung von Optimierungs- und Simulations-
ansatz nur wenige alternative Konfigurationen analysiert
werden mußten, bevor eine akzeptable Lösung gefunden war.
Aufgrund der schnellen Konvergenz des rekursiven Ansatzes
waren nur insgesamt fünf Iterationen erforderlich, bis eine
optimale Lösung vorlag, bei der die Kosten minimal waren und
zusätzlich die Wartezeiten durchschnittlich nicht über 35
Minuten lagen. Die durchschnittlich vierstündigen Wartezeiten der Anfangslösung machen deutlich, zu welchen unakzep-
tablen Ergebnissen die aggregierte Optimallösung im täglichen Betriebsablauf der Klinik führen würde. Wegen dieser extrem langen Wartezeiten wäre die Klinik für die Patienten völlig unattraktiv.

Itera-tion	Jährliche Kosten der Lösung ($)	Durschschnitt-liche Patienten-wartezeiten (Min.)	Ärzte	Arzt-assisten-ten	Fach-schwestern	Schwestern-helferinnen	Behandlungs-räume
O	1.453.366	253,3	9	6	6	1	15
1	2.426.133	68,7	25	6	18	4	31
2	2.534.013	41,9	25	6	14	17	45
3	2.456.172	39,1	24	6	22	6	40
4	2.553.865	36,0	26	6	22	6	40
5	2.486.365	34,0	23	6	25	9	50

Tabelle 3-10: Ergebnisse des rekursiven Optimierungs-Simulationsmodells einer ambulanten Klinik mit Arztassistenten [4]

---

[4] Übersetzt aus: KROPP/CARLSON (1977), op. cit., S. 129.

3.5 WEITERE MODELLBEISPIELE

In diesem Abschnitt wollen wir weitere Modellansätze auf
institutioneller, regionaler und nationaler Ebene diskutieren, die hinsichtlich des Methodenspektrums bzw. der
Anwendungsgebiete teilweise eine Ergänzung zu den Fallstudien darstellen.

Wir beginnen mit einem Prognoseansatz für den Essensbedarf
in einer klinischen Großküche, gefolgt von einem "Branch
and Bound"-Allokationsmodell für Krankenschwestern aus einem
Personalpool, und als letzes Modell auf institutioneller
Ebene diskutieren wir ein diskretes Simulationsmodell einer
Röntgenabteilung zur Untersuchung alternativer Maßnahmen im
Patienten-, Personal- und Ressourcenbereich. Die drei regionalen Modellbeispiele befassen sich mit der Bettenplanung,
einmal für den gesamten stationären Bereich in Form eines
entscheidungstheoretischen Ansatzes und dann fachgebietsspe-
zifisch mit Hilfe der Zeitreihenanalyse und der Warteschlangentheorie, sowie mit der Programmplanung für einen Psychiatrischen Dienst in einer Gemeinde in Form eines Netzplanes.

Auf der Landes- bzw. nationalen Ebene dienen uns das LP-Modell zur Ressourcenplanung in der Tuberkulosekämpfung, das
statistische Modell für die Nutzung des Krankenhaussektors
mit Methoden der Multivariaten Statistik und schließlich das
sozialkybernetische Simulationsmodell des Österreichischen
Gesundheitswesens und seiner Beziehungen zum ökonomischen,
demographischen und politischen Gesellschaftsbereich als Modellbeispiele.

Wir setzen dieses Kapitel 3 über die Systematik der Modellbildung im Gesundheitswesen mit einer Kurzbeschreibung weiterer Modelle in Form einer tabellarischen Gesamtübersicht
fort, die sich im Anhang I befindet. Bei der Auswahl konnte

es nicht um Vollständigkeit gehen, sondern es wurde vielmehr versucht, möglichst Modelle unterschiedlicher Problemstellungen und methodischer Ansätze in die Gesamtübersicht aufzunehmen. Die Modelle sind in der Regel in deutsch- bzw. englischsprachigen Fachzeitschriften oder Büchern in den siebziger und achtziger Jahren publiziert worden. Die Literaturquelle ist jeweils angegeben. Von den ca. 100 Modellen behandeln 55 Problemstellungen der Planung und Ablaufsteuerung von einzelnen Einrichtungen des Gesundheitswesens. Auf dieser Ebene werden auch die meisten Modellstudien durchgeführt. 25 Modelle kommen aus dem regionalen Planungsbereich, und 21 Modellstudien befassen sich mit Problemen der nationalen Planungsebene.

3.5.1 Modelle zur Planung und Ablaufsteuerung in einzelnen Einrichtungen der Medizinischen Versorgung

Wir wollen mit einem einfachen Modellbeispiel beginnen, das von HARRIS und ADAM [1] zur <u>Prognose des Bedarfs für Patientenmenüs in einer Klinikgroßküche</u> vorgeschlagen wurde.

Die Hauptaufgabe der Großküche in einer Klinik ist die Versorgung der sehr verschiedenen Patienten und des Personals mit den auf ihre individuellen Bedürfnisse abgestellten Mahlzeiten. Die erfolgreiche Bewältigung dieser Aufgabe verlangt ernährungswissenschaftlichen und Management-Sachverstand, um die Mahlzeiten zu planen und zusammenzustellen und die Lebensmittelbeschaffung, das Personal, die Küchengeräte und die

---

[1] R.J. HARRIS und E.E. ADAM: *Forecasting Patient Tray Census for Hospital Food Service*. Health Services Research 10 (1975), Nr. 4, S. 384 - 393.

Finanzmittel innerhalb des verfügbaren Budgets zu koordinieren. Im Rahmen dieser Planungsaufgaben nimmt die kurz-, mittel- und langfristige Prognose des Menübedarfs eine wichtige Stellung ein. Diese Vorhersagen werden jedoch häufig auf intuitiver Basis durchgeführt und lassen die notwendige Genauigkeit vermissen.

Die Autoren haben mehrere <u>mathematische Prognoseverfahren</u> anhand historischer Menüdaten mit den intuitiven Vorhersagen verglichen. Die Verfahren wurden hinsichtlich ihrer Prognosegenauigkeit, des Rechenaufwandes und des Datenbedarfs ausgewählt. Dabei erschien das Verfahren der <u>adaptiven Exponentiellen Glättung</u> für die Prognose des Menübedarfs als am besten geeignet. Es hat die folgende mathematische Form: [2]

$$S'_{t+1} = \beta \, S_t + (1-\beta)S_t' \qquad\qquad (3.5.1-1)$$

wobei

S'_{t+1} = Prognostizierter Menübedarf für Periode t+1,

S_t = Beobachteter Menübedarf für die gegenwärtige Periode t,

S'_t = Vorab prognostizierter Menübedarf für Periode t

β = Variabler Glättungsparameter $(0 \leq \beta \leq 1)$.

Der variable Glättungsparameter ist eine Funktion der ebenfalls exponentiell geglätteten Prognosefehler.

Bei der Überprüfung der Modelle anhand einer Zeitreihe mit Bedarfswerten von 61 Tagen lag das Verfahren der adaptiven Exponentiellen Glättung mit ihrer Prognose 16 mal mehr als 5% über und ebenso oft mehr als 5% unter dem tatsächlichen

---

[2] Vgl. D.W. TRIGG und A.G. LEACH: *Exponential Smoothing with an adaptive Response Rate*. Operational Research Quarterly 18 (1967), Nr. 1, S. 53-59.

Bedarf. Das manuelle Verfahren dagegen lag an jedem Tag außerhalb dieser Genauigkeitsgrenzen.

TRIVEDI und WARNER[3] haben ein **"Branch and Bound"-Modell**[4] **zur optimalen Allokation von Krankenschwestern in Abhängigkeit vom Pflegeaufwand in den Stationen** entwickelt.

Die Dienstplanung im Krankenhaus wird enorm erschwert durch den stark schwankenen Pflegeaufwand auf den Stationen. Um einen Ausgleich der Arbeitsbelastung zu schaffen, bietet es sich daher an, neben der Standardbesetzung auf den Stationen einen Pool von flexibel einzusetzenden Krankenschwestern einzurichten.

In dem vorliegenden Ansatz erfolgt die Schichtzuteilung dieser "Pool"-Schwestern in drei prinzipiellen Stufen:

(1) Messung der Dringlichkeit des Bedarfs für eine zusätzliche Schwester auf den einzelnen Stationen vor der Schicht;

(2) Achtstündige Prognose dieser Dringlichkeit, d.h. für die Dauer der Schicht;

(3) Allokationsverfahren für Schwestern aus dem Pool auf die einzelnen Stationen gemäß der Dringlichkeit des Bedarfs.

Die Messung der Dringlichkeit des Bedarfs für eine Schwester erfolgt durch Fragebogen, die den Oberschwestern am Ende der vorausgehenden Schicht vorgelegt werden. Darin sind Angaben

---

[3] V.M. TRIVEDI und D.M. WARNER: *A Branch and Bound Algorithm for Optimum Allocation of Float Nurses*. Management Science 22 (1976), Nr. 9, S. 972-981.

[4] Zum "Branch and Bound"-Verfahren siehe: H. MÜLLER-MERBACH: *Operations Research*. München 1971, S. 336-241.

wie verfügbare Personalkapazitäten in den verschiedenen Qualifikationsstufen, Bettenbelegung in der Station, Patientenklassifikation (hinsichtlich des Pflegeaufwandes), Neuaufnahmen, Verlegungen, nachoperative Patienten, usw. enthalten. Die Prognose des Pflegeaufwandes für die folgende Achtstunden-Schicht erfolgte mit <u>Regressionsgleichungen</u>, bei denen die erfragten Größen unabhängige und die Dringlichkeit des Bedarfs für Pflegepersonal jeder Qualifikationsstufe Zielvariablen sind. Insgesamt wurden 15 Regressionsgleichungen geschätzt, jeweils eine für jede der fünf Stationen und für drei Qualifikationsstufen (Fachschwestern, Pflegeschwestern und Helferinnen).

Das Allokationsverfahren bestimmt diejenige Schichtzuteilung, die den gesamten Dringlichkeitsindex minimiert und dabei die Arbeitsbelastung auf den einzelnen Stationen angleicht. Der gesamte Dringlichkeitsindex, der sich aus der Summe der Dringlichkeiten für die einzelnen Stationen und Qualifikationsstufen - berechnet mit Hilfe der Regressionsgleichungen - ergibt, wird in dem mathematischen Modell als Zufallsfunktion verwendet. Als Restriktionen dienen die verfügbaren Personalzahlen der einzelnen Qualifikationsstufen im Pool, die Ganzzahligkeitsbedingungen und eine obere Grenze für die Schwankungen der Dringlichkeitsindizes zwischen den Stationen zwecks Angleichung der Arbeitsbelastung. Hierbei wird die Varianz als Schwankungsmaß verwendet. Da der Zuteilungsalgorithmus Forderungen nach Ganzzahligkeit der Lösungen bzw. nach Zulässigkeit von nichtlinearen Zielfunktionen und Restriktionen erfüllen mußte, wurde das "Branch and Bound"-Verfahren eingesetzt. Wir sehen die zugehörige Baumstruktur des Allokationsproblems in der Abbildung 3-14. Ein Knoten dieses Baumes repräsentiert eine Menge aller möglichen Allokationen, die in dem Verzweigungsprozeß sukzessive in Teilmengen von Allokationen unterteilt werden. Wenn dieser Prozeß fortgeführt wird, bis keine weiteren Allokationen mehr möglich sind, so erhalten wir schließlich

129

Endknoten, die einzelnen Allokationen entsprechen. Die x_{ij} repräsentieren Mengen von Krankenschwestern der j-ten Qualifikationsstufe, die der i-ten Station aus dem Pool zugewiesen werden. An jedem Knoten werden genau zwei Verzweigungen vorgenommen. Einer der Zweige führt zu einem Knoten, der die Zuweisung einer Qualifikationsstufe auf eine Station an diesem Knoten und allen folgenden ausschließt. Der andere Zweig führt zu einem Knoten, der die Zuweisung von mindestens einer Person dieser Qualifikationsstufe auf die gleiche Station vorsieht. An diesem Knoten wird jedoch nur genau eine Schwester dieser Qualifikation zugeteilt, mit der Möglichkeit mehr Schwestern dieser Art an einem folgenden Knoten zuzuweisen. Es wird jeweils eine Zuteilung auf diejenige Station vorgenommen, für die der Dringlichkeitsindex maximal ist. Untere Grenzen (Lower Bounds) für die Zielfunktion werden an jedem Knoten bestimmt, indem alle noch verfügbaren Schwestern aus dem Pool auf einmal zugewiesen werden.

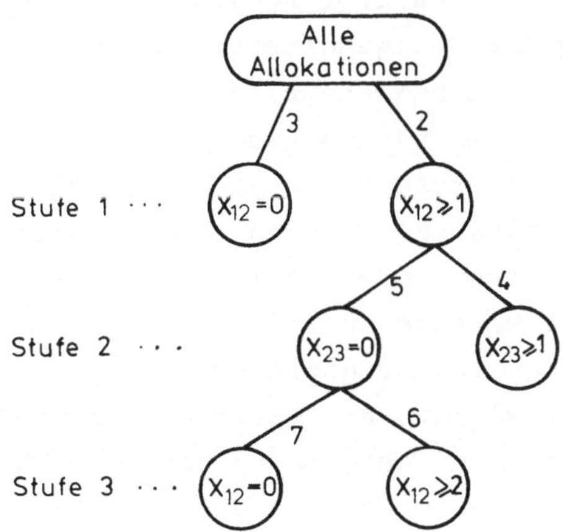

Abbildung 3-14: Beispiel für die Baumstruktur
des Allokationsproblems [5]

---

[5] Übersetzt aus: TRIVEDI/WARNER (1976), op. cit., S. 977.

Das "Branch and Bound"-Modell wurde in einem vierwöchigen
Probelauf in einem Krankenhaus getestet, wobei Vergleiche
zwischen den tatsächlichen Personalzuteilungen durch die
Oberschwestern und den Modellergebnissen vorgenommen wurden. Diese Vergleiche zeigten eine sehr hohe Übereinstimmung der Allokationen, d.h. das Modell bietet sich für einen
Praxiseinsatz an. Dadurch kann die sehr aufwendige manuelle
Schichteinteilung durch ein maschinelles Verfahren übernommen werden.

Das folgende Modell von KOH und JOHNSON [6] befaßt sich mit
der Analyse einer Röntgenabteilung mit Hilfe eines diskreten Simulationsmodells.

Die Radiologie nimmt verschiedenartige röntgendiagnostische
und -therapeutische Aufgaben für die Patienten im Krankenhaus wahr, von routinemäßigen Aufnahmen des Brustkorbs über
die Röntgenkontrastdarstellung bis hin zur Röntgenbestrah-
lung beispielsweise zur Zerstörung von Krebsgewebe. Die ef-
fektive Auslastung der Röntgeneinrichtungen wird jedoch durch
eine Reihe von Faktoren behindert, die vor allem mit den üblichen Praktiken bei der Patientendurchlaufsteuerung zusam-
menhängen. So fordern Ärzte in der Regel Röntgenuntersuchungen am Morgen an, obwohl diese auch am Nachmittag in gleicher
Weise durchführbar wären; oder es werden kurze Routineunter-
suchungen in großem Umfange an Tagen angesetzt, die schon für
Gruppenuntersuchungen von orthopädischen Patienten vorgesehen
sind, bzw. an denen ein großer Bedarf an sehr zeitaufwendigen
Spezialbehandlungen zu erwarten ist; oder die Tage mit orthopädischen Untersuchungen sind sehr ungleich über die Woche
verteilt.

---

[6] J.W. KOH und G.M. JOHNSON: *Computer Simulation of a Hospital Health
Care Delivery System*. In: Proc. of Winter Simulation Conference
1976, Maryland, S. 349-360.

Die Daten für das Simulationsmodell wurden in aggregierter
Form durch Auswertung von Krankenhausunterlagen (Anzahl
von Patienten einer bestimmten Untersuchungsart bzw. an
einem bestimmten Gerät je Monat) und detailliert durch
Auswertung einer eigens geführten Statistik (Ankunftszeiten, Abteilung, Untersuchungsart und -dauer, Raum, etc.)
gewonnen. Das Modell der Röntgenabteilung wurde als Warteschlangensimulation im Simulationssystem GPSS[7] realisiert,
bei der die Patienten - unterschieden nach routinemäßigen
und Notfällen - als "Transactions" das System durchlaufen,
"Facilities" und "Storages" Bedienungsstellen darstellen,
während "Queues" und "Tables" zur Tabellierung der Ergebnisse eingesetzt werden. Sowohl empirische als auch theoretische statistische Verteilungen finden für die Nachbildung der Ankunfts-, Transfer- und Serviceprozesse Verwendung. Das Modell dient der Simulation des Patientendurch-
laufes unter den gegebenen Bedingungen, bei einer hypothe-
tischen 30%-igen Zunahme des Patientenstroms aufgrund er-
warteter neuer Untersuchungsarten, bei verbesserter Durch-
laufsteuerung in Richtung einer gleichmäßigen Verteilung
der Leistungsanforderungen über den Tag und schließlich bei
zusätzlichem Personal- und Ressourceneinsatz.

Die Simulationsergebnisse zeigen, daß durch die genannten
Maßnahmen die Patientenwartezeiten verkürzt, die Arbeits-
effizienz des medizinisch-technischen Personals durch die
Verringerung der Spitzenbelastungen verbessert werden, und
mehr Zeit für die notwendigen laufenden administrativen Tä-
tigkeiten ohne permanente Unterbrechungen zur Verfügung
steht.

---

[7] GPSS - General Purpose Simulation System; siehe dazu:

R. BOBILLIER, et. al.: *Simulation with GPSS and GPSS V*. New York
1976.

3.5.2 Regionale Planungsmodelle

Als erstes Beispiel in diesem Abschnitt wollen wir auf das
entscheidungstheoretische Modell zur bedarfsgerechten Planung der Bettenkapazität in den Krankenhäusern einer Region
von GRIMES, et. al. [1] eingehen.

Im Jahre 1973 stellte sich für die Gesundheitsplanungsbehörde in Houston-Galverston (Texas) das Problem, objektive Ent-
scheidungskriterien für die Festsetzung der stationären Bettenkapazität in der Region mit 13 Versorgungsgebieten für
die Planungsperiode 1974 - 1980 zu entwickeln. Grundlage
für die Entscheidung sollte die Prognose der Bettennutzung
sein, die jedoch auf der Basis alternativer Annahmen möglich
war. Je nach der Länge der Vergangenheitsperiode, die für
die Prognosen zugrundegelegt wurde, konnte man von einer geringen, geringen bis mittleren, mittleren bis hohen oder von
einer hohen Nutzungsrate im Krankenhaussektor ausgehen. Würden zuviele Betten gebaut, müßte dies zu hohen unnötigen finanziellen Belastungen der Gemeinde führen, bei Verringerung
bzw. zu geringem Ausbau könnten möglicherweise nicht alle
Patienten versorgt werden. Diese Entscheidungssituation wurde in Form von Entscheidungsmatrizen formalisiert, von denen
wir diejenige für das Versorgungsgebiet Houston in der Tabelle 3-12 dargestellt sehen. Dabei wurden die Kosten für
ungenutzte Betten mit 70% der Kosten von belegten Krankenhausbetten festgesetzt; umgerechnet auf ein Jahr ergab sich
der Aufwand für ein überschüssiges Bett zu ca. $ 202.000.
Durch Multiplikation dieses recht ungenauen Wertes mit der
Anzahl des Bettenüberschusses - prognostiziert auf der Basis der verschiedenen Nutzungsraten - erhielt die Gesundheitsplanungsbehörde eine Vorstellung über die möglichen

---

[1] R.M. GRIMES, et. al.: *Use of Decision Theory in Regional Planning.*
Health Services Research 9 (1974), Nr. 1, S. 73-78.

E R G E B N I S

Ent- schei- dungen	I Geringe Nutzungs- rate	II Geringe bis mittlere Nutzungsrate	III Mittlere bis hohe Nutzungs- rate	IV Hohe Nutzungs- rate
I. Hoher Bet- tenabbau	ohne Kosten	373 Betten zu wenig	1.095 Betten zu wenig	1.356 Betten zu wenig
II. Leichter Bettenabbau	373 Betten zu viel $ 75,3 Mill.	ohne Kosten	722 Betten zu wenig	983 Betten zu wenig
III. Leichter Bettenausbau	1.095 Betten zu viel $ 221,2 Mill.	722 Betten zu viel $ 145,8 Mill.	ohne Kosten	261 Betten zu wenig
IV: Hoher Bet- tenausbau	1.356 Betten zu viel $ 273,9 Mill.	983 Betten zu viel $ 198,6 Mill.	261 Betten zu viel $ 52,7 Mill.	ohne Kosten

Tabelle 3-12: Entscheidungsmatrix für die Bettenkapazitätsplanung in der
Versorgungsregion Houston mit vier Entscheidungsalternativen[2]

Folgekosten der verschiedenen Entscheidungsalternativen.
Würden sie sich beispielsweise für die Alternative II entscheiden, so könnten sie davon ausgehen, daß der Bettenman-
gel nicht höher als 983 wäre und die Kosten nicht über
$ 75,3 Mill. ansteigen würden. Fällten sie dagegen ihre Ent-
scheidung unter dem Kriterium der Minimierung des Bettenmangels, müßten sie mit Kosten von bis zu $ 273,9 Mill. für die
nächsten sieben Jahre rechnen. Genauere Entscheidungsgrundlagen können wir erhalten, wenn wir den einzelnen Ergebnissen

---

[2] Übersetzt aus: GRIMES, et. al. (1974), op. cit., S. 75

Wahrscheinlichkeiten zuordnen. Verfügen wir über keinerlei Vorinformationen, so können wir als a priori-Verteilung nach BAYES [3] eine Gleichverteilung annehmen, so daß alle Ergebnisse die Wahrscheinlichkeit $p = \frac{1}{4}$ haben, und wir dann die Erwartungswerte berechnen können (= Summe der verschiedenen Ergebnisse, multipliziert mit ihren Wahrscheinlichkeiten). Diese Erwartungswerte geben uns die durchschnittlichen Kosten jeder Entscheidung bei Annahme der Gleichverteilung an. Diese Verteilungsannahme wurde jedoch von der Gesundheitsplanungsbehörde angezweifelt, und man entschied sich, Wahrscheinlichkeiten in Abhängigkeit von der Länge der Vergangenheitsperiode für die Prognose der Nutzungsraten zuzuordnen. Daraus ergibt sich die Matrix der Erwartungswerte in Tabelle 3-13.

| | E R G E B N I S | | | | |
Ent-schei-dungen	I Geringe Nutzung (p=2/14)	II Geringe b.mitt-lere Nutzung (p=1/14)	III Mittlere b. hohe Nutzung (p=7/14)	IV Hohe Nutzung (p=4/14)	Erwartungswert für die einzelnen Entscheidungen
I: Hoher Bettenabbau	ohne Kosten	27 Betten zu wenig	548 Betten zu wenig	387 Betten zu wenig	962 Betten zu wenig
II.Leichter Bettenabbau	∅ 10,8 Mill.	ohne Kosten	361 Betten zu wenig	281 Betten zu wenig	∅ 10,8 Mill.und 642 Betten zu wenig
III.Leichter Bettenausbau	∅ 31,6 Mill.	∅ 10,4 Mill.	ohne Kosten	75 Betten zu wenig	∅ 42,0 Mill.und 75 Betten zu wenig
IV: Hoher Bettenausbau	∅ 39,1 Mill.	∅ 14,2 Mill.	∅ 26,4 Mill.	ohne Kosten	∅ 79,7 Mill.

Tabelle 3-13: Erwartungswerte der verschiedenen Entscheidungsalternativen bei ungleichen Wahrscheinlichkeiten [4]

---

[3] Zum BAYES-Verfahren siehe:
G. BAMBERG und F. BAUR: *Statistik*. München-Wien 1979, S. 253-255.

[4] Übersetzt aus: GRIMES, et.al., (1974), op.cit., S. 77.

Anhand dieser Tabelle war es möglich, eine Marginalanalyse durchzuführen, die zeigte, daß schon eine kleine Reduzierung des Bettenmangels mit sehr hohen Kosten verbunden ist. Beispielsweise würde die Reduzierung des Bettenfehlbestandes von 75 (Entscheidung III) auf O (Entscheidung IV) die erwarteten Kosten um ca. $ 38 Mill. ansteigen lassen. Die Gesundheitsplanungsbehörde entschied sich daraufhin für Alternative I mit der Folge, daß in der gesamten Region weniger als 700 zusätzliche Betten (in Houston keine) anstatt der über 5.000 beantragten genehmigt wurden.

In dem folgenden Beispiel geht es ebenfalls um die regionale Krankenhausbettenplanung. Es handelt sich dabei um ein <u>analytisches Modell zur Bettenallokation auf die verschiedenen klinischen Fachdisziplinen gemäß dem prognostizierten Bedarf in einer Region</u>, das von KAO und TUNG [5] stammt.

Der Bettenbedarf in einer Region ist keine statische Grösse, sondern verändert sich mit der demographischen Struktur, den epidemiologischen Trends, mit den wirtschaftlichen Verhältnissen und mit dem Zugang zu alternativen medizinischen Versorgungseinrichtungen (Niedergelassene Ärzte, Gesundheitszentren, etc.). Aus diesem Grund ist es für regionale Entscheidungsträger im Gesundheitswesen angebracht, periodisch (z.B. jährlich) eine Bewertung der Bettenauslastung der Vergangenheit - aufgeschlüsselt nach Fachdisziplinen - durchzuführen und gegebenenfalls auf der Basis von Bedarfsprognosen eine Neuverteilung der Bettenkapazitäten vorzunehmen. Unterbleibt diese periodische Neubewertung, kommt es auf der einen Seite zu einer Qualitätsminderung in der Medizinischen Versorgung aufgrund von Patientenüberhängen und als Folge von Verlegungen auf fachgebietsfremde Stationen, die nicht optimal für

---

[5] E.P.C. KAO und G.G. TUNG: *Bed Allocation in a Public Health Care Delivery System*. Management Science 27 (1981), Nr. 5, S. 507-520.

diese Behandlungen ausgestattet sind, auf der anderen Seite zu zusätzlichen Kostensteigerungen durch die uneffektive Nutzung der weniger ausgelasteten Abteilungen.

Als erster Schritt in dem mathematischen Ansatz zur Bettenallokation auf regionaler Ebene werden fachgebietsspezifische Prognosen der monatlichen Aufnahmen und Patiententage für das bevorstehende Jahr anhand von Vergangenheitsdaten durchgeführt. Dabei werden mit Methoden der <u>Zeitreihenanalyse</u> - speziell dem Box-Jenkins-Verfahren [6] - sogenannte ARIMA-Modelle [7] zur Prognose der durchschnittlichen Aufnahmeraten λ_{it} des Fachgebietes i je Tag des Monats t geschätzt. Beim Vergleich der Prognosen für das Jahr 1978 auf der Basis der Monatsdaten für 1973 - 1977 mit den realen Daten von 1978 lagen die Abweichungen in der Regel nicht über 10%.

Diese Prognosen bilden die Grundlage für den zweistufigen Bettenallokationsansatz, dessen Ziel es ist, die erwarteten Bettenengpässe zu minimieren. In der ersten Stufe des periodisch durchzuführenden Verfahrens wird für jede Fachdisziplin eine Grundausstattung an Bettenkapazität vorgesehen, um sicherzustellen, daß keine allzu großen Ungleichgewichte in der Bettenauslastung der einzelnen Fachabteilungen auftreten können. Zur Bestimmung des Bettenbedarfs für jedes medizinische Fachgebiet wird ein spezielles <u>Warteschlangenmodell</u> (M/G/∞) mit Poissonankünften (mit Ankunftsrate λ_{it}), beliebiger Verteilung der Verweildauer und mit einer unbegrenzten Servicekapazität eingesetzt. Über eine Normalapproximation wird eine Bettenkapazität bestimmt, die durchschnittlich β Prozent - eine vorzugebende Wahrscheinlichkeit (z.B. β= O.80) - der Patienten aufnehmen kann. Im ersten Schritt des Verfahrens werden demnach die Mehrzahl der verfügbaren Betten bereits

---

[6] Zum Box-Jenkins-Prognoseverfahren siehe:
G.E.P. BOX und G.M. JENKINS: *Time Series Analysis: Forecasting and Control*. San Francisco 1976.

[7] <u>A</u>uto<u>r</u>egressive <u>I</u>ntegrated <u>M</u>oving <u>A</u>verages.

zugeteilt, um eine gleichmäßige Nutzung bezüglich des gesamten Jahres zu erreichen.

In der zweiten Stufe der Bettenallokation werden die restlichen Betten derart zugewiesen, daß die erwarteten gesamten durchschnittlichen Bettennachfrageüberhänge über die Monate der Planungsperiode minimiert werden. Dabei werden die monatlichen Schwankungen der Aufnahmerate λ_{it} explizit berücksichtigt. Als mathematisches Optimierungsverfahren für die konvexe Zielfunktion (Summe der durchschnittlichen erwarteten täglichen Bettennachfrageüberhänge eines Jahres über alle medizinischen Fachgebiete) wurde die Marginalanalyse eingesetzt, bei der Betten jeweils einzeln auf die Fachdisziplinen in der Reihenfolge fallender marginaler Reduktionen der Nachfrageüberhänge zugeteilt werden.

In dem Anwendungsbeispiel des Modells wurde eine Versorgungsregion mit nur zwei Krankenhäusern zugrundegelegt. 17 verschiedene medizinische Fachgebiete wurden in die Analyse einbezogen. Das Allokationsverfahren führte zu einer wesentlichen Veränderung der vorgeschlagenen Bettenzuteilung gegenüber der tatsächlichen mit dem Resultat geringerer Nachfrageüberhänge. Zur Überprüfung der restriktiven Modellannahmen des analytischen Ansatzes wurden abschließend für ausgewählte medizinische Fachgebiete Simulationen durchgeführt, deren Ergebnisse jedoch nur geringe Abweichungen von den analytischen Lösungen zeigten.

Gegenstand der Modellstudie von GOLDMEYER und ALEXANDER[8] sind theoretische und administrative Aspekte der kommunalen Planung von Psychiatrischen Einrichtungen mit Methoden der

---

[8] J. GOLDMEYER und C.A. ALEXANDER: *General Systems and PERT Concepts in Community Mental Health Planning.* Maryland State Medical Journal 24 (1975), S. 46-50.

<u>Systemtheorie</u> und der <u>Netzplantechnik</u>, insbesondere dem
PERT-Verfahren. [9]

In den USA wie andernorts ist ein zunehmendes Interesse an
der Einrichtung von kommunalen Psychiatrischen Hilfsprogram-
men zu verzeichnen, was die Frage nach geeigneten, systema-
tischen Programmplanungsmethoden aufkommen läßt. Die bisherigen konzeptionellen Planungsansätze für das komplexe Netz
der erforderlichen psychiatrischen Hilfsleistungen haben sich
als wenig hilfreich erwiesen. Daher wurde in dieser Studie
der Einsatz der Systemtheorie und des PERT-Verfahrens aus der
Netzplantechnik für die Planung des kommunalen psychiatrischen
Dienstes in Towson, Maryland versucht.

Der PERT-Planungsprozeß ist durch drei Hauptphasen gekennzeichnet, durch den Input, die Durchführungsphase mit möglichen Feedbacks und dem Output. Zur Inputphase zählen wir
allgemein Entscheidungen über angemessene Arbeitsabschnitte,
über Personalzuweisungen, Zeitschätzungen zur Durchführung
der einzelnen Planungsaufgaben und über die möglichst effi-
ziente Reihenfolge ihrer Durchführung. So wurde die Planung
des kommunalen psychiatrischen Hilfsprogramms in Towson initiiert, nachdem ein Förderungsantrag zur Finanzierung bewil-
ligt worden war. Erster Schritt war die Ernennung eines Pro-
grammdirektors, der das benötigte Personal auswählte. Danach
wurden die Verantwortlichkeiten gemäß den geplanten Haupt-
funktionen des psychiatrischen Gesundheitsdienstes, der stationären und ambulanten Behandlung, der Hospitalisierung,
Notfallversorgung, der Beratung und Ausbildung, verteilt.

Ein weiterer Aspekt der Inputphase war die Festlegung von
Zeitgrenzen für die Teilaufgaben, denn es standen nach der

---

[9] Vgl. H. MÜLLER-MERBACH: *Operations Research*. München 1971, S.254-258.

Förderungsvereinbarung insgesamt nur 30 Wochen für die Planungsphase zur Verfügung. Diese Zeitgrenzen beruhten auf optimistischen, normalen und pessimistischen Schätzwerten der beteiligten Planer, die unterschiedlich gewichtet wurden.

Die Durchführungsphase in dem PERT-Planungsprozess, den wir in der Abbildung 3-15 graphisch dargestellt sehen, bezieht sich auf die systematische Teilaufgabenplanung entlang festgelegter Planungspfade, wodurch wir Projektfortschritte genauer überwachen können. Im Planungsprozeß des psychiatrischen Hilfsprogramms konnten dadurch frühere, weniger genaue Formulierungen der auszuführenden Hilfsleistungen näher spezifiziert, die Informationsbasis hinsichtlich der Bedürfnisse in der Kommune ausgebaut und Kontakte mit Erbringern und Empfängern der psychiatrischen Hilfsleistungen zwecks Einleitung eines Feedbackprozesses hergestellt werden. Besondere Beachtung während der Durchführungsphase müssen wir dem "kritischen Pfad" schenken (doppelte Kanten in der Abbildung 3-15), der eine Aufgabenfolge kennzeichnet, die besonders zeitkritisch für den planmäßigen Abschluß des Projektes ist.

Die Outputphase im Rahmen der PERT-Anwendung wird durch den Knoten gekennzeichnet, an dem alle Planungspfade - kritische und parallele - zusammenlaufen. Sie repräsentiert die Planungsergebnisse, die in diesem Projekt in Form eines Programmplanes zur Einrichtung eines kommunalen Psychiatrischen Dienstes den staatlichen Behörden vorgelegt wurden.

Die einzelnen Ereignisse des PERT-Netzplanes sind in der Tabelle 3-14 beschrieben.

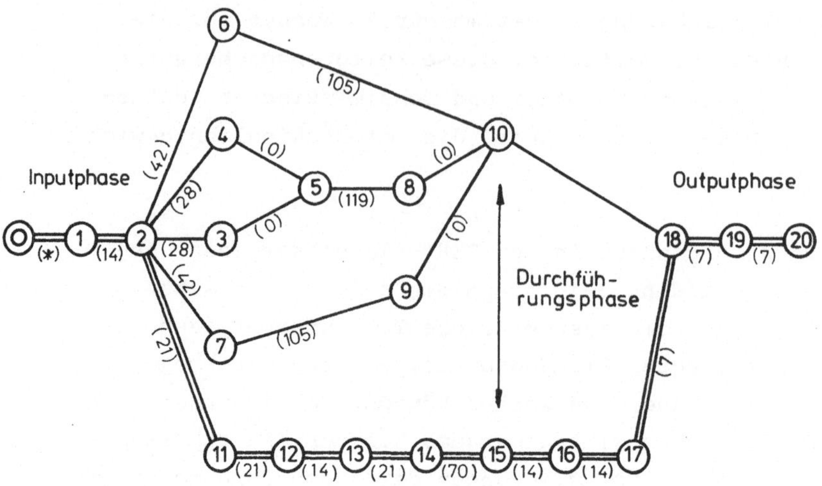

Abbildung 3-15: PERT-Netzplan der Planungsaufgaben in der Entwicklung
eines kommunalen psychiatrischen Dienstes in Towson,
Maryland [10]

Anmerkungen: (a) Die Ziffern in den Kreisen (Knoten)entsprechen Ereignissen.

(b) An den Verbindungslinien (Kanten) stehen in Klammern die
durchschnittlichen Schätzungen für die benötigten Arbeitstage zwischen zwei Ereignissen.

(c) Die Doppellinien bezeichnen den kritischen Pfad von Ereignissen, die abhängig sind vom erfolgreichen Abschluß
der vorgelagerten Aufgaben.

(d) Die Knoten 0 bis 2 markieren den anfänglichen Input, 3
bis 18 den fortlaufenden Input, die Durchführung und den
Feedback und die Knoten 18 bis 20 den Output.

(e) * Die Zeit zwischen Bewilligung der Förderung und Pla-
nungsbeginn in Höhe von 5 Wochen ist nicht in der verfügbaren Planungszeit von 30 Wochen (=210 Tage) enthalten.

---

[10] Übersetzt aus: GOLDMEYER/ALEXANDER (1975), op. cit., S. 48.

<u>Input</u>

0. Bewilligung der Förderung und Zuweisung des Personals.
1. Beginn des Planungsprozesses durch die Planungsgruppe.
2. Überprüfung der Aufgabe und Definition des Aufgabenspektrums.

<u>Durchführung</u>

3. Identifikation der gegenwärtigen Erbringer der psychiatrischen Hilfsleistungen abgeschlossen.

4. Identifikation der Charakteristika der gegenwärtigen Leistungsempfänger abgeschlossen.

5. Entwicklung einer Verbindung mit Leistungserbringern und -empfängern versucht.

6. Zusammensetzung des Beraterausschusses diskutiert.

7. Gewünschte Beziehung zwischen Psychiatrischem Dienst und staatlicher Gesundheitsverwaltung erörtert.

8. Kommunikations- und Verbindungswege zu Leistungserbringern und -empfängern festgelegt.

9. Gewünschte administrative Beziehungen zwischen Gesundheitsverwaltung und Psychiatrischem Dienst endgültig festgelegt.

10. Gewünschte Zusammensetzung des Beraterausschusses spezifiziert.

11. Zieldefinition für den Psychiatrischen Dienst abgeschlossen.

12. Art und Umfang der psychiatrischen Probleme in der Kommune eingeschätzt.

13. Zugänglichkeit der Probleme für therapeutische Maßnahmen von verschiedenen Leistungserbringern diskutiert.

14. Prioritäten für Angriff der Probleme festgelegt. Ziele neu definiert.

15. Inhalt des Programms definiert (einzelne Komponenten des Dienstes mit Standort, Personal, Kosten; Ausbildungs- und Bewertungsmaßnahmen).

16. Architektonischer Entwurf und Kostenschätzung durchgeführt.

17. Das Gesamtbudget für die nächsten fünf Jahre geschätzt.

<u>Output</u>

18. Vorläufige Fassung der Planung den Empfängern, Erbringern und den fiskalen Vertretern präsentiert.
19. Planung vom Komitee überarbeitet und vervollständigt.
20. Planung der staatlichen Behörde vorgelegt und Personal aus den Planungspflichten entlassen.

Tabelle 3-14: Ereignisse des PERT-Netzplanes zur Programmplanung eines kommunalen Psychiatrischen Dienstes.

3.5.3 Modelle auf Landes- bzw. nationaler Ebene

Ein beinahe schon klassisches mathematisches Modell der Makroebene, das sehr häufig zitiert wird, ist das <u>Optimierungsmodell zur Ressourcenplanung in der Tuberkulosebekämpfung in der Republik Korea</u>, das von FELDSTEIN, PIOT und SUNDARESAN [1] bei der Weltgesundheitsorganisation entwickelt wurde.

Bei dem Modell handelt es sich um einen Ansatz der <u>Linearen Programmierung</u>, für den die folgende Zielfunktion definiert wurde:

$$\sum_i V_k\,B_{kj}\,x_j\,, \qquad\qquad (3.5.3\text{-}1)$$

wobei
$$V_k = \text{sozialer Nutzen der Kategorie k,}$$
$$x_j = \text{Umfang der Tätigkeit j}$$

und
$$B_{kj} = \text{Nutzen je Tätigkeitseinheit.}$$

Diese Funktion soll maximiert werden unter den Ressourcenrestriktionen der folgenden Form:

$$\sum A_{ij}\cdot x_j \le m_i \quad \forall i, \qquad\qquad (3.5.3\text{-}2)$$

wobei
$$m_i = \text{Verfügbarkeit der Ressource i,}$$

und
$$A_{ij} = \text{Umfang des Ressourcenverbrauchs je Tätigkeitseinheit.}$$

Mit dem Modell sollte die optimale Kombination von Maßnahmen bzw. Aktivitäten der Tuberkulosebekämpfung bestimmt werden. Die Technologiekoeffizienten A_{ij} wurden anhand von Erfahrungen mit Tuberkuloseprogrammen in anderen Ländern geschätzt.

---

[1] M.S. FELDSTEIN, M.A. PIOT und T.K. SUNDARESAN: *Resource Allocation Model for Public Health Planning - A Case Study of Tubercolosis Control*. World Health Organization, Genf 1973.

Die Nutzenkoeffizienten ergaben sich durch wirtschaftsana-
lytische Auswertung von Forschungsergebnissen bzw. durch
Aussagen der Mediziner über die klinischen Ergebnisse der
einzelnen Aktivitäten. Das Modellergebnis zeigte die optimale Zusammensetzung des Maßnahmenbündels zur Tuberkulosebekämpfung für verschiedene Bevölkerungsgruppen, die in
Altersklassen und Stadt-Land-Bewohner unterteilt waren.
Das Modell wurde mit vier verschiedenen Zielfunktionen durch-
gespielt, in denen der soziale Nutzen jeweils als Funktion
der temporären Arbeitsunfähigkeit, der permanenten Beeinträchtigung des Gesundheitszustandes, der zusätzlichen Mortalität bzw. der wirtschaftlichen Einbußen dargestellt wurde. Ausführliche Modellexperimente zur Sensitivitätsanalyse
mit Parameteränderungen in der Zielfunktion ermöglichten es
den Autoren, einige sehr robuste Lösungsvorschläge für den
Entwurf von Tuberkuloseprogrammen in Korea vorzulegen.

HARRIS [2] erarbeitete ein _statistisches Modell_ des Gesundheitssystems unter Verwendung _Multivariater Verfahren_ (Faktorenanalyse und Multiple Regression), bei dem er die _Nutzung des_
Krankenhaussektors als Funktion von Angebotsvariablen der Ge-
sundheitsversorgung und Variablen zur Beschreibung bestimmter
Bevölkerungscharakteristika darstellt. Die vier wichtigsten
Bevölkerungsvariablen wurden mit Hilfe einer Faktorenanalyse
auf 21 verschiedenen Größen mit Daten aus 56 Counties im
Bundesstaat New York bestimmt. Diese hauptsächlichen Faktoren ergaben sich zu:

Faktor 1: "Vororte/Besser gestellte Schichten" - vorherr-
          schend in Gegenden mit Vorortcharakter und hohem
          sozioökonomischen Standard.

---

[2] D.H. HARRIS: _Effect of Population and Health Care Environment on_
    Hospital Utilization. Health Services Research 10 (1975), Nr. 3,
    S. 225-243.

Faktor 2: "Alter/Krankheit" - vorherrschend in Gegenden mit hohem Rentneranteil und hoher chronischer Morbidität.

Faktor 3: "Geburtenrate/Familie" - vorherrschend in Gegenden mit hohen Geburtenraten, großem Anteil jüngerer Leute und niedrigem Bildungsstand.

Faktor 4: "Innenstadt/Stadtnahe Randgebiete" - vorherrschend in städtischen Gebieten und einem hohen Anteil unverheirateter Frauen.

Im nächsten Schritt führte HARRIS eine <u>Multiple Regression</u> durch, bei der er die Bevölkerungsfaktoren und die Angebotsvariablen (Ärzte und Krankenhausbetten je 1.000 Einwohner, Verfügbarkeit von ambulanten Abteilungen, durchschnittliche Krankenhausgröße) und Nutzungsvariablen (Krankenhausaufnahmen und -belegung pro Tag je 1.000 Einwohner, Verweildauer) anhand von Querschnittsdaten des Jahres 1970 aus diesen 56 New Yorker Counties in Beziehung setzte. Das kausale Modell wurde dann mit Hilfe der Pfadanalyse getestet, einer speziellen Erweiterung der Multiplen Regression, mit der kausale Effekte einer Variablen auf andere Variablen in direkter und über andere Variable in indirekter Form offengelegt werden können.

Die Modellstruktur und die Ergebnisse können wir der Abbildung 3-16 entnehmen. Die Zahlen auf den Verbindungspfeilen stellen die standardisierten partiellen Regressionskoeffizienten dar; sie messen den Effekt von jeder kausal vorgestellten Variablen auf jede nachfolgende. Aus den Ergebnissen folgert HARRIS, daß die Nutzung von Krankenhäusern ursächlich vor allem von Angebotsvariablen bestimmt wird, und daß der Effekt der Bevölkerungsvariablen auf die Auslastung der Krankenhäuser zum überwiegenden Teil durch die Angebotsvariablen indirekt übertragen wird, und nur in geringerem Ausmaß direkt wirkt.

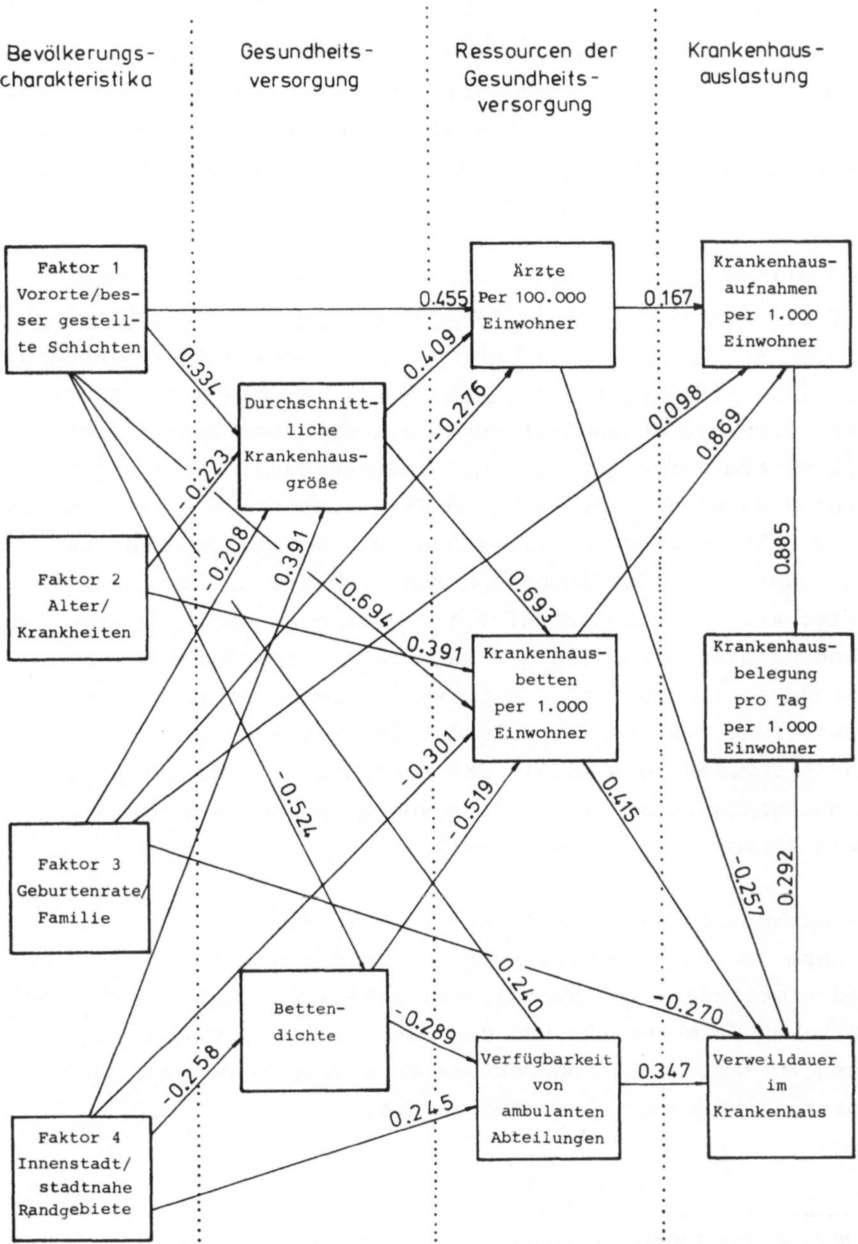

Abbildung 3-16: Struktur des Modells von HARRIS und Ergebnisse der
"Pfadanalyse"

Wir sehen in diesen Aussagen eine Bestätigung der Ergebnisse
unserer Fallstudie 6- dem einfachen ökonometrischen Modell des
Krankenhaussektors-,die ebenfalls eine starke Förderung der
Krankenhausnachfrage durch das (Betten-)angebot offenlegten.

Als letztes Modellbeispiel in diesem Abschnitt wollen wir
kurz auf das sehr <u>globale Makromodell des österreichischen
Gesundheitswesens</u> von FLEISSNER [3] eingehen, das wir als ein
<u>sozialkybernetisches Simulationsmodell</u> bezeichnen können.
Dabei wird das Gesundheitswesen als ein gesellschaftlicher
Teilbereich aufgefaßt, der mit anderen Sektoren in enger
Verbindung steht. Dazu gehören das ökonomische Subsystem, in
dem die Verteilung und Verwendung des Volkseinkommens beschrieben wird, das demographische Submodell, das der Volks-
wirtschaft die Arbeitskräfte zur Verfügung stellt, denen die
Löhne zufließen und die als Nachfrager nach Gesundheitsleistungen auftreten, und das Subsystem Gesundheitspolitik als
Darstellung des Kräftespiels der Interessengruppen im Gesundheitswesen. Das Modell des Gesundheitssicherungssystems
selbst besteht aus einer Reihe von Gesundheitsindikatoren
sowie Personal- und Kostenstatistiken.

Die mathematische Realisierung des Globalmodells erfolgte
in Form von ca. 500 Gleichungen, von denen 56 als nichtline-
ares simultanes Gleichungssystem definiert wurden. Aufgrund
des hohen Datenbedarfs und der zahlreichen qualitativen Faktoren in dem Modell konnten die Parameter häufig nur über
Expertenschätzungen gewonnen werden.

---

[3] Vgl. P. FLEISSNER: *Das österreichische Gesundheitswesen im ökonomischen,
demographischen und politischen Kontext.* Göttingen 1977.

P. FLEISSNER: *An Integrated Model of the Austrian Health Care System.*
In: N.T.J. BAILEY und M. THOMPSON (Hrsg.): Systems Aspects of Health
Planning. Amsterdam - Oxford 1975, S. 241-264.

In den Simulationsergebnissen sieht FLEISSNER eine Tendenz
zur relativen Verschlechterung des Gesundheitszustandes vor
allem der unteren Bevölkerungsschichten bei gleichzeitigem
Anstieg des Anteils der Gesundheitsausgaben am Bruttosozialprodukt, und dies sowohl unter einer reformistischen Modellvariante als auch unter einer konservativen, die durch
einen erschwerten Zugang zum Gesundheitsversorgungssystem
gekennzeichnet ist. Beispielsweise wirken sich in der Reform-
modellvariante die Aktionen zur Früherkennung auch nur auf
die Lebenserwartung der Angestellten fühlbar aus, bei den
Arbeitern sind in dem Modell nur unbedeutende Gewinne fest-
stellbar.

3.6 METHODEN DER MODELLBILDUNG IN SPEZIELLEN ANWENDUNGSGEBIETEN

In diesem Abschnitt wollen wir exemplarisch auf die Modellbildung in zwei speziellen, für die mathematische Modellanalyse besonders gut geeigneten Anwendungsgebieten eingehen, und zwar auf Ambulanz- (Rettungsdienst-)modelle und auf Blutbankmodelle. Wir werden dabei zuerst jeweils die allgemeine Problemstellung in dem betreffenden Anwendungsgebiet beschreiben, dann die modellmäßig behandelten Einzelprobleme, das Methodenspektrum und die Zielkriterien der Modelle darstellen, eine Kurzbeschreibung einzelner Ansätze geben und in einer abschließenden Diskussion eine Einschätzung der Modelle vornehmen.

3.6.1 Ambulanzmodelle [1]

Allgemeine Problemstellung

Unter Notfallsystemen verstehen wir Einrichtungen, deren Aufgabe es ist, bei unvorhersehbaren Ereignissen mit einer Bedrohung von Leben oder Sachwerten möglichst schnell helfend einzugreifen. Zu diesen Notfallsystemen gehören, neben Rettungs- bzw. Ambulanzdiensten, die uns hier interessieren,

---

[1]
    Vgl. dazu: I. KÖHLER: *1. Zwischenbericht zum Forschungsvorhaben: "Empirische Untersuchungen über Einsatzmöglichkeiten von quantitativen Planungsmethoden zur Bestimmung optimaler Standorte und Fahrzeugzahlen für das Rettungswesen einer Region".* Universität Erlangen-Nürnberg 1980.

auch Polizei, Feuerwehr oder ärztlicher Notdienst. Die zur
Hilfeleistung benötigten Einheiten wie Personal, Fahrzeuge
oder Geräte sind dabei in der Regel an festen Punkten sta-
tioniert; die Notfälle treten als örtliche und zeitliche
Zufallsereignisse auf und können über verschiedene Kommuni-
kationswege (i.R. per Telefon oder Funk) angezeigt werden.
Das Rettungswesen ist gegenüber den anderen Notfallsystemen
durch den Transport von Personen vom Einsatzort zum Krankenhaus gekennzeichnet.

Den Ablauf im System "Rettungsdienst" können wir im einzelnen anhand der sogenannten "Rettungskette" ersehen, die in
der Abbildung 3-17 dargestellt ist. Die Entdeckungszeit eines
Notfalls läßt sich wohl kaum durch direkte Maßnahmen in einem
Notfallsystem beeinflussen. Dagegen kann eine Verbesserung
des Meldesystems (einheitliche Notrufnummer, Notrufsäulen,
etc.) zu einer merklichen Verkürzung des Zeitraumes zwischen
Entdeckung und Meldung des Notfalls führen. Jedoch erst mit
Eingang der Notfallmeldung können die eigentlichen Aktionen
im Rettungsdienstbereich ausgelöst werden. Diese beginnen
mit der Festlegung eines geeigneten Rettungsmittels und des
Einsatzpersonals (Punkt (5)). Hierbei spielen Fragen der Personalplanung, des Ausbildungsstandes des Personals, der Fahr-
zeughaltung bzw. der medizintechnischen Geräteausstattung
eine Rolle. Diese Aspekte des Rettungswesens waren jedoch
bisher nicht Gegenstand von Modellstudien. Ebenso liegt die
Problematik der Organisation der Notfallstationen der Krankenhäuser, die von den Rettungsfahrzeugen angefahren werden,
außerhalb der Untersuchungsziele von Ambulanzmodellen. Vielmehr wird angenommen, daß ein Notfallpatient, nachdem er in
einem Krankenhaus aufgenommen wurde, dort auch optimal versorgt werden kann. Die grundlegende Fragestellung der Modellbildung von Rettungsdienstsystemen besteht nunmehr darin,
Standorte und Fahrzeugzahlen so zu wählen, daß die Einsatz-
anforderungen optimal erfüllt werden können.

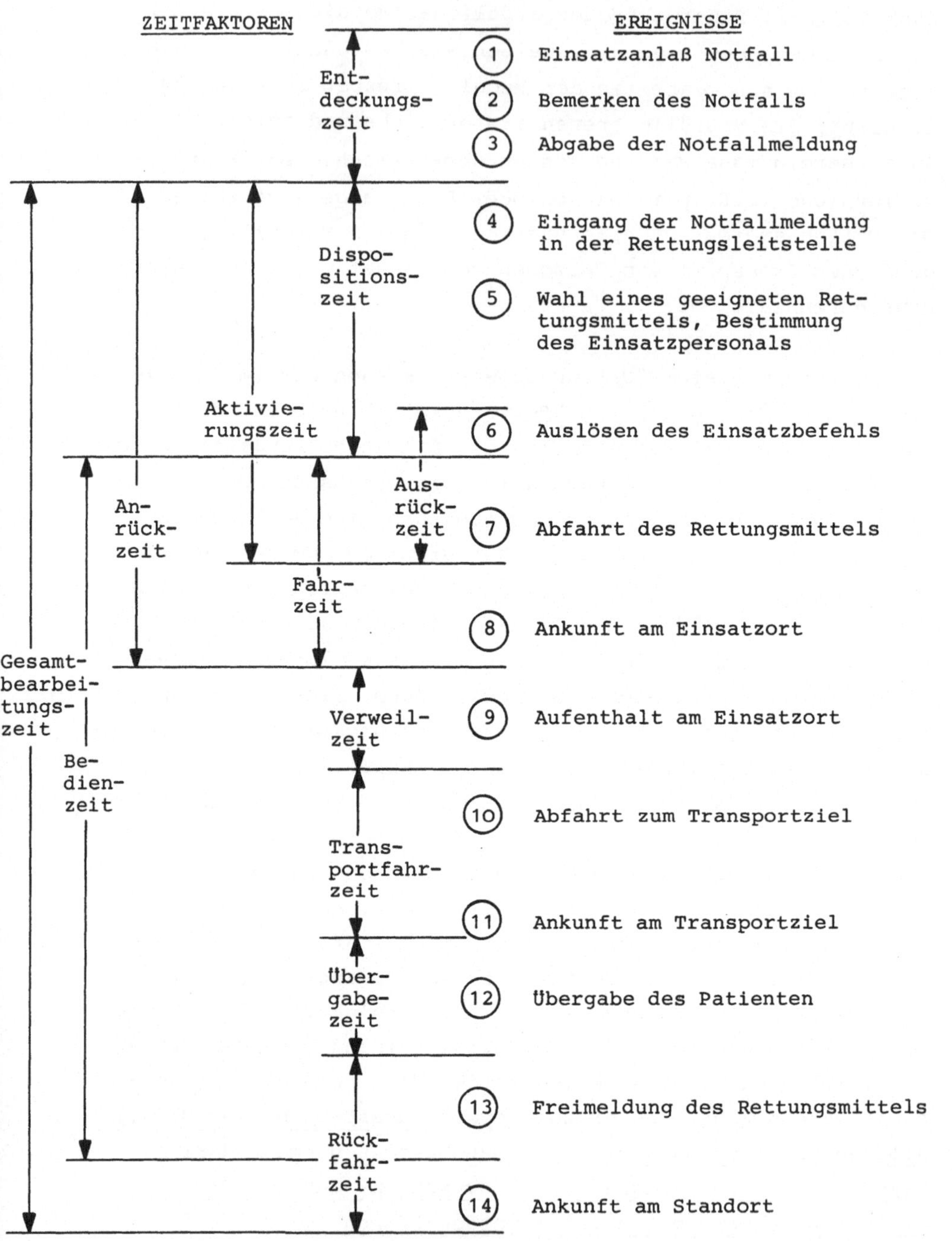

Abbildung: 3-17: Die "Rettungskette" im System Rettungswesen [2]

[2] Entnommen aus: KÖHLER (1980), op. cit., S. 2 (leicht modifiziert)

Die ersten Ambulanz- bzw. Rettungsdienstmodelle tauchten in der Literatur Ende der sechziger Jahre auf. Sie können jedoch als spezielle Standortmodelle angesehen werden, deren grundlegende mathematische Lösungsansätze bereits fünf bis zehn Jahre zuvor erarbeitet wurden.[3] In den folgenden Jahren sind dann eine ganze Reihe von Modellen zur Analyse und Optimierung des Rettungsdienstes - vor allem im englischsprachigen Raum - entwickelt worden. Neben der Standortproblematik wurden vor allem die folgenden <u>Einzelproblemstellungen</u> in Systemen des Rettungswesens mit mathematischen Modellen analysiert:

- Prognose der Einsätze,
- Anzahl der Standorte,
- Anzahl der Fahrzeuge,
- Einsatzgebiete für einzelne Ambulanzen,
- Rettungswesen in ländlichen Gebieten,
- Städtische Rettungsdienstsysteme,
- Transportplanung von Nicht-Notfallpatienten,
- Kosten/Nutzen im Rettungswesen.

Das Hauptaugenmerk wurde in den Modellstudien auf die Fragestellungen hinsichtlich der Anzahl der Standorte und Fahrzeuge bzw. der Standortwahl gelegt. Die meisten Modelle wurden außerdem für städtische Gebiete entwickelt. Sie sind nicht ohne weiteres auf ländliche Gebiete übertragbar, da bei diesen sehr häufig von einem rechtwinkligen Straßennetz bei der Bestimmung der Fahrzeiten ausgegangen wurde, bzw. die Fahrzeiten nicht so stark gewichtet wurden, wie dies bei großflächigen Einsatzgebieten erforderlich ist. Nur

---

[3] Vgl. C. **RE VELLE**, D. **MARKS** und J.C. **LIEBMANN**: *An Analysis of private and public Sector Location Models.* Management Science 16 (1970), Nr. 7, S. 692-707.

wenige Modelle sind speziell für ländliche Regionen bekannt.
Schließlich beschäftigen sich die meisten Modelle mit reinen
Notfallsystemen. Eine Verbindung von Notfall- und Kranken-
transporteinsätzen in einem System, wie dies in der Bundesrepublik Deutschland gegeben ist, wurde nur selten berücksichtigt.

Bei der Modellbildung von Systemen des Rettungswesens kamen
primär die folgenden <u>mathematischen Methoden</u> zur Anwendung:

- Statistische Datenanalyse
- Regression
- Lineare Programmierung
- Gemischt-ganzzahlige Programmierung
- Branch and Bound
- Heuristische Suchverfahren
- Warteschlangentheorie
- Simulation
- Kopplung verschiedener Methoden ("Modellkopplung").

Die am häufigsten eingesetzten Methoden kommen aus der <u>Warte-
schlangentheorie</u> und der <u>Simulation</u>. Häufig werden bei Modellstudien auf diesem Gebiet auch analytische Verfahren und die
Simulationstechnik gemeinsam verwendet (Modell- bzw. Methodenkopplung [4]).

Einen ersten grundlegenden Schritt in der Entwicklung von
mathematischen Modellen des Rettungswesens stellt die Definition von <u>Zielkriterien</u> bzw. <u>Optimalitätskriterien</u> dar.
Sicherlich ist das oberste Ziel des Ambulanzdienstes die Ret-
tung von Menschenleben. Die Quantifizierung dieser Zielsetzung
ist jedoch äußerst problematisch und wird uns später noch als
methodologisches Problem der Modellbildung im Gesundheitswesen
beschäftigen. [5] Wir wollen daher ein operationales,

---

[4] Vgl. Kapitel 3.4.

[5] Siehe Kapitel 4.1.

quantitatives Zielkriterium suchen. Die wichtigste Funktion
des Rettungsdienstes läßt sich sicherlich darin sehen, die
Einsatzmittel möglichst schnell zum Notfallopfer zu bringen.
Ziel ist demnach die Minimierung der Zeit zwischen Eingang
einer Meldung und der Ankunft am Notfallort (Anrückzeit).
Die folgende Abbildung 3-18 macht deutlich, wie sehr die
Überlebenschancen eines Notfallpatienten von der Zeit bis
zur Aufnahme der Hilfeleistungen abhängig sind. Das Zielkriterium "Minimierung der Anrückzeit der Ambulanzen" in einem
Rettungsdienstsystem bietet sich folglich an und wird auch
in allen Modellstudien mit geringfügigen Modifikationen verwendet.

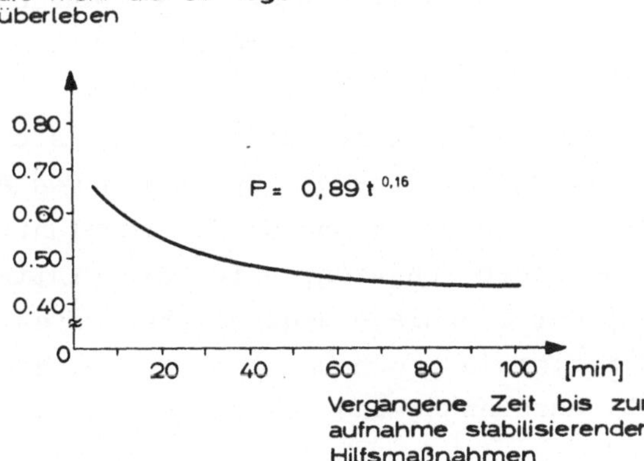

Abbildung 3-18: Abhänigigkeit der Überlebenschancen
von Notfallpatienten von der Zeit
bis zur Aufnahme stabilisierender
Hilfsmaßnahmen.[6]

---

[6] Übersetzt aus: K.F. SILER: *Evaluation of Emergency Ambulance
Characteristics under Several Criteria.* Health Services
Research 14 (1979), Nr. 7, S. 162.

Kurzbeschreibung einzelner Ansätze

Ein erstes, sehr einfaches <u>Warteschlangenmodell</u> des Rettungsdienstes wurde von BELL und ALLEN [7] entwickelt. Sie versuchen
mit ihrem Modell in Form eines Mehrkanal-Bedienungssystems,
die Anzahl der Rettungsfahrzeuge an einem einzigen Standort
derart zu optimieren, daß die Aktivierungszeit möglichst gering wird. Dabei wurde als übliche Annahme eine Poisson-Verteilung der Notrufe vorausgesetzt. Da in diesem Modell keine
geographischen Daten bzw. Fahrzeiten berücksichtigt wurden,
muß es aus heutiger Sicht als unzureichend angesehen werden.
Es diente jedoch als Grundlage für einen erweiterten Ansatz
von HALL [8], mit dem das System des Rettungsdienstes und der
Polizei in Detroit analysiert wurde. Allerdings ist die Anwendbarkeit dieses analytischen Modells dadurch begrenzt,
daß es nur bis zu vier Fahrzeuge berücksichtigen kann.

Ebenfalls der Warteschlangentheorie bedient sich STEVENSON [9]
in seinem Modell zur Analyse der Operation von Ambulanzdienstsystemen. Unter Vorgabe der Anzahl der Ambulanzfahrzeuge be-
rechnete er ungefähre Schätzungen für die minimale erwartete
Anrückzeit auf der Grundlage aggregierter Daten. Diese bezogen sich auf regionale Gegebenheiten wie Durchschnittsge-
schwindigkeit, Ausdehnung und Gesamtzahl der Notrufe. Die

---

[7] C.E. BELL und D. ALLEN: *Optimal Planning of an Emergency Ambulance Service.* Socio-Economic Planning Science 3 (1969), Nr. 8, S.95-101.

[8] W.K. HALL: *The Application of multifunction stochastic Service Systems in allocating Ambulances to an urban Area.* Operations Research 20 (1972), Nr. 3, S. 558-570.

[9] K. STEVENSON: *Operational Aspects of Emergency Ambulance Services.* Technical Report Nr. 61, M.I.T. Operations Research Center, Cambridge 1971.

Ergebnisse sollten Entscheidungshilfen für die Planung und
Allokation der Fahrzeugflotte liefern. Explizite Standort-
betrachtungen wurden jedoch in der Modellstudie nicht angestellt.

VOLZ [10] baut in seiner Studie auf dem erstgenannten Ansatz
der Warteschlangentheorie auf, beschäftigt sich jedoch als
einer der wenigen mit Rettungssystemen in <u>ländlichen Regionen</u>.
Als Zielkriterium dient ihm ebenfalls die Minimierung der
Anrückzeiten. Zum ersten Mal werden jedoch in einem Modell
gleichzeitig die Verfügbarkeit der Fahrzeuge und die Fahrzeiten zum Notfallort berücksichtigt. Dazu wird das Unter-
suchungsgebiet in Meilen-Quadrate unterteilt, die durch einen
Punkt repräsentiert werden. Zwischen allen diesen Punkten
werden dann die Fahrzeiten berechnet, wobei Annahmen über
bestimmte Geschwindigkeiten auf vier verschiedenen Straßen-
typen zugrundeliegen. Außerdem sind die zeitliche und örtliche Verteilung der Notrufe einzugeben. Mit Hilfe eines Ite-
rationsverfahrens ("Methode des steilsten Anstiegs" [11]) wird
dann die optimale Lösung für die Standorte der Ambulanzen bestimmt, wobei jedoch die Gefahr von lokalen Optima besteht.

Ein weiteres Modell, das sich der Planungsproblematik von
Rettungsdiensten in ländlichen Gebieten annimmt, stammt von
DABERKOW [12]. Er entwickelte ein Standortmodell zur Bestimmung der kostenminimalen Anzahl und Standorte von Ambulanz-
diensteinrichtungen in wenig besiedelten Gebieten. Der

---

[10] R.A. VOLZ: *Optimum Ambulance Location in semi-rural Areas*. Transportation Science 5 (1971), Nr. 5, S. 193-203.

[11] Eine einfache Beschreibung dieser Methode befindet sich bei:
S. HARBORDT: *Computersimulation in den Sozialwissenschaften*. Band 1,
Hamburg 1973, S. 221-222.

[12] S.G. DABERKOW: *Location and Cost of Ambulance Serving Rural Areas*.
Health Services Research 12 (1977), Nr. 3, S. 229-311.

mathematische Ansatz bedient sich dem Optimierungsverfahren
der Gemischt-ganzzahligen Programmierung und bezieht Standards hinsichtlich Anrück- und Bedienzeiten in Form von Restriktionen mit ein. Dann wird die Zulässigkeit einzelner
Standortalternativen unter Kostengesichtspunkten geprüft.
Ein besonderer Aspekt dieser Modellstudie ist die Einbeziehung von Transporteinrichtungen in die Analyse, die aus Gründen mangelnder Auslastung in ländlichen Regionen über die Notfalltransporte hinaus noch andere Transportfunktionen übernehmen (etwa vergleichbar mit den Krankentransportunternehmen in
der Bundesrepublik Deutschland) bzw. Notfalltransporte als
freiwillige Helfer nach Bedarf ausführen.

Ebenfalls einen Optimierungsansatz, hier der Linearen Programmierung, verwenden TOREGAS, et. al. [13], um optimale Standorte von Ambulanzen zu bestimmen. Dieser methodische Ansatz
wird durch das sogenannte p-median-Problem beschrieben: Ordne
p Stationen auf einem Nachfrage-Netzwerk in der Weise an, daß
die durchschnittliche Fahrzeit aller Notfalltransporte minimal wird. Die Zielfunktion verlangt die Minimierung der Anzahl
der Standorte. Als Nebenbedingung muß jeder potentielle Notfallort von einem Standort aus innerhalb einer vorgegebenen,
maximalen Zeit erreichbar sein. Demzufolge müssen die Fahrzeiten zwischen den Punkten bekannt sein. Nachteilig an diesem Modell ist, daß der stochastische Charakter der Problemstellung unberücksichtigt bleibt. BERLIN und LIEBMAN [14] haben versucht, diesen Nachteil dadurch auszugleichen, daß sie
im Anschluß an die analytische Berechnung der Standorte ein
stochastisches Simulationsmodell für die Operation der

---

[13] C. TOREGAS, et.al.: *The Location of Emergency Service Facilities.*
Operations Research 19 (1971), Nr. 5, S. 1363-1373.

[14] G. BERLIN und J.C. LIEBMAN: *Mathematical Analysis of Emergency
Ambulance Location.* Socio-Economic Planning Science 8 (1974),
Nr. 12, S. 323-332.

einzelnen Rettungsfahrzeuge ablaufen lassen.

Schon sehr viel früher und in einem der ersten Modellansätze auf diesem Anwendungsgebiet überhaupt bediente sich
SAVAS [15] der Simulationsmethode zur Analyse des New Yorker
Rettungsdienstsystems. Zum Zeitpunkt der Untersuchung war
die Stadt New York City bezüglich des Ambulanzdienstes in
49 Krankenhaus-Distrikte eingeteilt, wobei die 109 Rettungs-
wagen an jeweils einem Krankenhaus in jedem Distrikt statio-
niert waren. Mit Hilfe des Modells, das die Zielkriterien
"Minimierung der Anrückzeiten" und "Minimierung der Bedienzeiten" (Zeitspanne zwischen Ausrücken des Ambulanzfahrzeu-
ges und Freimeldung) verwendete, und dessen Ablauf wir in
dem Flußdiagramm in Abbildung 3-19 ersehen können, wurden
am Beispiel des New Yorker Bezirks Brooklyn verschiedene Planungsalternativen (Erhöhung der Fahrzeugzahlen, verschiedene
Standortverteilungen) untersucht und anschließend Kosten-
Nutzen-Analysen durchgeführt. Das Kosten-Nutzen-Verhältnis
der einzelnen Planungsalternativen ergab sich dabei aus der
Relation zwischen zusätzlichen monatlichen Kosten und einge-
sparten Transportzeiten. SAVAS wies mit seinem Modell nach,
daß eine dezentrale Stationierung der Ambulanzfahrzeuge wesentliche Vorteile erbringt. Selbst in Anbetracht des relativ einfachen Standardmodellansatzes sowie der mangelnden
Beurteilungsmöglichkeit über die Datenerfordernisse und die
Modellgenauigkeit muß diese Studie als eine Pionierarbeit auf
dem Gebiet der mathematischen Analyse von Rettungsdienstsystemen angesehen werden.

Eines der Modelle, die sich sowohl der <u>Simulationsmethode</u> als
auch eines <u>analytischen Verfahrens</u> bedienen, stammt von
SWOLELAND, et. al. [16]. Auch sie verfolgen das Ziel, die

---

[15] E.S. SAVAS: *Simulation and Cost-effectiveness Analysis of New York's
      Emergency Ambulance Service.* Management Science 15 (1969), Nr. 12,
      S. 608-627.

[16] C. SWOLELAND, et.al.: *Ambulance Location: A probabilistic Enumeration
      Approach.* Management Science 20 (1973), Nr. 4, S. 686-698.

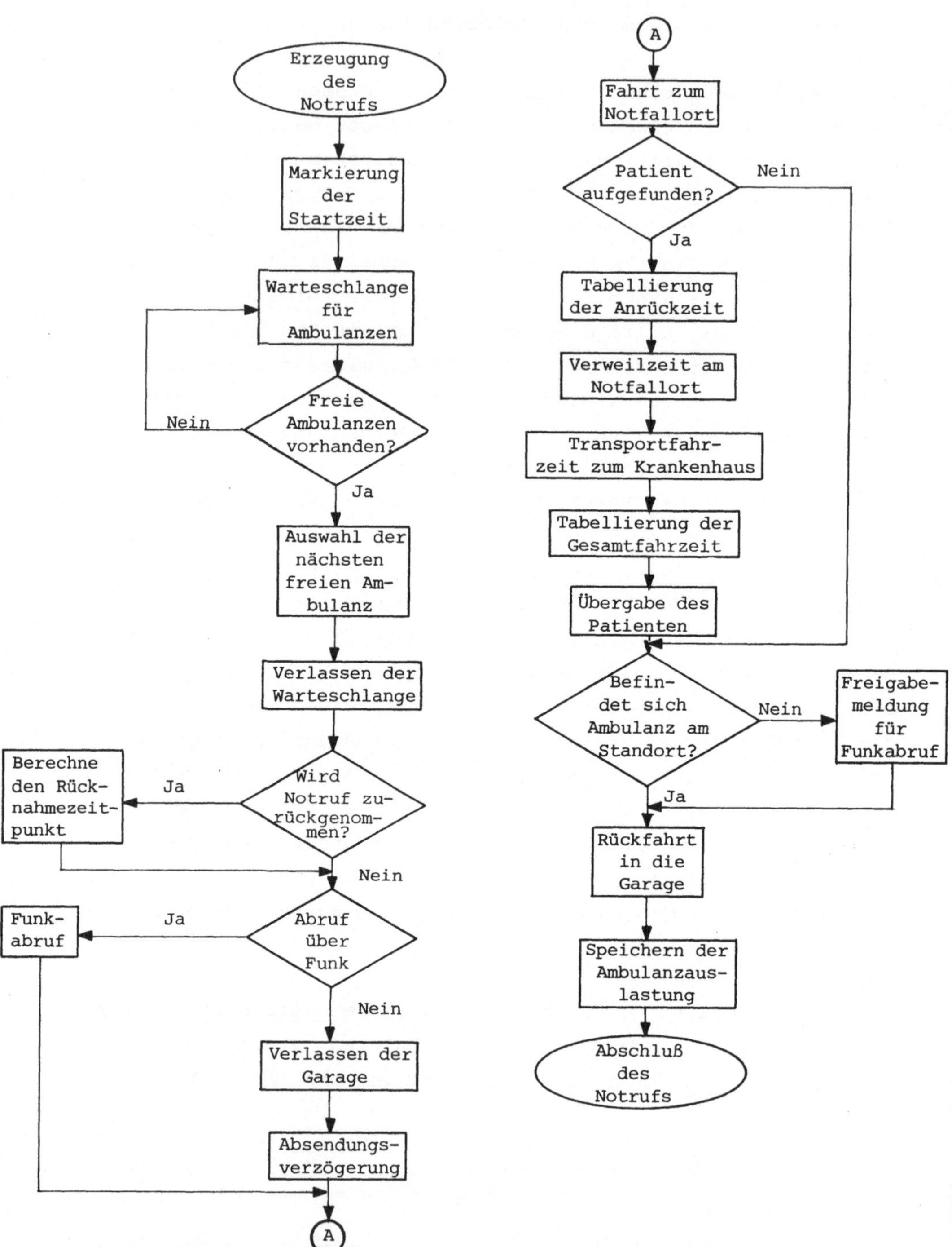

Abbildung 3-19: Flußdiagramm des Simulationsmodells für den Rettungsdienst in New York City [17)]

[17)] Übersetzt aus: SAVAS (1969), op. cit., S. 613.

Standorte einer vorgegebenen Anzahl von Ambulanzfahrzeugen
so zu legen, daß die Anrückzeiten minimiert werden. Für den
zuerst ablaufenden Simulationsteil sind als Eingaben die
Matrix der Fahrzeiten zwischen allen Knotenpunkten, die Matrix der kürzesten Wege und die Zuordnung der Knoten zu grös-
seren Regionen, die Standorte der Fahrzeuge, die Abfertigungs-
regel sowie der Auftragsstrom (Notfallort, Zeitpunkt, Dring-
lichkeitsstufe, Verweilzeit am Einsatzort, Transportfahrzeit,
Übergabezeit, möglicher Fehlalarm) erforderlich. Die Simulationsergebnisse in Form von Wahrscheinlichkeiten dafür, daß
ein Fahrzeug einer bestimmten Priorität q zum Notfallort i
beordert wird, dienen dann als Eingabe für ein analytisches
Modell, das mit Hilfe des <u>Branch-and Bound-Verfahrens</u> die optimale Standortverteilung bestimmt.

Die bisher behandelten mathematischen Modelle beschäftigten
sich vorrangig mit Standortproblemen in Ambulanzdienstsystemen und gingen von einem gegebenen Notfallaufkommen in einer
Region aus. Als Planungsgrundlage für die Festsetzung von
Standorten und Fahrzeugzahlen sind jedoch bei einem längeren
Planungshorizont <u>Bedarfsprognosen für Rettungstransporte</u> sinnvoll. Mit dieser Problematik beschäftigt sich SILER[18] in seiner Modellstudie, in der er anhand empirischer Daten aus dem
Los Angeles County ein statistisches Prognosemodell entwik-
kelt. Neben Angaben über die Ambulanzeinsätze standen sozio-
ökonomische und geographische Daten zur Verfügung. Mit dem
statistischen Verfahren der <u>Stufenweisen Regression</u> gelang
es, die anfangs über 100 potentiellen Einflußgrößen des Bedarfs an Rettungstransporten auf wenige signifikante Bestim-
mungsvariablen zu reduzieren und eine nichtlineare Regressions-
beziehung zur Schätzung des Rettungstransportaufkommens in

---

[18] K.F. SILER: *Predicting Demand for Publicly Dispatched Ambulances
in a Metropolitan Area.* Health Services Research 10 (1975), Nr. 3,
S. 254-263.

einer Gemeinde in Abhängigkeit von demographischen, Beschäftigungs- und Landnutzungsdaten zu bestimmen. Diese Bedarfsschätzungen können wiederum zur Standort- und Fahrzeugplanung im Rettungswesen herangezogen werden.

Modelle des Rettungswesens aus dem deutschsprachigen Raum sind bisher nur sehr wenige bekannt. Hier ist zum einen das sehr umfangreiche <u>Simulationsmodell</u> von RÜFFER, et.al. [19] zu nennen, das im Auftrag der Bundesanstalt für Straßenwesen zur Untersuchung verschiedener Einsatzstrategien entwickelt wurde. Dieses Modell behandelt sowohl Notfall- als auch Krankentransporteinsätze und stellt eine ziemlich genaue Abbildung der Realität auf einer hohen Komplexitätsstufe dar. Demzufolge sind die Datenerfordernisse des Modells auch sehr groß. Die Erhebung derart exakter Daten ist jedoch bei der derzeitigen unzureichenden Dokumentation der Rettungsdienste höchst aufwendig und führt zu Ungenauigkeiten. Bei dieser Modellstudie war es aufgrund der mangelnden Datenlage bisher auch nicht möglich, die Validität des Modells nachzuweisen. Damit wird der Nutzen derart komplexer und aufwendiger Modellansätze in Frage gestellt.

Eine weitere deutschsprachige Modellstudie des Rettungswesens wird von LÜTHI [20] beschrieben. Mit Hilfe eines <u>Simulationsmodells</u>, das einen Ausschnitt aus dem Züricher Sanitätsdienst nachbildet, sollte der Frage nachgegangen werden, wie sich die Eröffnung eines neuen Standplatzes für Ambulanzfahrzeuge auf die städtische Notfallversorgung auswirkt. Daraus ergab sich die Aufgabenstellung, die Wartezeit eines Notfallpatienten

---

[19] B. RÜFFER, W. SCHMITT und W. SIEGENER: *Simulation von Rettungssystemen.* Forschungsberichte der Bundesanstalt für Straßenwesen, Bereich Unfallforschung, Köln 1979.

[20] H.J. LÜTHI: *Operations Research im Gesundheitswesen.* In: F. WEINBERG, et.al.(Hrsg.): Operations Research im öffentlichen Dienst, Bern 1976, S. 27-37.

bis zum Eintreffen der Ambulanz in Abhängigkeit des Notfall-
ortes, des Standortes der Ambulanzen, der jeweiligen Mann-
schaftszahl und des Einsatzbereichs der Ambulanzen zu bestimmen. Es sollte jene Planungsalternative aufgezeigt werden,
bei welcher die maximalen Wartezeiten durchschnittlich am
kleinsten sind.

Schließlich ist an der Universität Erlangen-Nürnberg [21] seit
1979 ein Forschungsvorhaben im Gange, das empirische Untersuchungen über Einsatzmöglichkeiten von mathematischen Planungsmethoden zur Bestimmung optimaler Standorte und Fahrzeugzahlen des Rettungswesens einer Region zum Inhalt hat. Erste
empirische Zwischenergebnisse liegen bereits vor, die mathematische Modellformulierung ist jedoch noch nicht abgeschlossen.

Eine tabellarische Gesamtübersicht der beschriebenen und weiterer mathematischer Modelle für Ambulanzdienstsysteme befindet sich im Anhang I (Tafel IV).

Diskussion

Die ersten quantitativen Modellansätze für Rettungsdienstsysteme sind in den sechziger Jahren entwickelt worden. Dabei wurden die mathematischen Lösungsverfahren häufig aus Arbeiten
über allgemeine Standortprobleme (z.B. für Lagerhäuser [22])

---

[21] Vgl. U. KÖHLER: 2. *Zwischenbericht zum Forschungsvorhaben "Empirische Untersuchungen über Einsatzmöglichkeiten von quantitativen Planungsmethoden zur Bestimmung optimaler Standorte und Fahrzeugzahlen des Rettungswesens einer Region"*. Universität Erlangen-Nürnberg 1981.

[22] Siehe z.B. W.J. BAUMOLAND und P. WOLFE: *A Warehouse Location Problem*. Operations Research 6 (1958), Nr. 2, S. 252-263.

übernommen. Wir haben gesehen, daß eine Reihe verschiedenar-
tiger Problemstellungen aus dem Rettungswesen quantitativ
bearbeitet wurden, von Prognosen der Ambulanzeinsätze über
optimale Standort- und Fahrzeugzahlenbestimmung bis hin
zu den speziellen Rettungsproblemen in wenig besiedelten Gebieten. Der überwiegende Teil der Modellansätze befaßt sich
jedoch mit Standortproblemen, wobei verschiedene mathematische Methoden - teilweise auch kombiniert - zum Einsatz
kamen.

Nachteilig an den <u>Optimierungsansätzen</u> (Linerare, Ganzzahlige Programmierung) ist, daß sie die Verfügbarkeit der Fahrzeuge und somit den stochastischen Charakter des Problems
außer acht lassen. Dadurch werden zwar weniger Eingabedaten
benötigt, aber der Einsatz dieser Modelle ist nur sinnvoll,
wenn sehr viele mögliche Standorte für einen Rettungseinsatz
in Frage kommen, d.h. ein Notfallort auch dann schnell erreicht werden kann, wenn das eigentlich zuständige Fahrzeug
nicht verfügbar ist. Auf der anderen Seite machen die einfachen <u>Warteschlangenmodelle</u> zwar Angaben über die Verfüg-
barkeiten, berücksichtigen jedoch zu wenig die geographischen
Verhältnisse. Die <u>Simulationsmethode</u> dagegen bietet den Vorteil, daß die Abläufe in Rettungsdienstsystemen beliebig genau nachgebildet werden können, auf der anderen Seite steigen
die Datenerfordernisse enorm an und können meistens nicht mit
ausreichender Genauigkeit erfüllt werden.

Neben den genannten Problemen, die sich zum Teil auf die Grenzen der verwendeten mathematischen Methoden zurückführen lassen, treten weitere Schwierigkeiten bei der Modellbildung von
Rettungssystemen auf. Dazu gehören die <u>Einteilung des Unter-
suchungsgebietes in kleinere Einheiten</u> bzw. repräsentative
Punkte, deren Wahl sich sehr negativ auf die Modellergebnisse
auswirken kann, oder die <u>Ermittlung der Fahrzeiten zwischen
den potentiellen Einsatzorten</u>, deren Genauigkeit ebenfalls die

Modellergebnisse wesentlich beeinflußt. So hat sich beispielsweise bei den Anwendungen des Modells von GROOM [23],
das wir bisher noch nicht erwähnt haben, jedoch noch später als ein Praxisbeispiel [24] ausführlicher behandelt werden soll, gezeigt, daß die Fahrzeiten den entscheidenden
Einfluß auf die Modellergebnisse, vor allem in ländlichen
Gebieten, ausüben. Dies bedeutet in Zahlen ausgedrückt, daß
bei einer Zunahme der Notrufe um 100% der Fahrzeugbedarf
nur um 10-20% stieg, um die geforderten Anrückzeiten einzuhalten; steigert man jedoch die Fahrzeiten um 100%, dann
ergibt sich ein Zusatzbedarf von 80-90%. Gerade die Berechnung der Fahrzeiten ist mit den größten Ungenauigkeiten behaftet.

Der überwiegende Teil der Modellstudien ist <u>theoretischer
Natur</u>. Es werden zwar häufig empirische Daten verwendet, über
einen Praxiseinsatz der Modelle werden jedoch selten Aussagen gemacht. Die dafür notwendige <u>Zusammenarbeit mit Prakti-
kern</u> und die wichtige <u>Akzeptanzproblematik</u> der Modelle bleiben in der Regel unerwähnt. Zu den wenigen Ausnahmen, bei
denen die Modellentwicklung tatsächlich unter dem Aspekt eines
späteren <u>Praxiseinsatzes</u> stattfand bzw. bei denen sogar schon
praktische Erfahrungen vorlagen, können die Arbeiten von
GROOM [25], dem ONTARIO MINISTRY OF HEALTH[26], von INMAN[27] sowie
das noch laufende Projekt von KÖHLER [28] gezählt werden. (Vgl.
auch Tabelle IV im Anhang I.) Das Simulationsmodell von

---

[23] K.N. GROOM: *Planning Emergency Ambulance Servies*. Operational Research
Quarterly 28 (1977), Nr. 3, S. 641-651.

[24] Vgl. Kapitel 6.4.

[25] GROOM (1977), op. cit.

[26] ONTARIO MINISTRY OF HEALTH: *Overview of the Ontario Ambulance Service
Information System*. Toronto 1977

[27] D. INMAN: *Computer aided Ambulance Scheduling*. In: B. BARBER, et.al.
(Hrsg.): Medical Informatics Berlin 1979 - Proceedings, Berlin-
Heidelberg-New York 1979, S. 314-324.

[28] KÖHLER (1980/81) op. cit.

RÜFFER, et.al. [29] wurde zwar auch als praktisches Planungsinstrument für die Bundesanstalt für Straßenwesen entwickelt,
konnte jedoch wegen des großen Datenbedarfs diesem Anspruch
bisher nicht gerecht werden.

Ein praktischer Einsatz von mathematischen Ansätzen im Rettungswesen erscheint insbesondere im Rahmen von computergestützten Informationssystemen vorteilhaft. Diese schaffen die
notwendige Datenbasis mit der erforderlichen Genauigkeit, die
neben der Kooperation mit Praktikern und der dabei herbeizu-
führenden Akzeptanz eine unabdingbare Voraussetzung für die
erfolgreiche Anwendung von quantitativen Modellen in der Praxis
des Rettungswesens darstellt.

---

[29] RÜFFER, etl.al. (1979), op. cit.

3.6.2 Blutbankmodelle[1]

Allgemeine Problemstellung

Die Sammlung, Lagerung und Verteilung menschlichen <u>Blutes für die Transfusionsmedizin</u>, der eine ständig wachsende Bedeutung zukommt, stellt ein Problem dar, das sich wesentlich von der Produktion, Lagerung und Distribution industrieller Güter unterscheidet. Blut ist <u>nicht beliebig produzierbar</u>, sondern wird als natürliches Produkt freiwillig von gesunden Menschen gespendet. Blut ist auch <u>nicht allgemein verträglich</u>, denn es gibt acht verschiedene Hauptblutgruppen (ABØ-Gruppe, RH-Faktor) sowie eine steigende Anzahl zusätzlicher Blutgruppenspezifikationen (Kell, Lewis, etc., seit einiger Zeit auch die HLA-Typen), die bei einer Transfusion berücksichtigt werden müssen. Die verschiedenen Blutgruppen sind in der Bevölkerung sehr ungleich verteilt, und einige treten nur äußerst selten auf (z.B. AB Rh neg.). Nicht nur die Nachfrage nach Blutkonserven ist sehr starken Schwankungen unterworfen, sondern auch das <u>Angebot</u> in Form von Blutspenden entzieht sich der Regulierung der Blutbank und ist somit <u>stochastisch</u>.

Weiterhin besitzen Blutkonserven nur eine <u>begrenzte Lebensdauer</u> (früher 21 Tage, heute 30 bis 35 Tage) und sind danach für eine Transfusion nicht mehr allgemein verwendbar.

Besonders problematisch ist schließlich, daß eine <u>Zurückweisung von dringenden Konservenanforderungen nicht zulässig</u> ist, da andernfalls die Gesundheit der Patienten gefährdet wird, während man in der industriellen Lagerhaltung durchaus von

---

[1] Siehe auch: B. PAGE: *Lagerhaltungsmodelle für Blutbanken*. In: B. SCHNEIDER und U. RANFT (Hrsg.): Simulationsmethoden in der Medizin und Biologie, Berlin-Heidelberg-New York 1978, S. 74-82.

B. PAGE: *Mathematische Entscheidungsverfahren in Blutbanken*. EDV in Medizin und Biologie 11 (1980), Nr. 1, S. 5-12.

einem bestimmten Anteil nicht befriedigter Nachfrage ausgeht.

Eine <u>Blutbank</u> läßt sich vereinfachend als eine Institution
definieren, die Spendern Blut abnimmt, Blutkonserven her-
stellt und bis zur Auslieferung an die Abnehmer lagert.

Mittelpunkt eines <u>regionalen Blutbanksystems</u> ist ein zentra-
ler Blutspendedienst (BD), in dem die Blutspenden abgenommen
werden. Der BD übernimmt neben dieser <u>Blutsammel- und Konser-
venproduktionsfunktion</u> auch eine (Zwischen-) <u>Lagerungsfunktion</u>
und die <u>Verteilungsfunktion</u> der Blutprodukte an die Abnehmer.
Abnehmer der Blutkonserven stellen Krankenhäuser und niedergelassene Ärzte dar, die das Blut für ihre Transfusionspatienten benötigen. Größere Krankenhäuser verfügen über eigene Blutbanken bzw. -depots.

Das gesamte "Transfusionsblutversorgungssystem" ist in vereinfachter Form in Abbildung 3-20 dargestellt. Der Arzt übergibt
dem Labor des Krankenhauses eine Blutprobe des Transfusionspatienten mit einer Bestellung über eine bestimmte Konservenmenge. Das Labor führt die Blutgruppenbestimmung durch und reserviert die Konserven mit verträglicher Blutgruppe aus dem
eigenen Depot bzw. fordert ihre Lieferung beim regionalen Blutspendedienst an. Handelt es sich bei dem Patienten um einen
Notfall, so muß das Blut sofort beschafft werden, d.h. die
Konserven werden außerplanmäßig vom BD per Boten oder Taxi
geliefert. Andernfalls wird die Bestellung für die nächste
planmäßige Lieferung vermerkt.

Die Reservierung von Konserven für einen Patienten erfolgt
erst, wenn die Verträglichkeit zwischen Empfänger- und Spenderblut mit Hilfe einer Kreuzprobe getestet worden ist. Diese Kreuzprobe muß vor jeder Transfusion zusätzlich zu der
Blutformelbestimmung aus Sicherheitsgründen durchgeführt werden, da eine Unverträglichkeit zwischen Spender- und Empfän-
gerblut auch bei übereinstimmenden Blutformeln vorliegen kann.

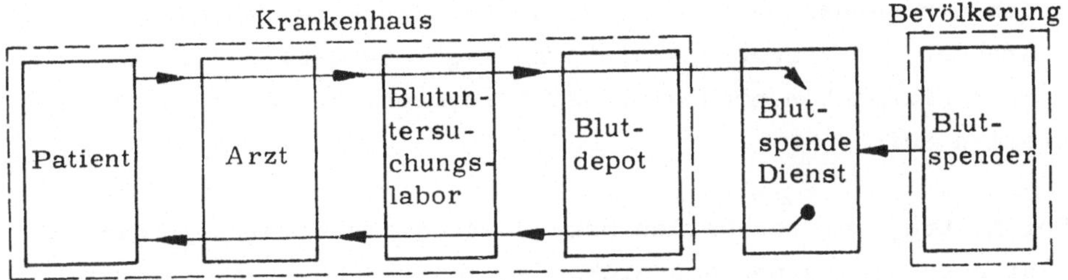

Abbilding 3-20: Das Versorgungssystem für Blutkonserven

Die Konserven bleiben für den betreffenden Patienten norma-
lerweise solange reserviert, bis sie entweder transfundiert
werden, oder der Arzt die Reservierung aufhebt (Reservierungsprinzip). In der Regel soll eine Reservierung nicht länger als
48 Stunden aufrechterhalten werden, da sich inzwischen bei dem
Patienten Antikörper gegen das Spenderblut gebildet haben können.

Abbildung 3-21 verdeutlicht den Zusammenhang zwischen reserviertem und nicht reserviertem Lagerbestand in einem Blutdepot.

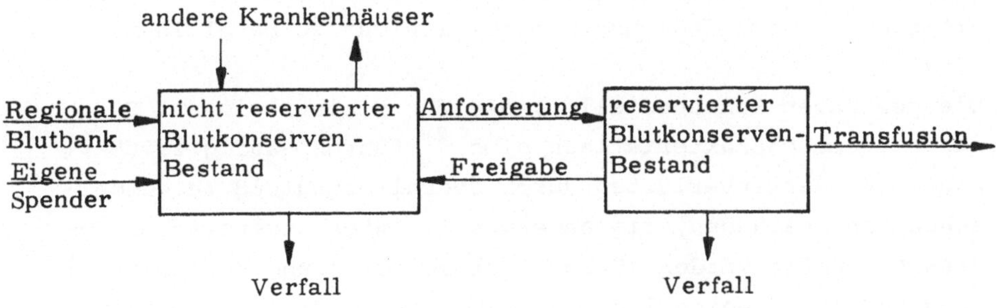

Abbildung 3-21: Das Reservierungsprinzip

Neben den genannten Problemen, die sich aus dem besonderen
Charakter des "Produktes Blutkonserve" ergeben, treten in
vielen Blutbanken noch eine Reihe anderer typischer Schwachstellen auf.

Dem Auftrag der regionalen bzw. überregionalen Blutspende-
einrichtungen, einen ausreichenden Konservenbestand für die
Transfusionspatienten des gesamten Versorgungsgebietes jederzeit zu gewährleisten, steht aufgrund eines überhöhten Sicher-
heitsbedürfnisses das Bemühen der einzelnen Krankenhäuser gegenüber, einen möglichst hohen Konservenbestand, insbesondere der seltenen Blutgruppen, für die eigenen Patienten auf
Lager zu halten.
Dieser Zielkonflikt in Verbindung mit der fehlenden Übersicht
über den Verbleib der Konserven, sowohl im BD nach Auslieferung an die Krankenhäuser, als auch in den transfusionsmedi-
zinischen Abteilungen selbst hinsichtlich ihrer Stationen,
erschwert eine bedarfsgerechte Verteilung der Konserven durch
den zentralen Blutspendedienst und führt zu Ungleichgewichten
in der Blutkonservenversorgung.

Neben den stark schwankenden, saisonal abhängigen Konservenanforderungen behindert das durch den BD kaum steuerbare Eintreffen von Blutspendern eine Lagerhaltungspolitik im eigentlichen Sinne. Denn eine gezielte Spendereinbestellung ist in
größeren Blutspendediensten manuell nicht zu bewältigen.

Die genannten Schwachstellen, die für viele regionale Blutbanksysteme charakteristisch sind [2], führen häufig zu überhöhten Konservenverlusten durch Überalterung und zu chroni-
schen Fehlbeständen, die anderwärtig unter zusätzlichen Kosten beschafft werden müssen. Zur Verbesserung der Lagerhaltung in einem regionalen Blutbanksystem lassen sich neben

---

[2] Vgl. J.B. JENNINGS: *Blood Bank Inventory Control*. Management Science
19 (1973), Nr. 6, S. 637-645.

gewissen organisatorischen Änderungen und dem Computereinsatz[3] auch mathematische Methoden der Modellbildung heranziehen, die uns hier interessieren sollen.

Einzelprobleme, Methodenspektrum und Zielkriterien

Bis vor 20 Jahren wurden in der Literatur über Blutbanken
ausschließlich medizinische Aspekte der Lagerung von Blutkonserven (Konservenhaltbarkeit, verschiedene Konservierungs-
mittel etc.) behandelt. Erst in den sechziger Jahren began-
nen Wissenschaftler in den USA, sich mit <u>Lagerhaltungsproble-
men in Blutbanken unter Managementgesichtspunkten</u> zu beschäftigen. Sie gingen dabei von der Erkenntnis aus, daß selbst in
Anbetracht der Besonderheiten in der Lagerhaltung von Blutkonserven gegenüber industriellen Produkten die grundsätzlichen
Überlegungen der Lagerhaltungstheorie, die für den industriellen Bereich entwickelt wurde, auch auf Blutbanksysteme übertragbar sind, wo sich das Lagerhaltungsproblem und die Frage
einer optimalen Verteilung der Produkte im Versorgungssystem
in ähnlicher Weise stellen. Seitdem sind mathematische Modelle der Statistik und des Operations Research auf eine Vielzahl
von Einzelproblemen in Blutbanken angewendet worden. Dazu gehören:

- Optimale Konservenbestände
- Bestellpolitiken der Konservenabnehmer
- Bedarfsprognosen

---

[3] Zum Computereinsatz in Blutbanken siehe:
   B. PAGE: *A Review of Computer Systems in Blood Banks and Discussion
   of the Applicability of Mathematical Decision Methods.* Methods of
   Information in Medicine 19 (1980), Nr. 2, S. 75-82.

- Einbestellung von Blutspendern
- Lagerhaltungsdisziplinen (FIFO, LIFO)
- Zentralisierung bzw. Dezentralisierung der Blut-
  konservenlagerhaltung in einem regionalen Versor-
  gungssystem
- Distributionspolitiken eines regionalen Blutspen-
  dedienstes
- Umverteilung (Recycling) von Blutkonserven durch
  die zentrale Blutbank
- Lagerhaltungspolitiken für seltene Blutgruppen
- Planung von Blutsammelaktionen mit mobilen Abnahme-
  stationen
- Einfluß alternativer Konservenhaltbarkeiten auf die
  Lagerhaltung
- Einfrieren von Blutkomponenten zur Erhöhung der
  Haltbarkeit
- Reservierungspolitiken der Konserven für einzelne
  Patienten
- Bewertungskriterien der Lagerhaltung einzelner
  Krankenhäuser.

In gleicher Weise wie die Problemstellungen in Blutbanken
ist das Methodenspektrum der Statistik- und OR-Verfahren sehr
vielfältig:

- Klassische Lagerhaltungstheorie
- Deterministische Gleichungssysteme
- Empirische Verfahren
- Heuristische Ansätze
- Prognoseverfahren
- Regression
- Simulation
- Kopplung verschiedener Methoden ("Modellkopplung").

Die am häufigsten eingesetzten Methoden stellen die Computersimulation und empirische Verfahren dar, die auch zugleich als

die am besten geeigneten mathematischen Entscheidungsverfahren für Problemstellungen in Blutbanksystemen erscheinen.

Zur mathematischen Analyse der Blutbanklagerhaltung sind
<u>Zielkriterien</u> der Lagerhaltung von Blutkonserven zu definie-
ren. Medizinische Anforderungen, wie beispielsweise die Minimierung von Transfusionszwischenfällen bzw. -folgen oder Spen-
derreaktionen fallen nicht in diesen Rahmen. Folgende Zielkriterien haben sich bei der Modellbildung von Blutbanksystemen durchgesetzt [4]:

- Fehlmengen   - Konservenverfall

- durchschnittliches Trans-   - Kosten.
  fusionsalter der Konserven

Wir wollen die Kosten noch näher spezifizieren und sie als Lagerhaltungskosten je transformierter Konserve definieren, in
die Fehlmengen und Verfall kostenmäßig eingehen [5]. Wir können
die Kosten dann als übergeordnetes Zielkriterium einsetzen.

---

[4] Vgl. beispielsweise: E.A. BRILL und M.U. THOMAS: *Managing a Community Hospital Blood Bank with a Freezer System*. Technical Report Nr. 74011, Naval Postgraduate School, Monterey, California 1974.

JENNINGS (1973), op. cit.

M. RABINOWITZ: *Blood Bank Inventory Policies: A Computer Simulation*. Health Services Research 8 (1973), Nr. 3, S. 271-282
und
C.C. PEGELS und A.E. JELMERT: *An Evaluation of Blood-Inventory Policies: A Markov-Chain Application*. Operations Research 18 (1970), Nr. 6, S. 1087-1098.

[5] Siehe dazu: B. PAGE: *Ein Simulationsmodell zur optimalen Versorgung von Krankenhäusern mit Blutkonserven durch einen regionalen Blutspende-dienst*. In: M. MEYER (Hrsg.): Krankenhausplanung, Stuttgart - New York 1979, S. 110-123.

B. PAGE: *Alternative Inventory and Distribution Policies for a Regional Blood Banking System*. Methods of Information in Medicine 19 (1980), S. 83-87.

Kurzbeschreibung einzelner Ansätze

Die ersten grundlegenden Arbeiten wurden bereits 1960 von
SONNENDECKER [6] und von MILLARD [7] veröffentlicht. Ziel der
ersten Studie war die Entwicklung einer einfachen deterministischen Prognosegleichung für den täglichen Bedarf an
Blutkonserven in einem Krankenhaus und die Bestimmung der
Bestellmengen von dem regionalen Blutspendedienst.
Der Ansatz der Arbeit von MILLARD war eine Untersuchung einfacher Modelle der (industriellen) Lagerhaltungstheorie unter dem besonderen Gesichtspunkt der Anwendbarkeit auf Blutbanken. Er beginnt mit einem einfachen Warteschlangenmodell
mit poissonverteilten Ankünften, die Zuwächse des Lagerbestandes aufgrund von Blutspenden darstellen, und einer ex-
ponentialverteilten Servicerate als Nachfrage nach Blutkonserven. Dieses Modell wird durch die Einführung periodischer
Lieferungen von außen, etwa durch einen überregionalen Blutspendedienst, erweitert. Anfangs ist keine Beschaffungszeit
vorgesehen, dann entwickelt er ein Modell mit Beschaffungszeit
zwischen Konservenanforderung und Lieferung.

Ebenfalls ein theoretisches Modell wurde von PEGELS und
JELMERT [8] 1969 vorgelegt, das sich jedoch der Theorie der
absorbierenden Markovketten bedient und zur Untersuchung der
klassischen Lagerhaltungsdisziplinen FIFO (First In, First
Out) und LIFO (Last In, First Out) eingesetzt wurde. Das Modell besitzt 21 Zustände, die das jeweilige Alter der Blutkonserven in Tagen darstellen, und zwei zusätzliche absor-
bierende Zustände, den Verfall und die Transfusion einer

---

[6] J.P. SONNENDECKER: *A Model for Forecasting Whole Blood Requirements
of a Hospital Blood Laboratory*. Industrial Engineering Station
Bulletin 180, Part. I, Ohio State University, Columbus 1960.

[7] D.W. MILLARD: *Industrial Inventory Models as Applied to the Problem
of Inventorying Whole Blood*. Industrial Engineering Station Bulletin
180, Part. II, Ohio State University, Columbus 1960.

[8] PEGELS und JELMERT (1970), op. cit.

Konserve. In einer Weiterentwicklung werden dann jeweils noch Zustände für die Reservierung bzw. Verfügbarkeit einer Blutkonserve eingeführt. Zu jedem der 21 Alterszustände gehört eine Wahrscheinlichkeit für die Transfusion und die komplementäre Wahrscheinlichkeit für den Übergang zum nächsten Alterszustand. Für bekannte Übergangswahrscheinlichkeiten kann dieser Ansatz verwendet werden, um die Wahrscheinlichkeit für den Verfall einer Konserve, das durchschnittliche Konservenalter bei der Transfusion, das dem Erwartungswert der Zahl der Übergänge bis zur Absorbtion im Transfusionszustand entspricht, und den durchschnittlichen Lagerbestand zu bestimmen.
Ein komplexeres <u>Markov-Modell</u> wurde von MOLE[9] einige Jahre später vorgelegt. Es bleiben jedoch auch hier grundsätzliche Bedenken gegen die Gültigkeit der Markov-Eigenschaften in der Blutbanklagerhaltung erhalten.

Eine andere Untersuchung von PIERSKALLA und ROACH[10] mit theoretischer Ausrichtung verallgemeinert das Problem der Lagerhaltung von Blutkonserven zu einem <u>Lagerhaltungsansatz für verderbliche Güter</u>. Es wird mathematisch nachgewiesen, daß FIFO unter bestimmten Annahmen die optimale Ausgabepolitik gegenüber allen anderen Lagerhaltungsdisziplinen (z.B. LIFO) hinsichtlich der Optimalitätskriterien Minimierung des Verfalls und der Fehlmengen ist. Die Mathematischen Sätze werden dann anhand von Beispielen der Blutbanklagerhaltung erläutert.

Einen ähnlichen Ansatz wie SONNENDECKER haben HULBURT und JONES[11] vorgelegt. Sie untersuchen die Auswirkungen des Zuganges von Blutkonserven in den Lagerbestand, der Konservennachfrage und des Anteils der transfundierten Konserven an den Reservierungen auf den Konservenverfall. <u>Deterministische</u>

---

[9] R.H. MOLE: *Inventory Control in Hospital Blood Banks*. Management Science 21 (1975), Nr. 3, S. 461-473.

[10] W.P. PIERSKALA und C.D. ROACH: *Optimal Issuing Policies for perishable Inventory*. Management Science 18 (1972), Nr. 11, S. 603-611.

[11] E.L. HULBURT und A.R. JONES: *Blood Bank Inventory Control*. Transfusion 4 (1964), Nr. 2, S. 126-133.

<u>Gleichungen</u> zur Berechnung der erforderlichen Bestellmenge
in Abhängigkeit von den täglichen Transfusionen werden entwickelt.

Empirische Untersuchungen liegen der Arbeit von SILVER und
SILVER [12] zugrunde. Sie beschreiben ein <u>empirisches Verfah-</u>
<u>ren</u> zur Festsetzung des Lagerbestandes über einen Zeitraum
von 14 Tagen, um die Summe aus Fehlmengen- und Verfallskosten
zu minimieren. Dabei werden empirische Lagerbestandswerte und
die daraus resultierenden Fehlmengen und Konservenverluste
verwendet.

Ebenfalls auf empirischer Basis wurde eine Beziehung zwischen
Lagerbestand, durchschnittlicher Nachfrage und Fehlmengenrate
von BRODHEIM, HIRSCH und PRASTACOS [13] entwickelt. Dabei werden Nachfragedaten eines ganzen Jahres für jede der acht klassischen Blutgruppen in neun Krankenhäusern ausgewertet. Es
werden Lagerbestände vorgegeben und die resultierende Fehlmengenrate in Abhängigkeit vom täglichen Konservenbedarf graphisch
dargestellt. Mit Hilfe der Regressionsanalyse werden dann funktionale Beziehungen zwischen Lagerbestand, Bedarf und Fehlmengenrate bestimmt. Die Genauigkeit der mit dem Verfahren prognostizierten Lagerbestände wird anhand einer umfangreichen
empirischen Untersuchung von Daten aus verschiedenen Regionen
der USA überprüft, wobei sich Abweichungen zwischen 5% und 20%
ergaben. Allerdings wurde das Problem des Konservenverfalls
in der Studie nicht berücksichtigt.

Das erste, noch recht einfache <u>Simulationsmodell</u> stammt von
ELSTON und PRICKEL [14] aus dem Jahre 1963. Das Hauptziel ihrer
Arbeit ist die Untersuchung des Einflusses von variierenden
Lagerbeständen- und Konservennachfrage in einer Krankenhaus-
blutbank auf die Größe der Fehl- und Verfallsmengen, die sie
dann tabellieren.

---

[12] A. SILVER und A.M. SILVER: *An empirical Inventory Control System for Hospital Blood Banks.* Hospitals 38 (1964), S. 56-72.

[13] E. BRODHEIM, R. HIRSCH und G. PRASTACOS: *Setting Inventory levels for Hospital Blood Banks.* Transfusion 16 (1976), Nr. 1, S. 63-70.

[14] R.C. ELSTON und J.C. PICKREL: *A statistical Approach to Ordering and Usage Policies for a Hospital Blood Bank.* Transfusion 3 (1963), Nr. 1, S. 41-47.

Später wurde ein detaillierteres <u>Blutbanksimulationsmodell</u>
von JENNINGS [15] vom Massachusetts Institute of Technology
vorgelegt. Bei ihm wird zum ersten Mal das Reservierungsprinzip von Blutkonserven für einen bestimmten Patienten bis zur
Transfusion bzw. Freigabe der Konserve berücksichtigt. Auch
ist sein Untersuchungsziel die Analyse alternativer Verfahrensregeln in der Blutbanklagerhaltung. Er beginnt mit einem
Simulationsmodell für eine Krankenhausblutbank, das er mit
realen Daten validiert. Das Krankenhausblutbankmodell macht
er dann zum Baustein eines regionalen Blutbanksystems, das er
als Interaktion mehrerer Krankenhausblutbanken versteht. Mit
seinem Simulationsmodell will er die Auswirkungen verschiedener Zentralisierungsgrade der Lagerhaltung in einem regionalen
Verbund von Krankenhausblutbanken auf den Konservenverfall und
die Fehlmengen untersuchen. Die beiden Grenzfälle der Lagerhaltung in einem regionalen Blutbanksystem werden zuerst analysiert: Die unabhängige Operation und die gemeinsame Lagerhaltung (d.h. ein gemeinsames Lager) der Krankenhäuser. Damit
werden obere bzw. untere Schranken für die Fehlmengen und den
Verfall in Blutbanksystemen verschiedener Größenordnungen,
d.h. mit unterschiedlicher Anzahl kooperierender Krankenhäuser, bestimmt.
Andere Politiken, die jeweils ein unterschiedlich hohes Maß
an Kooperation der Krankenhäuser verlangen, werden von JENNINGS
entwickelt und mit dem Simulationsmodell getestet.
Ebenfalls alternative Verfahrensregeln werden von RABINOWITZ[16]
für eine Krankenhausblutbank mit Hilfe der Simulation untersucht. Empirische Daten werden zur Modellkonstruktion und
-validierung eingesetzt. Schwerpunkt der Arbeit ist die

---

[15] J.B. JENNINGS: *Hospital Blood Bank Whole Blood Inventory Control.*
Technical Report Nr. 21, Operations Research Center, Massachusetts
Institute of Technology, Cambridge 1967.

J.B. JENNINGS: *Inventory Control in Regional Blood Banking Systems.*
Technical Report Nr. 53, Operations Research Center, Massachusetts
Institute of Technology, Cambridge 1970.

JENNINGS (1973) op. cit.

[16] RABINOWITZ (1973), op. cit.
M.B. DUMAS und M. RABINOWITZ: *Policies for reducing Blood Wastage in
Hospital Blood Banks.* Management Science 23 (1977), Nr. 10,S.1124-1132.

Untersuchung von drei vorgeschlagenen Operationsregeln (doppelte Reservierung einer Konserve für jeweils zwei Patienten, Reservierung älterer Konserven für Patienten mit Transfusionsindikationen mit hoher Transfusionswahrscheinlichkeit, Transfusion von älteren, Rh-negativen Konserven an Rh-positive Patienten) zur Reduzierung der Verfallsquote bei gleichzeitiger Verwendung eines Soll-Lagerbestandes zur Steuerung der Fehlmengen.

Von BRILL und THOMAS [17] stammt ein <u>Simulationsmodell</u> für eine Krankenhausblutbank mit einem Zentrifugen-Gefriersystem. Es geht Ihnen um den Vergleich der Leistung einer Blutbank mit bzw. ohne Gefriersystem, sowie verschiedener Einfrierungsstrategien von Blut anhand der Optimalitätskriterien Fehlmengen, Verfall und Kosten.

Ebenfalls mit Strategien zum Einfrieren von Blutkonserven beschäftigen sich CUMMING, et.al. [18] in einer <u>Simulationsstudie</u> auf der Basis empirischer Daten. Sie weisen nach, daß ein Einfrieren von überschüssigen Konserven in Zeiten guter Versorgung und Verwendung dieses Blutes in Mangelperioden zwar zu einer Reduzierung der Fehlmengen führt, jedoch dies nur unter sehr hohen Kosten. Die gleichen Ergebnisse ließen sich zu geringeren Kosten durch eine Verbesserung der Planung im Blutspendebereich erzielen.

Mit dem Recycling bzw. der Rotation (oder Neuverteilung) von Blutkonserven zwischen den verschiedenen Krankenhäusern einer Region mit dem Ziel, sie dort zu lagern, wo sie eine hohe Transfusionswahrscheinlichkeit haben, beschäftigt sich das <u>Optimierungsmodell mit mehrdimensionaler Zielfunktion</u> von KENDALL und LEE [19]. In dem Modell enthalten sind Restriktionen bezüglich

---

[17] BRILL/THOMAS (1974), op. cit.

[18] P.D. CUMMING, et.al.: *Cost Effectiveness of Use of Frozen Blood to Alleviate Blood Shortages*. Transfusion 17 (1977), Nr. 6, S. 602-606.

[19] K.E. KENDALL und S.M. LEE: *Formulating Blood Rotation Policies with Multiple Objectives*. Management Science 26 (1980), Nr. 11, S.1145- 1157.

der Lagerbestände, der Verfügbarkeit frischen Blutes, des
Konservenverfalls, des Alters der Konserven und der Blut-
sammelkosten. Diese Neuverteilung der Blutkonserven sollte derart durchgeführt werden, daß der Konservenverfall minimiert und die Qualität des Blutes verbessert wird, d.h.daß
Frischblut in ausreichendem Maße vorhanden ist, jedoch gleichzeitig die Fehlmengen und die Betriebskosten auf regionaler
Ebene sich auf vertretbarem Level bewegen. Die Prioritäten
für diese Teilziele sind jedoch in jeder Versorgungsregion
verschieden. Folglich ist das vorliegende Modell derart aus-
gelegt, daß die mehrfachen Ziele gemäß den vorgegebenen Prioritäten in einem bestimmten regionalen Blutbanksystem erreicht werden.

Das erste deutsche Blutbankmodell wurde von PAGE entwickelt.
Wir werden dieses Modell später noch ausführlich behandeln[20].
Weitere mathematische Modelle von Blutbanksystemen aus dem
deutschen Sprachraum sind bekannt von KLAUSMANN und MARTIN[21]
und von POPP und VOLLERT[22]. Auch bei diesen Ansätzen handelt
es sich um <u>Simulationsmodelle</u>. In dem ersten Ansatz wurden auf
der Grundlage empirischer Verteilungen der Blutbank der Städtischen Krankenanstalten Nürnberg für verschiedene Konserven-
Sollbestände die Fehlmengen- und Verfallsquote für jede der
acht Hauptblutgruppen bestimmt. Aus den Ergebnissen wurden
Vorschläge für die Sollbestandsbereiche des realen Systems
sowie für eine Veränderung des Rückgabemoduses bereitgestell-
ter, jedoch nicht benötigter Konserven abgeleitet.

---

[20] Vgl. Kapitel 5.2 .

[21] H.S. KLAUSMANN und H. MARTIN: *Systemanalyse und Simulation einer
Krankenhausblutbank.* In: M. MEYER (Hrsg.): Krankenhausplanung,
Stuttgart-New York 1979, S. 234-246.

[22] W. POPP und H. VOLLERT: *A Comparison of decentralized and centralized Disposition Systems for Red Cell Concentrates.* In: J.R.MÖHR
und A. KLUGE: The Computer and Blood Banking (EDP Applications in
Transfusion Medicine)-GMDS Spring Conference, Tübingen, April 1981 -
Proceedings, Berlin-Heidelberg-New York 1981, S. 141-154.

Das zweite Modell dient der Untersuchung einer Entscheidungsregel zur Bestimmung der Liefermengen für die Krankenhäuser
in einem zentral gesteuerten regionalen System derart, daß
die erwarteten Fehl- und Verfallmengenraten vorgegebene Ober-
schranken nicht überschreiten. Daneben werden auch besonders
aus medizinischer Sicht geforderte Aspekte - wie z.B. Min-
destanteile von frischen Konserven in den Lagerbeständen -
berücksichtigt. Ferner erfolgte eine Gegenüberstellung der
Ergebnisse des zentral gesteuerten Versorgungssystems mit Re-
sultaten eines vergleichbaren dezentralen Systems.

1972 haben JELMERT [23] et.al. ein mathematisches Verfahren für
den Praxiseinsatz entwickelt, das der bedarfsgerechten Distribution der Blutkonserven in einem regionalen Versorgungssystem
diente und seine Funktion im Rahmen eines computergestützten
Blutbankinformationssystems ausführte. Seitdem haben eine Reihe weiterer praxisorientierter Entwicklungsarbeiten in diesem
Bereich stattgefunden, auf die wir jedoch an dieser Stelle
nicht näher eingehen wollen. Wir werden aber auf den Aspekt
der praktischen Anwendbarkeit von mathematischen Blutbankmo-
dellen in einem späteren Kapitel zurückkommen, wenn wir ausgewählte Beispiele zum Praxiseinsatz von Modellen behandeln. [24]

Eine tabellarische Gesamtübersicht der genannten und weiterer
mathematischer Modellansätze für Blutbanksysteme befindet
sich im Anhang I (Tafel V).

---

[23] A.E. JELMERT, et.al.: *A Human Blood Distribution and Allocation
Model.* Department of Management Systems, State University of
New York at Buffalo 1972.

[24] Vgl. Kapitel 5.2.10 und 6.5.

Diskussion

Seit mehr als zwei Jahrzehnten haben sich Wissenschaftler mit
der Lagerhaltungsproblematik in Blutbanken aus nichtmedizinischer Sicht beschäftigt. Dabei bediente man sich eines weit-
reichenden mathematischen Methodenspektrums, das von einfachen
deterministischen Modellen in Form von Gleichungssystemen bzw.
empirischen Beziehungen und von statistischen Prognosseglei-
chungen, über klassische Lagerhaltungsansätze und Markovketten bis hin zu komplexen Simulationsmodellen reicht.

Bei einigen Modellen ging es nur um die Festsetzung von optimalen Konservenbeständen und Bestellmengen in den Krankenhäusern, bei anderen auch um die Untersuchung alternativer Operationsregeln. Anfangs wurden zumeist mathematische Ansätze
für Problemstellungen der Blutbanklagerhaltung in einzelnen
Krankenhäusern - der institutionellen Ebene - später zunehmend auch für regionale Blutbanksysteme erarbeitet.

Die analytischen Ansätze beschreiben aufgrund der einschränkenden Modellannahmen nur unzureichend die komplexen Abläufe
in Blutbanksystemen. Ihre Ergebnisse sind daher nur bedingt
verwertbar und gehen über grobe Faustregeln für optimale Konservenbestände oder Bestellmengen nicht hinaus. Mit <u>Simula-
tionsmodellen</u> dagegen können die Abläufe in Blutbanksystemen
auf verschiedenen Komplexitätsebenen abgebildet werden, ohne
daß man an die strengen mathematischen Voraussetzungen der
analytischen Verfahren gebunden ist. Ihre Ergebnisse sind
wegen der größeren Realitätsnähe der Modelle meistens aus-
sagefähiger. Mit ihnen lassen sich alternative Operationsregeln in Blutbanken testen, über deren Praxiseinsatz anhand
der Modellergebnisse entschieden werden kann. Ein Beispiel
dafür ist das Simulationsmodell von PAGE, mit dem Verfahren
zur Distribution von Blutkonserven und zur Spendeneinbestel-
lung in einem regionalen Blutbanksystem erfolgreich getestet

wurden. Diese Modellverfahren lassen sich zu einem automatischen, computergestützten Dispositionssystem ausbauen, wie wir noch sehen werden.[25] Andere Modellansätze sind ebenfalls unter dem Aspekt des Einsatzes als dispositive Funktionen in computergestützten Blutbankinformationssystemen entwickelt worden [26] (z.B. Modelle Nr. 28-31 in Tafel V im Anhang I).

Während die Ergebnisse der zumeist theoretischen Modellstudien nur bedingte praktische Relevanz besitzen, erscheint der Einsatz mathematischer Methoden für die <u>automatische Bereitstellung von Dispositionshilfen</u> in Blutbanken angesichts des zunehmenden DV-Einsatzes auch in diesem Bereich [27] für die Praxis interessanter. Längerfristig könnten auch Blutbankmodelle zu höherer praktischer Relevanz gelangen, wenn aufgrund des zunehmenden DV-Einsatzes eine verbesserte Datenbasis verfügbar wird. Dann könnten beispielsweise Simulationsmodelle verwendet werden, um optimale Konservenbestände für Krankenhäuser oder Sicherheitsbestände für regionale Blutbanken zu bestimmen.

---

[25] Siehe Kapitel 5.2, Fallstudie 7.

[26] Siehe auch Kapitel 6.5, Praxisbeispiel 5.

[27] Vgl. PAGE (1980): *A Review of Computer Systems in Blood Banks ...*, op. cit..

3.7 BEWERTUNG DER MODELLBILDUNG [1]

Im letzten Abschnitt haben wir bereits eine Einschätzung der
mathematischen Modelle in den speziellen Anwendungsgebieten
"Ambulanzdienste" und "Blutbanken" vorgenommen. Dabei wurden
sowohl anwendungsspezifische als auch schon allgemeingültige
Aspekte der Modellbildung diskutiert. In diesem Abschnitt
wollen wir eine Bewertung des gesamten Anwendungs- und Methodenspektrums der Modellbildung im Gesundheitswesen versuchen,
bevor wir dann im nächsten Kapitel auf einzelne methodologische
Fragen ausführlich eingehen wollen.

Als Haupteinwand gegen den überwiegenden Teil der publizierten Modellstudien müssen wir anführen, daß der <u>Schwerpunkt</u>
eindeutig <u>auf der mathematischen Modellformulierung</u> lag; den
praktisch wesentlich relevanteren Arbeitsschritten der Datenanalyse und der Implementation in der Planungspraxis wurde
dagegen nur geringe Aufmerksamkeit zuteil. Vielen Autoren ging
es einzig darum, methodisch anspruchsvolle und mathematisch
originelle Lösungsansätze zu entwickeln, für die noch ein
interessantes Anwendungsbeispiel gesucht wurde, das sich dann
eher zufällig auf dem Gebiet des Gesundheitswesens fand. Etwas
überspitzt könnten wir sagen, daß nicht für eine bestehende
Problemstellung ein angemessener mathematischer Lösungsweg,
sondern für ein theoretisch entwickeltes, mathematisches Modell ein Anwendungsbeispiel ausgesucht wurde. Dies können wir
darauf zurückführen, daß die meisten Modelle von Wissenschaft-
lern im <u>Universitätsbereich</u> mit dem Ziel einer anschließenden
methodisch orientierten Publikation und nicht unter dem Aspekt
einer möglichen Praxisanwendung erstellt wurden. Die Folge
sind Modelle, die häufig die Erfahrungen und Zielvorstellungen

---

[1] Vgl. B. PAGE: *Probleme der Modellbildung im Gesundheitswesen.* EDV in
Medizin und Biologie 10 (1979), Nr. 4, S. 102-107.

aus der Praxis unzureichend berücksichtigen und somit an den
Erfordernissen für eine praxisrelevante Problemlösung vorbei-
gehen. Hier sind jedoch insofern Veränderungen zu erwarten,
als auch im akademischen Bereich angewandte Forschung zunehmend "hoffähiger" wird, und man sich verstärkt um Praxiskon-
takte bemüht.

Doch selbst in Modellstudien, die unter einem Praxisanspruch
realisiert wurden, findet der Aspekt der <u>Akzeptanz</u> durch die
späteren Benutzer der Modelle kaum Erwähnung. Voraussetzung
für diese Akzeptanz ist vor allem eine enge <u>Kooperation mit
den Praktikern</u> während des gesamten Modellbildungsprozesses,
die bisher eher die Ausnahme als die Regel darstellt. Denn nur
über diese Beteiligung der Benutzer können das Modellverständnis und,darauf aufbauend, die Akzeptanz geschaffen werden, die
für den erfolgreichen Praxiseinsatz unbedingt erforderlich
sind.

Die Einsetzbarkeit von mathematischen Ansätzen in der Planungspraxis des Gesundheitswesens ist jedoch nicht nur abhängig vom
Modellverständnis des Benutzers, sondern auch von der <u>Benutzer-
freundlichkeit</u> der Modelle. Benutzerfreundlichkeit im Routineeinsatz bedeutet, daß die Modelle im online-Betrieb am Compu-
terbildschirm verwendet werden können und über für den Planer
leicht verständliche Dialogfunktionen verfügen.[2] Diesen Ent-
wicklungsstand haben jedoch bisher die wenigsten Modelle erreicht.

---

[2] Ausführungen zur Benutzerfreundlichkeit von Planungsmodellen im Gesund-
heitswesen befinden sich bei: G. KORZEN und B. PAGE: *Computergestützte
Planspiele als Instrument zur Entwicklung von Kostenbewußtsein in der
Ausbildung und Schulung von Entscheidungsträgern im Krankenhaus.*
In: M. KUNZE und A. RUMPOLD (Hrsg.): Kostenrechnung im Krankenhaus -
Stand, Erfahrungen und zukünftige Entwicklungen in Österreich, der Bun-
desrepublik Deutschland und der Schweiz. Wien 1981, S. 139 und S. 143-
145.

Eine weitere wichtige Voraussetzung für die Verwendung von
mathematischen Modellen als Entscheidungshilfen in der Planungspraxis ist der Nachweis der <u>Validität</u> bzw. der <u>Gültig-
keit der Modelle</u>. Der Aussagewert von Modellstudien ohne
eine Validitätsprüfung wäre weder hoch noch niedrig zu veranschlagen - er wäre überhaupt nicht abschätzbar [3]. Die Wichtigkeit der Validitätsprüfung von Modellen, auf die wir noch
ausführlich im folgenden Kapitel [4] eingehen werden, ist eine
relativ neue Erkenntnis, die bei den meisten hier vorliegenden Modellen völlig unberücksichtigt geblieben ist.
Wegen der Komplexität von Gesundheitssystemen ist eine reali-
tätsnahe Modellbildung in Form von Globalansätzen nur begrenzt
möglich, so daß <u>Makromodelle mit globaler Zielsetzung</u> immer
auf Kritik treffen werden. Das bedeutet nicht, daß diese Makromodelle als überflüssig anzusehen sind, jedoch sollten
die Modellergebnisse nicht überbewertet werden. Diese Klasse
von Modellen stellen in der Regel deskriptive Modelle dar,
die qualitative Aussagen ermöglichen, jedoch keine genauen
quantitativen Ergebnisse liefern können. Das liegt darin begründet, daß sie häufig nicht auf ausreichender empirischer
Basis entwickelt wurden (z.B. die meisten Modelle nach dem
System Dynamics-Konzept) und die Realität stark simplifizie-
ren. Makromodelle mit globaler Fragestellung sind keine Optimierungsmodelle und können auch keine verläßlichen Prognosen liefern, bestenfalls Entwicklungstrends aufzeigen. Dennoch haben auch diese Modelle ihre Berechtigung, sofern man
sich darauf beschränkt, sie für Unterrichts- und Demonstra-
tionszwecke einzusetzen, jedoch nicht zur Entscheidungsfindung bei konkreten Planungsfragen. Geeigneter als Entscheidungshilfen sind dagegen Modelle mit spezieller Zielrichtung,
selbst auf der Ebene nationaler Gesundheitspolitik, sofern
eine klare Definition der Problemstellungen und Antworten,
die das Modell liefern soll, vorliegt.

---

[3] Vgl. S. HARBORDT: *Computersimulation in den Sozialwissenschaften.*
Hamburg 1977, S. 155.

[4] Siehe Kapitel 4.4 .

Gute Beispiele hierfür sind die Fallstudie 5 (Bewertung von
Früherkennungsprogrammen) und 6 (ökonometrisches Modell des
Krankenhaussektors) sowie die Modellbeispiele "Ressourcenplanung in der Tuberkulosebekämpfung in Korea" und "Bestim-
mungsfaktoren der Krankenhausnachfrage" im Abschnitt 3.3 bzw.
3.5.
Die aufgeführten Kritikpunkte an den in dieser Studie ausge-
werteten Planungsmodellen stellen allgemeine Schwachstellen
der Modellbildung im Gesundheitswesen dar. Darüber hinaus
können wir noch spezifische Stärken und Schwächen der grundsätzlichen mathematischen Modellbildungsmethoden hinsichtlich ihrer Anwendbarkeit auf Problemstellungen des Gesundheitswesens anführen.
Der Vorteil der Anwendung Statistischer Methoden (der deskrip-
tiven Datenanalyse, der Multivariaten Analyse oder der Prognose) liegt in der Existenz von Standardmethoden und der zugehörigen Software. Es lassen sich eine Vielzahl ganz unterschiedlicher Problemstellungen auf relativ gradlinige Weise untersuchen, sofern eine ausreichende Datenbasis verfügbar ist.
Trotz des relativ standardmäßigen Modellaufbaus können statistische Analysen im Gesundheitswesen durchaus zu - insbesondere für die Praxis - wertvollen Erkenntnissen führen. Sie
erscheinen jedoch vielen Modellentwicklern aus dem akademischen Bereich methodisch nicht anspruchsvoll genug, so daß ihr
Anteil an den publizierten Modellen nicht ihrer praktischen
Bedeutung entspricht, und sie häufig nur als Teilaspekt einer
umfassenderen Modellstudie der Optimierung oder der Simulattion
beiläufig erwähnt werden. Allerdings läßt sich gegen die Statistischen Modelle einwenden, daß ihre Aussagen nur für den
Ist-Zustand des Gesundheitssystems gültig sind; strukturelle
Veränderungen können zwar hinsichtlich ihrer Notwendigkeit erkennbar gemacht, jedoch nicht mit diesen Verfahren analysiert
werden. Für Ökonometrische Modelle sprechen ebenfalls die
Existenz von Standardmethoden und der Software, die einfache
Vergleichbarkeit der Ergebnisse und die vertretbaren Datenerfordernisse. Die Schwächen von ökonometrischen Modellen im

Gesundheitswesen dagegen liegen in der Beschränkung der Hypothesen auf lineare Beziehungen (bzw.deren Transformationen) zwischen aggregierten Variablen und - als wichtigster Kritikpunkt - in der Einschränkung der Gültigkeit der Modellergebnisse auf den Wertebereich der Variablen in den Daten, die zur Schätzung der Koeffizienten herangezogen wurden. Demzufolge können ökonometrische Modelle auch nicht zur Untersuchung struktureller Veränderungen von Gesundheitssystemen (Abkehr vom Status Quo) eingesetzt werden.

Auch für <u>Optimierungsmodelle</u> sind Standardmethoden verfügbar und die Ergebnisse leicht vergleichbar. Abgesehen von den Koeffizienten der Zielfunktion werden die meisten Daten nicht sehr schwierig zu bekommen sein. Schließlich erhalten wir mit einem Lösungsdurchlauf die bestmögliche Lösung. Grundsätzliche Schwierigkeiten treten besonders bei diesem Modelltyp dadurch auf, daß es häufig keine befriedigende Formulierung der Zielfunktion für das zu analysierende Gesundheitssystem gibt. Diese Zielfunktions- bzw. Zielkriterienproblematik wird uns noch im nächsten Abschnitt [5] ausführlich beschäftigen. Nachteilig an Optimierungsmodellen ist weiterhin, daß sie in der Regel nicht dem stochastischen Charakter des Gesundheitssystems Rechnung tragen. Außerdem entspricht das Verhalten der Teilnehmer am Gesundheitsversorgungsprozeß nicht dem Systemoptimierungsverhalten der Elemente eines Modells.

Die Vorteile von <u>Simulationsmodellen</u> liegen in der relativ einfachen Verwendung auch auf disaggregierten Stufen, in der Flexibilität der Hypothesenformulierung, die an die Erfahrungswelt des Planers angepaßt werden können, und schließlich in der Möglichkeit, auch strukturelle Veränderungen des Systems bis hin zu völlig neuen Strukturen, die bisher in der Realität noch nicht existieren, zu untersuchen. Nachteilig dagegen ist der

---

[5] Vgl. Kapitel 4.1.

recht hohe Aufwand der Modellentwicklung, da wegen der großen
Modellflexibilität eine Standardisierung der Techniken und
Software der Simulation nur bis zum gewissen Grade erfolgt
(z.B. System Dynamics-Konzept oder GPSS)[6] ist, und dieser
Standardisierung aufgrund der Modellflexibilität auch Grenzen gesetzt sind. Demzufolge sind die Modellergebnisse verschiedener Ansätze auch nicht einfach zu vergleichen. Schließlich sind die Anforderungen an die Datenbasis und der Rechenaufwand bei Simulationsmodellen sehr hoch.

Die Entwicklung der Modellbildung im Gesundheitswesen in den
letzten eineinhalb Jahrzehnten läßt einen Trend hin zu Simulationsmodellen erkennen, insbesondere auf Kosten von Ansätzen
der Warteschlangentheorie. Dabei können wir wiederum in den
letzten Jahren eine verstärkte Tendenz in Richtung von Modellstudien beobachten, die die Simulationsmethode in Verbindung
mit analytischen Ansätzen einsetzen, insbesondere um dem hohen
Rechenaufwand der Simulationsmodelle zu begegnen. Diese Tendenz sollte sich auch in den nächsten Jahren fortsetzen; die
Simulationstechnik wird weiterhin die am häufigsten verwendete Modellbildungsmethode von Gesundheitssystemen sein, jedoch
häufig in Verbindung mit analytischen Ansätzen.

Als Gesamtfazit dieser Diskussion der allgemeinen und metho-
denspezifischen Probleme der Modellbildung im Gesundheitswesen können wir festhalten, daß die anfänglich definierten
Zielvorstellungen bei vielen Modellstudien von Gesundheitssystemen aufgrund der Datenprobleme, der methodischen Schwierigkeiten, der häufig zu sehr theoretisch ausgerichteten Modellformulierung, der unzulänglichen Kooperation mit der Praxis,
der unterlassenen Validitätsprüfung und schließlich der mangelnden Akzeptanz und Benutzerfreundlichkeit der Modelle nicht
erreicht werden konnten. Daher wurde der überwiegende Teil der
mathematischen Modelle bisher auch nicht in realen Planungs-
prozessen eingesetzt.

---

[6] Vgl. Kapitel 2.4, S. 24.

4. METHODOLOGISCHE FRAGEN DER MODELLBILDUNG VON GESUNDHEITSSYSTEMEN [1]

In diesem Abschnitt werden wir auf spezielle methodologische
Fragen der Modellbildung im Gesundheitswesen eingehen, die
teilweise schon im voranstehenden Kapitel über die Bewertung
der Modelle angeklungen sind. Wir beginnen mit der Problematik der Zieldefinition in Gesundheitssystemen, wobei Gesundheitsindizes im Mittelpunkt des Interesses stehen, erörtern
danach Ansätze zur methodischen Behandlung von multiplen Zielkriterien, die in Systemen des Gesundheitswesens häufig auftreten, kommen dann zu den Schwierigkeiten der Datenbeschaffung in diesem Bereich und diskutieren anschließend die
äußerst bedeutsame Validitätsproblematik in der mathematischen Modellbildung.

4.1 ZUR ZIELDEFINITION (insbesondere Gesundheitsindizes)

Eine grundsätzliche Schwierigkeit bei jeder quantitativen Modellstudie auf dem Gebiet des Gesundheitswesens besteht in der
Definition von geeigneten Zielkriterien. Da wir ein mathematisches Modell überwiegend zur Optimierung oder wenigstens zur
Verbesserung des untersuchten Gesundheitssystems entwickeln,
müssen wir die Frage klären, wie die Optimalität des Systems
zu messen ist, bzw. nach welchen Größen optimiert werden soll.
Bei Modellen zur Planung und Ablaufsteuerung in medizinischen
Versorgungseinrichtungen - der institutionellen Ebene der Modellbildung - können wir diese Größen bzw. Zielkriterien in
der Regel recht einfach finden. In den in dieser Arbeit dis-
kutierten Modellstudien der institutionellen Ebene wurden als

---

[1] Vgl. B. PAGE: *Probleme der Modellbildung im Gesundheitswesen.* EDV in
Medizin und Biologie 10 (1979), Nr. 4, S. 102-107.

quantitative Zielkriterien u.a. die Bettenbelegung, Auslastung
von Operationssälen, Patientenwartezeiten, ärztliche Aus-
fallzeiten, Arbeitsauslastung von Krankenschwestern, Überalterung von begrenzt haltbaren Arzneimitteln, Verfall und
Fehlmengen von Blutkonserven, oder die Kosten verwendet.
Selbst bei einigen mathematischen Ansätzen auf regionaler
Ebene mit spezieller Ausrichtung gelang es noch ohne große
Schwierigkeiten, allgemein akzeptable quantitative Zielkriterien zu finden. Man denke beispielsweise an die Rettungsdienstmodelle, wo überwiegend die Anrückzeit als quantifizier-
bares Zielkriterium eingesetzt wurde, an die regionalen Blutbankmodelle, wo sich der Konservenverfall und die Fehlmengen
ebenfalls auf regionaler Ebene als Zielkriterien eignen, oder
bereits zuvor an das Standortmodell für Computertomographen[2]
mit den Kosten (Anschaffungs-, Betriebskosten und Transportkosten der Patienten) als quantitatives Zielkriterium. Sollen jedoch bestimmte medizinische Programme, Verfahren oder
Systemveränderungen bzw. gesundheitspolitische Maßnahmen auf
regionaler bzw. nationaler Ebene mit mathematischen Methoden
analysiert werden, stehen wir letztlich vor dem Problem der
Messung der Auswirkungen auf den Gesundheitszustand der Bevölkerung.

Gesundheitsindizes [3]

Zur Lösung der letztgenannten Problemstellung müssen wir <u>Ge-
sundheitsindizes</u> definieren, die <u>Instrumente zur umfassenden
Messung des Gesundheitszustandes von Bevölkerungsgruppen</u>

---

[2] Siehe Fallstudie 3, Kapitel 3.3.3

[3] Vgl. W. VAN EIMEREN: *Gesundheitsindizes – Probleme und Aufgaben.* In:
W. van Eimeren (Hrsg.), Perspektiven der Gesundheitssystemforschung.
GMDS-Frühjahrstagung, Wuppertal 1978, Berlin-Heidelberg-New York 1978,
S. 134–144, und

TORRANCE, G.W.: *Health Status Index Models: A United Mathematical View.*
Management Science 22 (1976), Nr. 9, S. 990–1001.

MOONEY, A. und RIVES, N.W.: *Measures of Community Health Status for Health
Planning.* Health Services Research 13 (1978), Nr. 2, S.129–145.

darstellen. Gesundheitsindizes sind jedoch nicht nur für mathematische Modellstudien auf regionaler und nationaler Ebene relevant, sondern sie haben auch als quantitatives Planungsinstrument im Gesundheitswesen - zumindest außerhalb Deutschlands - zunehmend Bedeutung gewonnen, so daß man schon beinahe von einem eigenen Forschungsgebiet sprechen kann[4]. Denn es sind bereits weit mehr als 250 Publikationen zu diesem Thema aus der internationalen Literatur bekannt[5]. Auch wenn zum gegenwärtigen Zeitpunkt die mathematischen Ansätze für Gesundheitsindizes zumeist theoretischer und experimenteller Natur sind und sich bisher noch keine allgemein akzepierten Konzepte durchgesetzt haben, so ist doch zu hoffen, daß sie nach ihrer endgültigen methodischen Absicherung und ihrer Implementierungsreife in zweierlei Hinsicht zu einer rationaleren Planung im Gesundheitswesen beitragen werden. Zum einen könnten sie einen kombinierten Morbiditäts-Mortalitäts-index zur Messung des Gesundheitszustandes der Gesamtbevölkerung bereitstellen und sowohl Querschnitts- als auch Zeitvergleiche ermöglichen. Zum anderen würden sie durch ihre Fähigkeit zur Messung des gesundheitlichen Nutzens von Gesundheitsversorgungsprogrammen in allgemeingültigen Maßeinheiten den Vergleich verschiedener Programme zur Entwicklung von Programmprioritäten und zur Allokation der begrenzten Ressourcen wesentlich erleichtern.

Es sind eine Vielzahl verschiedener mathematischer Ansätze für Gesundheitsindizes entwickelt worden, die sich der unterschiedlichsten Formeln, Symbole und Terminologien bedienen. Dennoch lassen sich die meisten dieser Ansätze als Spezialfälle einer <u>allgemeinen mathematischen Formulierung des</u>

---

[4] Dies wird u.a. auch dadurch belegt, daß in den USA eigens für diesen Problembereich ein nationales Clearinghouse zur Informationssammlung und -verarbeitung eingerichtet wurde (Clearinghouse on Health Indices, National Center for Health Statistics, Department of Health, Education and Welfare, Maryland).

[5] VAN EIMEREN (1978), op. cit., S. 135.

<u>Gesundheitsindex-Problems</u> einordnen, die wir im folgenden
ausführlich darlegen wollen. Wir orientieren uns dabei an
den Ausführungen von TORRANCE[6], auf den dieser Versuch einer
Vereinheitlichung der Gesundheitsindex-Modelle zurückgeht.

Grundlegend in allen Gesundheitsindex-Modellen ist das Konzept der Gesundheit als ein kontinuierlicher Prozeß, der sich
zwischen den Extremen der völligen Gesundheit und des Todes
bewegt und jeweils den augenblicklichen gesundheitlichen Gesamtzustand einer Person beschreibt. Augenblicklicher Gesundheitszustand bezeichnet dabei die gesundheitliche Funktionsfähigkeit einer Person zu einem ganz bestimmten Zeitpunkt, unabhängig von den Zukunftsaussichten ihrer gesundheitlichen
Entwicklung. Der augenblickliche Gesundheitszustand wird durch
diese augenscheinliche Funktionsfähigkeit der Person gemessen,
nicht durch deren klinischen Werte. Der Gesundheitsbegriff bezieht
sich dabei, in Einklang mit der Definition der Weltgesundheitsorganisation[7], auf die drei Hauptkomponenten des menschlichen
Befindens, nämlich auf die körperliche, psychische und soziale
Gesundheit, die alle in das allgemeine Modell miteingehen.
Das generelle Gesundheitsindex-Modell berücksichtigt demzufolge die Stufe der körperlichen, psychischen und sozialen
Funktionsfähigkeit einer einzelnen Person an einem ganz bestimmten Zeitpunkt, aggregiert diese auf irgendeine Art zu
einem gesamten Gesundheitszustand bzw. einer Funktionsfähigkeit und bildet diese auf eine kontinuierliche Gesundheitsfunktion zwischen den Extrempunkten vollständige Funktionsunfähigkeit (Tod) und perfekte Funktionsfähigkeit ab.

Wenn wir nun diesen beiden Extrempunkten die numerischen Werte O für Tod und 1 für perfekte Funktionsfähigkeit zuordnen,

---

[6] Vgl. TORRANCE (1976), op. cit., S. 990-995.

[7] "Health is a state of complete physical, mental and social well-being,
and not merely the absence of disease and infirmity". Siehe auch:
L. BRESLOW: *A quantitative Approach to the World Health Organization
Definition of Health*. Int. J. Epidemiology 1 (1972), S. 347-355.

so können wir für alle anderen Punkte auf dieser kontinuierlichen Skala des Gesundheitszustandes einen angemessenen Zah-
lenwert innerhalb des abgeschlossenen Intervalls (0,1)vorsehen.
Wir bezeichnen die Maßeinheit des numerischen Wertes als Ge-
sundheitszustands-Einheit (Health Status Unit - HSU). Der
augenblickliche Gesundheitszustand der Person i zum Zeitpunkt
t in HSU-Einheiten ist gegeben durch $h_i(t)$. Zu einem Bevölke-
rungsgruppen-Gesundheitsindex gelangen wir, indem wir die Betrachtung auf die m Personen der Population erweitern. Grundsätzlich können wir drei verschiedene Indizes dieser Art definieren:

- einen Zeitpunkt-Index,
- einen Zeitraum-Index und
- einen Gesundheitserwartungs-Index.

Der <u>Zeitpunkt-Index</u> mißt den augenblicklichen Gesundheitszustand aller Personen in der Bevölkerungsgruppe zu einem bestimmten Zeitpunkt und mittelt diese zu einem Gruppenindex.
Der Zeitpunkt-Index für eine Population von m Personen zum
Zeitpunkt t in HSU-Einheiten ist definiert als

$$H(t) = \frac{1}{m} \sum_{i=1}^{m} h_i(t). \qquad (4.1-1)$$

Der <u>Zeitraum-Index</u> bildet den Durchschnitt der Gesundheitszu-
stände jeder Person über eine vorgegebene Zeitperiode (z.B.
1 Jahr) und mittelt diese dann über alle Personen. Für ein abgeschlossenes,kontinuierliches Zeitintervall (t_1, t_2) erhalten
wir dann die folgende Formel in HSU-Einheiten

$$H(t_1, t_2) = \frac{1}{m(t_2-t_1)} \sum_{i=1}^{m} \int_{t_1}^{t_2} h_i(t) \, dt. \qquad (4.1-2)$$

Das kontinuierliche Index-Modell eignet sich zwar als theore-
tischer Ansatz, besitzt jedoch den Nachteil der mangelnden
Praktikabilität für die Anwendung. Daher wird eine diskrete
Approximation für den stetigen Prozeß eingeführt, bei der die

stetige Zeitachse durch diskrete Zeitpunkte (Tage, Wochen,
Monate, Jahre) und die stetigen Funktionswerte des Gesundheitszustandes durch eine beschränkte Menge von vordefinier-
ten Gesundheitszuständen ersetzt werden. Als ein einfaches
Beispiel für die Definition einer solchen Zustandsmenge soll
uns die folgende Tabelle dienen:

Gesund- heits- zustand	D e f i n i t i o n	Gewichtung (HSU)
s_1	Gute Gesundheit	1,00
s_2	Begrenzte Aktivität, jedoch nicht abwesend vom Arbeits- oder Ausbildungsplatz	0,97
s_3	Abwesend vom Arbeits- oder Ausbildungsplatz, jedoch nicht bettlägerig	0,91
s_4	Bettlägerig	0,46
s_5	Stationärer Patient	0,46
s_6	Tod	0,00

Tabelle 4-1: 6-stufige Beurteilungsskala für den Gesundheitszustand [8], [9]

Wir führen nunmehr die folgende Terminologie ein:

$t = 0, 1, 2, \ldots$ seien die diskreten Zeitpunkte;

$j = 1, 2, \ldots, n$ seien die diskreten Funktionsfähigkeits-
(Gesundheits-)zustände;

h_j sei der Wert in HSU-Einheiten für den Funktionsfähig-
keits- bzw. Gesundheitszustand j;

$s(it)$ sei der Gesundheitszustand der Person i zum Zeitpunkt
t mit $s(it) \in (1,2,\ldots, n)$.

---

[8] Übersetzt aus: R. ROSSER und V. WATTS: *The Measurement of Illness.*
J. Operational Research 29 (1978), Nr.6, S. 536-537.

[9] Die Gewichtungsfaktoren wurden durch Interviews von 70 Fachleuten
aus dem Gesundheitswesen bestimmt.

Im diskreten Fall nimmt der Zeitpunkt-Index für eine Population von m Personen zum Zeitpunkt t die folgende Form an:

$$H_t = \frac{1}{m} \sum_{i=1}^{m} h_{s(it)}. \qquad (4.1-3)$$

Der Zeitraum-Index über ein abgeschlossenes Zeitintervall (t_1, t_2) berechnet sich zu

$$H_{t_1,t_2} = \frac{1}{m(t_2-t_1+1)} \sum_{i=1}^{m} \sum_{t=t_1}^{t_2} h_{s(it)}. \qquad (4.1-4)$$

Die letzte Gleichung läßt sich in eine andere Form bringen, die leichter zu handhaben ist, indem wir die Größen δ_{ijt} und f_{ij} wie folgt definieren:

$$\delta_{ijt} = 1, \qquad \text{wenn } s(it) = j \qquad (4.1-5)$$
$$= 0 \qquad \text{andernfalls},$$

und

$$f_{ij} = \frac{1}{t_2-t_1+1} \sum_{t=t_1}^{t_2} \delta_{ijt}. \qquad (4.1-6)$$

Demnach ist f_{ij} der Anteil der Zeitperiode, in dem die Person i sich im Zustand j befindet. Aus (4.1-5) folgt nun

$$h_{s(it)} = \sum_{j=1}^{n} h_j \cdot \delta_{ijt}. \qquad (4.1-7)$$

Durch Substitution kann (4.1-4) nun umformuliert werden zu

$$H_{t_1,t_2} = \frac{1}{m} \sum_{i=1}^{m} \sum_{j=1}^{n} h_j \, f_{ij}. \qquad (4.1-8)$$

Ein großes Problem sowohl mit dem Zeitpunkt - als auch mit dem Zeitraum-Index ist die Schwierigkeit, Mortalitätsdaten in

angemessener Weise einzubeziehen. Das Problem reduziert sich
letztlich darauf, die richtige Population von m Personen zur
Erstellung des Gesundheitsindex festzulegen. Wenn beispielsweise der Zeitpunkt-Index nur am Erfassungsstichtag lebende
Personen berücksichtigt, so stellt dieser offensichtlich ausschließlich einen Morbiditätsindex dar, der völlig unberührt
von der Mortalität der Bevölkerung bleibt. Wenn Personen, die
kürzlich vorzeitig verstorben sind, ebenfalls in die Population und somit in den Index miteinbezogen werden sollen, stellt
sich unmittelbar die Frage, wie die Begriffe "kürzlich" und
"vorzeitig" in diesem Zusammenhang zu definieren sind. Selbst
beim Zeitraum-Index können wir dieser Schwierigkeit nicht ganz
entgehen. Ein logischer Ansatz bei diesem Index wäre, daß wir
in die Population alle Personen einbeziehen, die am Anfang der
Zeitperiode noch lebten. In diesem Fall werden zwar alle Todesfälle während der Zeitperiode in dem Index erfaßt, es wird jedoch nicht unterschieden zwischen den einzelnen Todesfällen,
d.h. Todesfälle von 80-jährigen werden gleichermaßen bewertet
wie Todesfälle von 20-jährigen.

Ein Index, der Morbiditäts- und Mortalitätsdaten ohne diese
Schwierigkeiten kombiniert, ist der sogenannte <u>Gesundheitser-
wartungs-Index</u> (gewichteter Lebenserwartungs-Index). Dieser
theoretische Ansatz bedient sich statistischer Mortalitäts-
und Morbiditäts-Vergangenheitsdaten über die Population, um
eine Tabelle von alters- und geschlechtsspezifischen Gesund-
heitserwartungswerten zu berechnen. Ein Gesundheitserwartungswert für eine spezielle Alters-Geschlechtsgruppe stellt dabei
die erwartete Gesamtmenge an Gesundheit, gemessen in Einheiten
von HSU-Jahren, für einen Angehörigen dieser Gruppe dar. Ein
Gesundheitserwartungswert kann ebenfalls als ein gewichteter
Lebenserwartungswert betrachtet werden, bei dem jedes erwartete Lebensjahr mit dem erwarteten durchschnittlichen Gesundheitszustand für dieses Jahr in HSU-Einheiten gewichtet wird. Der
Gesundheitserwartungswert (gewichtete Lebenserwartung) für einen
Angehörigen der Population im Alter x ist gegeben durch:

$$E_x = \sum_{u=x}^{\infty} D_u \prod_{v=x}^{u} p_v, \qquad\qquad (4.1-9)$$

wobei D_u den Zeitraum-Index gemäß (4.1-8) für das dem u-ten
Geburtstag folgende Jahr für die Angehörigen der Population darstellt, die das Alter u lebend erreichen;

p_v die Wahrscheinlichkeit ist, daß ein Angehöriger der
Population bis zum Alter v überleben wird;

$p_x = 1$ **per** Definition ist.

Durch Aufspaltung der interessierenden Population in eine männ-
liche und eine weibliche Gruppe und unter Verwendung von (4.1-9)
können wir nunmehr die Tabelle der alters- und geschlechtsspezifischen Gesundheitserwartungswerte aufstellen. Diese Tabelle
der Gesundheitserwartungswerte für eine bestimmte Bevölkerungsgruppe läßt sich dann mit ähnlichen Tabellen für andere Bevölkerungsgruppen bzw. mit Tabellen aus anderen Jahren für die
gleiche Population vergleichen (Querschnitts- bzw. Zeitvergleich).

Wir wollen nun darlegen, wie wir mit diesem Index-Konzept eine
Bewertung von Gesundheitsversorgungsprogrammen - im Rahmen eines
realen Planungsprozesses oder vorerst nur in einer mathematischen Modellstudie - vornehmen können. Gegeben sei ein Gesundheitsversorgungsprogramm, das Auswirkungen auf den Gesundheitszustand von m Personen hat. Wir können uns den Einfluß des Programms auf die Gesundheit eines jeden Individuums an der folgenden Graphik klarmachen. Dabei seien $h_i(t)$ und $h_i'(t)$ die (stetigen) Werte für den Funktionsfähigkeits- bzw. Gesundheitszustand
in HSU-Einheiten für die Person i zum Zeitpunkt t ohne bzw.
mit Gesundheitsversorgungsprogramm. Analog für den diskreten
Fall seien s(it) und s'(it) die Funktionsfähigkeitszustände
der Person i zum Zeitpunkt t ohne und mit diesem Programm. Die
Verbesserung des augenblicklichen Gesundheitszustandes der Person i zum Zeitpunkt t in HSU-Einheiten als Folge des Gesundheitsversorgungsprogramms können wir wie folgt bestimmen:

$$\Delta H_t^i = h_{s'(it)} - h_{s(it)}. \qquad\qquad (4.1-10)$$

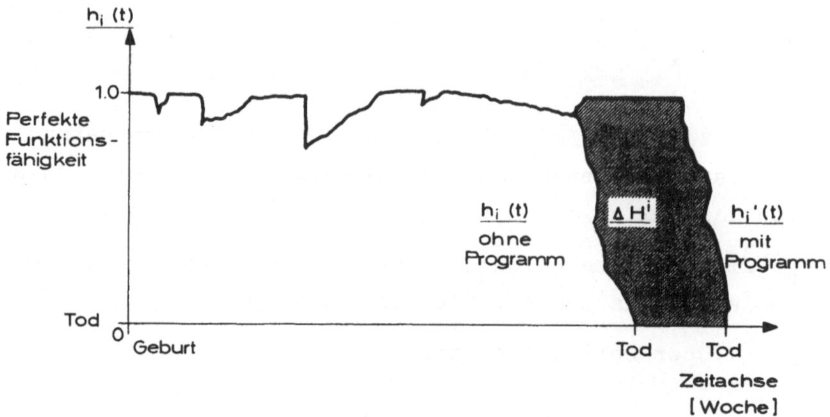

Abbildung 4-1: Auswirkungen eines Gesundheitsversorgungsprogramms auf den Gesundheitszustand einer Person i. [10]

Um die Verbesserung des Gesundheitszustandes der gesamten Bevölkerungsgruppe zu erhalten, müssen wir über alle Personen und Zeitpunkte summieren:

$$\Delta H = \sum_{i=t}^{m} \sum_{t=0}^{\infty} (h_{s'(it)} - h_{s(it)}). \tag{4.1-11}$$

Unter Verwendung von δ_{ijt} - definiert in (4.1-5) - erhalten wir

$$d_{ij} = \sum_{t=0}^{\infty} \delta_{ijt}, \tag{4.1-12}$$

wobei d_{ij} die Zeitspanne darstellt, die die Person i im Funktionsfähigkeitszustand j ohne Gesundheitsversorgungsprogramm

---

[10] Übersetzt aus: TORRANCE (1976), op. cit., S. 993.

verbringt. Analog definieren wir d'_{ij} als die Zeitspanne, in der die Person i im Zustand j mit dem Programm verbleibt. In einigen Anwendungen mögen d_{ij} und d'_{ij} nur für einen bestimmten Zeitraum (t_1, t_2) definiert werden anstatt über den gesamten Zeitverlauf $(0, \infty)$ wie in (4.1-12). Jedoch gilt in allen Fällen die folgende Identität:

$$\sum_{j=1}^{n} d_{ij} = \sum_{j=1}^{n} d'_{ij} , \qquad (4.1-13)$$

die einfach besagt, daß die Gesamtzeit, die für eine Person betrachtet wird, die gleiche ist mit oder ohne Gesundheitsversorgungsprogramm.

Unter Einsatz von (4.1-7) und (4.1-12) können wir die Beziehung (4.1-11) vereinfachen zu

$$\Delta H = \Sigma \ \Sigma \ h_j (d'_{ij} - d_{ij}) . \qquad (4.1-14)$$

Die gesamte Gesundheitsverbesserung als Ergebnis eines Programms können wir auch unter Einbeziehung der zukünftigen Verbesserungen, die mit der Rate r je Zeitperiode diskontiert werden, wie folgt bestimmen:

$$\Delta H = \sum_{i=1}^{m} \sum_{t=0}^{\infty} (1+r)^{-t} (h_{s'(it)} - h_{s(it)}) . \qquad (4.1-15)$$

Damit ist die allgemeine mathematische Formulierung des Gesundheitsindex-Problems, im Rahmen derer sich die meisten der zahlreichen Ansätze aus der Literatur beschreiben lassen, vollständig. Wir wollen hier darauf verzichten, auf einzelne Arbeiten einzugehen, sondern wir begnügen uns mit der Wiedergabe der Klassifikation der wichtigsten Index-Modelle nach TORRANCE[11]

---

[11] TORRANCE (1976), op. cit.

innerhalb seines allgemeinen mathematischen Formulierungsschemas (Abbildung 4-2), die den weiteren Einstieg in die Thematik der Gesundheitsindizes eröffnet.[12] Allerdings sollen
einige typische Hindernisse für die praktische Anwendung der
Gesundheitsindex-Modelle nicht unerwähnt bleiben:

(1) Die Definition von Gesundheitszuständen und deren numeri-
    sche Gewichtung ist problematisch [13].

(2) Die notwendigen Daten über das Vorliegen der einzelnen
    Gesundheitszustände in einer Bevölkerungsgruppe liegen
    in der Regel nicht vor.

(3) Die funktionale Beziehung zwischen Gesundheitsversorgungs-
    maßnahmen und Gesundheitszustand ist unklar, d.h. es ent-
    stehen Schwierigkeiten, die möglichen Auswirkungen von me-
    dizinischen Programmen auf die Wahrscheinlichkeiten der
    einzelnen Gesundheitszustände in der Bevölkerungsgruppe
    zu schätzen.

Wir sehen, daß noch eine Reihe schwieriger Probleme bei der
Operationalisierung des Gesundheitsbegriffes und beim Entwurf
und der Implementierung der Datenbasis einer Lösung durch intensive Forschungsarbeit bedürfen, damit die Gesundheitsindex-
Modelle für die Planungspraxis einsetzbar werden.

---

[12] Zur Vertiefung der Problematik der Gesundheitsindizes sei auf die in
der Abbildung 4-2 genannten Quellen sowie auf die folgenden Publikationen verwiesen:

R.L. BERG (Hrsg.): *Health Status Indexes*. Hospital Research and
Educational Trust, Chicago 1973.

T.W. BICE: *Comments on Health Indicators: Methodological Perspectives*.
International Journal of Health Services 6 (1976), Nr. 3, S.509-519.

HEALTH SERVICES RESEARCH: *Health Status Indexes*. Special Issue of Health
Services Research 11 (1976), Nr. 4.

G.W. TORRANCE: *Social Preferences for Health States: An Empirical
Evaluation of three Measurement Techniques*. Socio-Economic Planning
Science 10 (1976), S. 129-136.

[13] Hier bieten sich beispielsweise Ansätze der Nutzwertanalyse an;
vgl. TORRANCE (1976), Ibid.

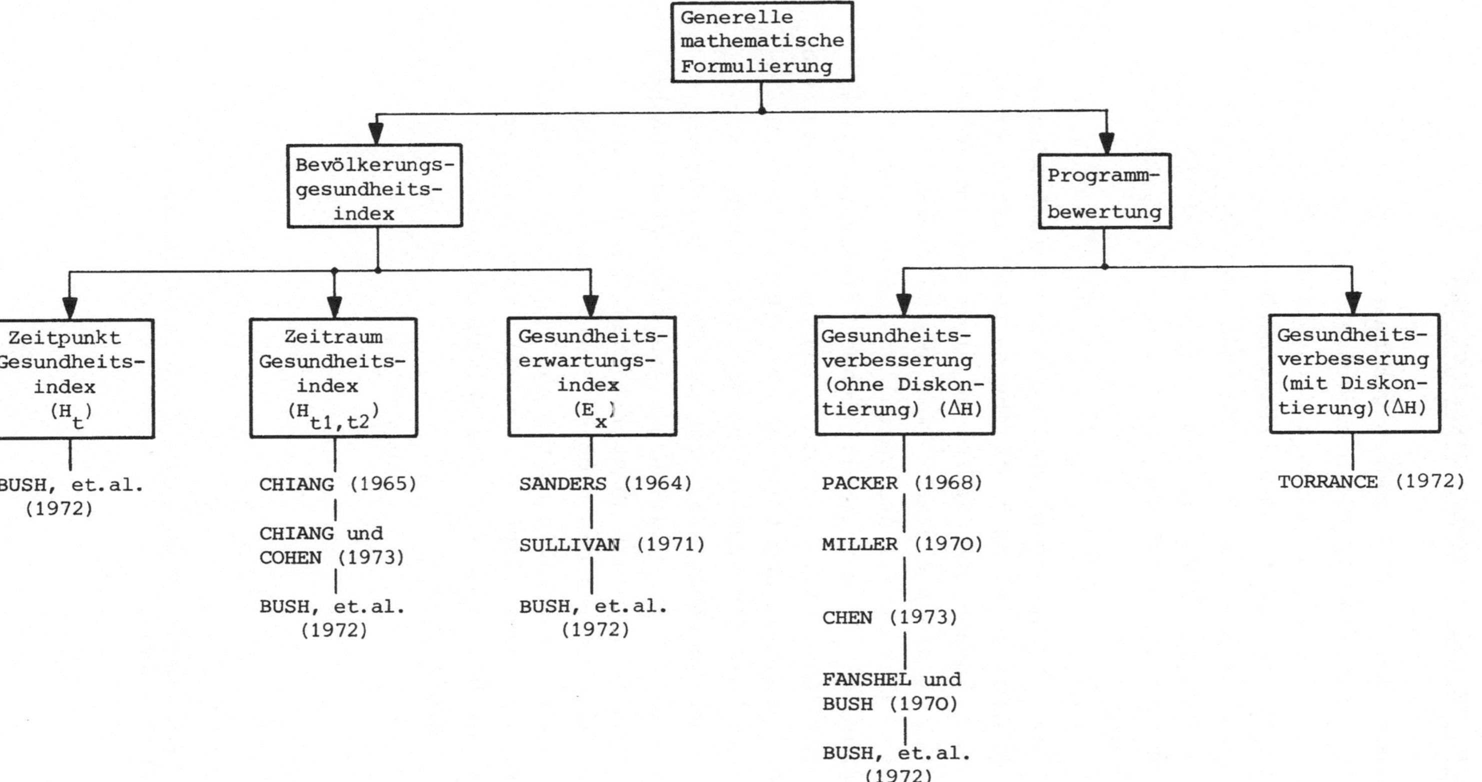

Abbildung 4-2: Klassifikation der wichtigsten Gesundheitsindex-Modelle innerhalb des allgemeinen mathematischen Formulierungsschemas nach TORRANCE [14)]

---

14) Vgl. TORRANCE (1976), op. cit., S. 995-1000.

4.2 ZUR PROBLEMATIK VON MULTIPLEN ZIELKRITERIEN

Gesundheitssysteme sind häufig dadurch gekennzeichnet, daß
nicht nur ein Zielkriterium, sondern verschiedene, zum Teil
konträre Ziele existieren, die zudem aufgrund ihres meist
qualitativen Charakters nicht immer leicht meßbar sind. Wir
wollen daher in diesem Abschnitt eine Methode, die Nutzwertanalyse (Utility Theory), behandeln, mit der eine Operationalisierung von Entscheidungsproblemen mit multiplen Zielkriterien ermöglicht wird.

Im allgemeinen Fall können die Ergebnisse einer Entscheidungs-
alternative in Abhängigkeit von n Attributen beschrieben werden. Beispielsweise können wir die Folgen einer bestimmten Lagerhaltungspolitik in einer Blutbank[1] mit den multiplen Zielkriterien "Prozentualer Anteil der verfallenen Konserven",
"Anteil der Fehlmengen", "Durchschnittliches Transfusionsalter
der Konserven" und "Lagerhaltungskosten" angeben. Jedoch herrscht
zum Zeitpunkt der Entscheidung für eine der Alternativen in der
Regel Unsicherheit über die genauen Konsequenzen dieser Entscheidung. Diese Unsicherheit läßt sich mit Hilfe bedingter
Wahrscheinlichkeiten für die möglichen Ergebnisse unter Annahme der einzelnen Entscheidungen quantifizieren. Für den Entscheidungsträger besteht nun das Problem festzulegen, welche
Gruppe von Ergebniswahrscheinlichkeiten für ihn die am meisten
präferierten Lösungen darstellen. Zur Formalisierung dieser
Entscheidungssituation bieten sich die Entscheidungstheorie
bzw. die Nutzwertanalyse an.

---

[1] Zur allgemeinen Problematik der Lagerhaltung von Blutkonserven siehe
Kapitel 3.6.2 Blutbankmodelle.

Nutzwertanalyse (Utility Theory)

Die Präferenzen eines Entscheidungsträgers können mit Hilfe
einer sogenannten <u>Nutzwertfunktion</u> quantifiziert werden, die
für alle möglichen Ergebnisse der Handlungsalternativen abgeschätzt wird. Eine Nutzwertfunktion u stellt eine Funktion dar,
die jedem Ergebnis einen reellen Wert derart zuweist, daß
$u(b) > u(c)$, dann und nur dann gilt, wenn Ergebnis b Ergebnis
c vorgezogen wird. Demzufolge können wir, sofern bei einer Entscheidungssituation keinerlei Unsicherheit herrscht, diejenige
Handlungsalternative auswählen, die zu dem Ergebnis mit dem
größten Nutzwert führt. Eine zusätzliche Eigenschaft von Nutzwertfunktionen besteht darin, daß wir als rationales Entschei-
dungskriterium den erwarteten Nutzwert verwenden können. Das
bedeutet, daß wir bei Entscheidungssituationen, die durch Unsicherheit gekennzeichnet sind, diejenige Handlungsalternativen mit dem größten erwarteten Nutzwert wählen. Eine Nutzwertfunktion können wir uns demzufolge als eine Präferenzskala vorstellen, die es einem erlaubt, einen Erwartungswert, nämlich
den erwarteten Nutzwert, als Richtschnur für eine rationale
Entscheidungsfindung zu verwenden.[2]

Für die meisten Entscheidungsprobleme ist es vorteilhaft, die
Konsequenzen bzw. Ergebnisse durch einen Vektor $\underline{z} = (z_1, z_2, \ldots, z_n)$ zu beschreiben, wobei jede Komponente die Erreichung eines
getrennten Teilzieles bezeichnet. In diesen Fällen wird die
Nutzwertfunktion $u(\underline{z})$ über alle möglichen Vektoren $\underline{z}$ abgeschätzt.

Zur Illustrierung der Nutzwertfunktion $u(\underline{z})$ wollen wir den
Fall mit zwei Attributen betrachten, die wir mit $u(x,y)$ bezeichnen. Wenn $u(x_1,y_1) > u(x_2,y_2)$ gilt, wird das Ergebnis (x_1,y_1)
gegenüber (x_2,y_2) präferiert. Die Nutzwertfunktion bezeichnet

---

[2] Eine vollständige Einführung in die Utility Theory befindet sich bei:

    H. RAIFFA: *Decision Analysis: Introductory Lectures on Choices under
Uncertainty*. Massachusetts 1968.

    Ch. ZANGEMEISTER: *Nutzwertanalyse in der Systemtechnik*. München 1971.

ebenfalls die Wechselbeziehungen zwischen x und y. Wenn beispielsweise $u(x_1,y_1) = u(x_3,y_3)$ gilt, so kompensiert eine Veränderung von x_1 zu x_3 genau die Veränderung von y_1 zu y_3. Demzufolge müssen (x_1,y_1) und (x_3,y_3) auf der gleichen <u>Indiffe-
renzkurve</u> liegen.

Eine grundlegende Eigenschaft von Nutzwertfunktionen besteht
in ihrer Eindeutigkeit auch bei positiven linearen Transformationen. Wenn $u(x,y)$ eine gültige Nutzwertfunktion darstellt,
dann ist auch $u'(x,y) = k_1 + k_2 u(x,y)$ mit $k_2 > 0$ eine gültige
Nutzwertfunktion. Zur Verdeutlichung können wir auf die physikalische Größe der Temperatur hinweisen, die nach verschiedenen
Maßsystemen gemessen werden kann (Celsius und Fahrenheit). Dabei wird ein Ausgangspunkt bzw. Ursprung (Gefrier- bzw. Siede-
punkt) und eine Maßeinheit festgelegt, und alle anderen Tempe-
raturen werden relativ zu diesen bestimmt. In der Nutzwertanalyse, in der Präferenzen gemessen werden sollen, werden die
Nutzwerte aller Ergebnisse von Handlungsalternativen relativ
zu einem willkürlich festgesetzten Ausgangspunkt und einer Maßeinheit gemessen. Die theoretischen Grundlagen für multiattri-
butive Nutzwertfunktionen stellen Annahmen über die Präferenzen
eines Entscheidungsträgers dar, die die Abschätzung der Nutzwertfunktion über eine Zerlegung in einzelne Teile erlauben.
Dann können die Teile getrennt abgeschätzt und schließlich zu
einer vollständigen Nutzwertfunktion zusammengesetzt werden,
was wesentlich einfacher ist als die direkte Schätzung der
Funktion. Die Notation zur kurzen Darstellung dieser theoretischen Grundlagen [3] lautet wie folgt:
Sei $u(x,y)$ die Nutzwertfunktion für die (x,y)-Konsequenzen bzw.

---

[3] Zur ausführlichen Beschreibung der Theorie der multiattributiven Nutzen-
funktionen siehe:

R.L. KEENEY: *Utililty Functions for multiattributed Consequences.*
Management Science 18 (1972), Nr. 5, S. 276-287.

Ergebnisse. Wenn y gleich einem bestimmten Wert y_o ist, sprechen wir von der bedingten Nutzenfunktion für x unter $y = y_o$ und meinen damit auch jede positive Lineartransformation von $u(x,y_o)$.

Bei gegebenem $u(x,y)$ bezeichnen wir x dann als <u>nutzwertunabhängig</u> von y, wenn die Präferenzen des Entscheidungsträgers für jede Realisierung von x bei festem y_o die gleichen sind, unabhängig von der Größe von y_o. Demzufolge hängen die Präferenzen des Entscheidungsträgers nur von x ab, und er wird somit seine Handlungsweise nur nach dem unsicheren x richten.

Wegen der Eindeutigkeit von Nutzwertfunktionen auch bei positiven linearen Transformationen gilt, wenn x nutzwertunabhängig von y ist, für jedes y_o

$$u(x,y) = c_1(y) + c_2(y)\, u(x,y_o) \qquad \text{für alle } y, \quad (4.2\text{-}1)$$

wobei $c_2(y)$ immer positiv ist.

Sind sowohl x nutzwertunabhängig von y als auch y nutzwertunabhängig von x, so sprechen wir davon, daß sie <u>gegenseitig nutzwertunabhängig</u> sind.

Das hauptsächliche Theorem, das wir hier verwenden wollen, lautet wie folgt:

<u>THEOREM:</u> [4] Wenn x und y gegenseitig nutzwertunabhängig sind, dann gilt

$$u(x,y) = u(x,y_o) + u(x_o,y) + k u(x,y_o)\, u(x_o,y), \qquad (4.2\text{-}2)$$

wobei k eine Konstante darstellt, die empirisch folgendermaßen berechnet werden kann:

---

[4] Der Beweis dieses Theorems befindet sich bei:
KEENEY (1972), op. cit., S. 280.

$$k = \frac{u(x_1,y_1) - u(x_1,y_0) - u(x_0,y_1)}{u(x_1,y_0)\; u(x_0,y_1)} \; . \qquad\qquad (4.2\text{-}3)$$

Demzufolge können wir über (4.2-3) die Nutzwertfunktion $u(x,y)$ schrittweise bestimmen mit:

(a) $u(x,y_0)$, einer bedingten Nutzwertfunktion für x und für beliebige y_0;

(b) $u(x_0,y)$, einer bedingten Nutzwertfunktion für y und für beliebige x_0;

(c) einem Ergebnis (x_3,y_0), das indifferent zum Ergebnis (x_0,y_3) mit $x_0 \neq x_3$ ist;

(d) einem Ergebnis (x_1,y_1), das entweder indifferent zum Ergebnis (x_2,y_0) mit $x_2 \neq x_1$ oder zum Ergebnis (x_0,y_2) mit $y_2 \neq y_1$ ist;

Die Information in (c) ist für die konsistente Skaleneinteilung der Funktionen $u(x,y_0)$ und $u(x_0,y)$ erforderlich. Mit Hilfe von (d) könne wir den Nutzwert eines Ergebnisses (x_1,y_2) bestimmen, den wir für die Berechnung von k benötigen.

Die Abschätzung einer Nutzwertfunktion in der Praxis läßt sich in die folgenden fünf Teilschritte unterteilen:

(1) Einführung des Entscheidungsträgers in die Terminologie und die Grundidee.

(2) Identifizierung der relevanten Nutzwertunabhängigkeitsannahmen für die einzelnen Attribute.

(3) Abschätzung aller erforderlichen bedingten Nutzwertfunktionen auf einer beliebigen Skaleneinteilung.

(4) Skalierung der bedingten Nutzwertfunktionen mit Hilfe eines gemeinsamen Ursprungs und Maßeinheit.

(5) Überprüfung auf Konsistenz.

Die einzelnen Schritte werden solange durchlaufen, bis sich
die resultierende Nutzwertfunktion als vollständig konsistent
mit den Präferenzen des Entscheidungsträgers erweist.

Wir wollen die soeben skizzierte Theorie der multiattributiven Nutzwertfunktionen, die uns behilflich sein sollen bei der
Operationalisierung von Entscheidungsproblemen in Gesundheitssystemen mit mehreren Zielkriterien, anhand eines einfachen
Beispiels[5] mit nur zwei Attributen aus diesem Bereich verdeutlichen. Wir beziehen uns dabei wiederum auf die Problematik der Blutbanklagerhaltung, die wir schon ausführlich in
dieser Arbeit diskutiert haben.[6]

Eine grundlegende Entscheidung in jeder Krankenhausblutbank
ist die Wahl einer geeigneten täglichen Bestellmenge für das
Blutdepot. Der Entscheidungsträger hat dabei zwischen den verschiedenen Handlungsalternativen A_i mit i = 1,2,..., n zu wählen. Für jedes A_i existiert eine Wahrscheinlichkeitsfunktion
$p_i(x,y)$ für die Ergebnisse hinsichtlich x und y, die die Fehlmengen und den Konservenverfall bezeichnen. Die Wahrschein-
lichkeitsfunktionen lassen sich beispielsweise anhand empirischer Daten aus der Krankenhausblutbank schätzen.

Die Struktur des Lagerhaltungsentscheidungsproblems sehen wir
in Abbildung 4-3. Der Entscheidungsträger muß sich für eine
Handlungsalternative A_i auf der Basis der $p_i(x,y)$ und seiner
Präferenzen für die verschiedenen Ergebnisse hinsichtlich
Fehlmengen und Verfall entscheiden. Die Notation $(\tilde{x}_i, \tilde{y}_i)$ soll
auf die Unsicherheit des Ergebnisses der Handlungsalternativen
A_i hinweisen.

Nachdem der Entscheidungsträger in der Krankenhausblutbank
- beispielsweise der für die Konservenbestellungen verantwortliche Arzt oder Schwester - mit der Terminologie und der

---

[5] Das Beispiel ist entnommen aus:
R.L. KEENEY: *An Illustrated Procedure for Assessing Multiattributed Utility Fundation*. Sloan Management Review 14(1972),Nr.3,S.37-50.
[6] Vgl. Kapitel 3.6.2.

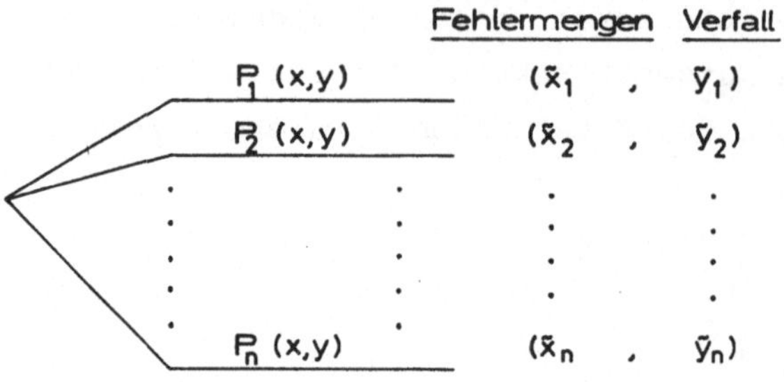

Fehlermengen   Verfall

$P_1(x,y)$ $(\bar{x}_1 \ , \ \bar{y}_1)$

$P_2(x,y)$ $(\bar{x}_2 \ , \ \bar{y}_2)$

$\vdots$

$P_n(x,y)$ $(\bar{x}_n \ , \ \bar{y}_n)$

Abbildung 4-3: Entscheidungsalternativen A_i und deren Ergebnisse in der Blutbanklagerhaltung.

Grundidee der Nutzwertanalyse vertraut gemacht worden ist, müßten die Präferenzen des Blutbankmitarbeiters bezüglich bestimmter Wertepaare von Fehlmengen und Konservenverfall erfaßt werden. In der vorliegenden Blutbank konnten Höchstwerte für die Fehlmengen und den Verfall von nicht mehr als jeweils 10% angenommen werden. Dementsprechend wird der Ergebnisraum durch diese Werte begrenzt.

Als nächster Schritt mußte überprüft werden, ob x (Fehlmengen) nutzwertunabhängig von y (Verfall) ist. Am einfachsten können wir diesen Nachweis anhand der Abbildung 4-4 illustrieren, in der die P, Q, R, S, usw. jeweils Ergebnisse repräsentieren. Die Notation (P : Q) bezeichnet eine Alternative, die entweder zu einem Ergebnis P oder zu Q mit jeweils gleicher Wahrscheinlichkeit führt. Der Entscheidungsträger wurde gefragt, ob er (P : Q) oder S vorziehen würde. Die Entscheidung war für S, wie man auch intuitiv erwarten sollte. Als nächstes mußte er zwischen (P : Q) und T entscheiden; die Wahl fiel auf (P : Q). Im Anschluß an diese recht eindeutigen Fragen wurden die Präferenzen zwischen (P : Q) und V, (P : Q) und W, usw. erfragt.

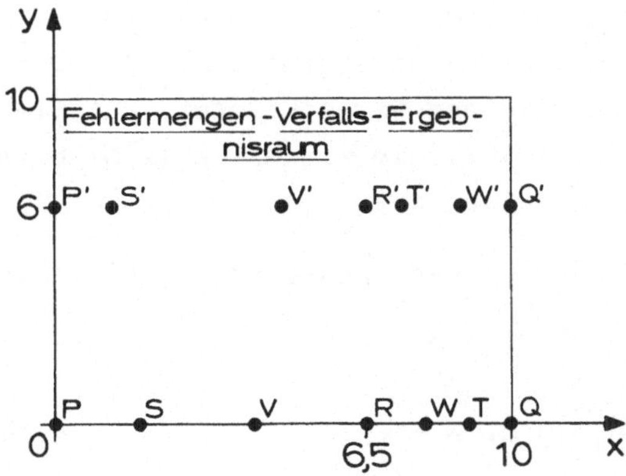

Abbildung 4-4: Test zum Nachweis der Nutzwertunabhängigkeit.

Die Präferenzen "konvergierten" schließlich dahin, daß
((O,O):(10,O)) als indifferent zu (6.5, O) angesehen wurde.
Dann wurden die gleichen Fragen für (P':Q') wiederholt, wobei
die geäußerten Präferenzen eine Indifferenz zwischen
((O, 6):(10, 6)) und (6.5, 6) ergaben. In der Tat behauptete
der Entscheidungsträger, daß er keinen Unterschied sehe zwischen diesem Wert 6.5 und der vorhergehenden Antwort. Auf
eine allgemeine Frage hin stellte er fest, daß das gleiche
für jeden y-Wert gelten würde. Daraus wurde geschlossen, daß
x nutzwertunabhängig von y war. In gleicher Weise wurde die
Nutzwertunabhängigkeit von y hinsichtlich x festgestellt. Demzufolge erwiesen sich die Attribute als gegenseitig nutzwertunabhängig, und die oben skizzierte Theorie war anwendbar.

Im nächsten Schritt wurde eine bedingte Nutzwertfunktion für
(x,O) abgeschätzt. Es war einfach nachzuweisen, daß die Prä-
ferenz bei zunehmendem x monoton fallend war. Neben den oben

genannten Indifferenzen zeigte sich außerdem, daß
$((6.5, 0) : (0,0))$ indifferenzt zu $(4,0)$ und $((10 ,0):(6.5,0))$
zu $(8.5,0)$ waren. Daraus können wir schließen, daß die bedingte Nutzwertfunktion für $(x,0)$, die wir mit $u_1(x,0)$ bezeichnen
wollen, einen konvexen Verlauf hat.

Nachdem der Ursprung und die Maßeinheit für $u_1(x,0)$ mit

$$u_1(0,0) = 0 \qquad (4.2-5)$$

und

$$u_1(10,0) = -1 \qquad (4.2-6)$$

willkürlich festgelegt wurden, können die Punkte der Nutzwertfunktion gezeichnet werden.

Aus Vereinfachungsgründen wurde eine Nutzwertfunktion der Form
$b(1-c^{ax})$ an die Punkte angepaßt. Das Ergebnis der Schätzung
lautet

$$u_1(x,0) = \frac{1}{2,67} (1-c^{0,13x}). \qquad (4.2-7)$$

Da die Parameter b und c positiv sind, ist diese Nutzenfunktion monoton fallend und konvex.

In gleicher Weise wurde die bedingte Nutzwertfunktion für y
$u_2(0,y)$ abgeschätzt. Dabei wurden $((0,10) : (0,0))$ als indifferent zu $(0,5.5)$, $((0, 5.5) : (0, 0)$ als indifferent zu $(0,3)$
und $((0, 10) : ((0, 5.5))$ als indifferent zu $(0,8)$ bestimmt.
Durch Skalierung von

$$u_2(0,0) = 0 \qquad (4.2-8)$$

und

$$u_2(0, 10) = -1 \qquad (4.2-9)$$

wurden dann die Punkte der bedingten Nutzwertfunktion $u_2(0,y)$
festgelegt. Wiederum durch die Anpassung von Kurven ergab sich
für diese Nutzwertfunktion

$$u_2(0,y) = \frac{1}{0,492} (1-c^{0,04y}). \qquad (4.2-10)$$

Der nächste Schritt der Abschätzung bezog sich auf die konsistente Skalierung von $u_1(x,0)$ und $u_2(0,y)$. Es wurde bestimmt, daß (0, 10) gegenüber (10, 0) und (2,0) gegenüber (0,10) vorgezogen wurde, und schließlich daß (0, 10) indifferent zu (4.75, 0) war. Nun ist es möglich, die Nutzenfunktion $u(x,y)$ wie folgt zu skalieren. Zuerst werden

$$u(0, 0) = 0 \tag{4.2-11}$$

und

$$u(10, 10) = -1 \tag{4.2-12}$$

gesetzt und a_1 und a_2 definiert als

$$u(10, 0) = a_1 \tag{4.2-13}$$

und

$$u(0, 10) = a_2 \, . \tag{4.2-14}$$

Aus (4.2-5), (4.2-6), (4.2-11) und (4.2-13) läßt sich folgern, daß

$$u(x,0) = -a_1 \, u_1(x,0) \tag{4.2-15}$$

gilt. Analog können wir mit (4.2-8), (4.2-9), (4.2-11) und (4.2-14) schließen, daß

$$u(0,y) = -a_2 \, u_2(0,y) \tag{4.2-16}$$

ist.

Außerdem ist $u(4.75,0) = u(0,10)$ und durch Substitution mit (4.2-9), (4.2-15) und (4.2-16) ergibt sich

$$-a_1 \, u_1(4.75,0) = -a_2 \, u_2(0,10) = a_2. \tag{4.2-17}$$

Mit Hilfe von (4.2-7) können wir $u_1(4.75,0) = -0,32$ berechnen und in (4.2-17) einsetzen, so daß wir

$$a_2 = 0,32 \, a_1 \tag{4.2-18}$$

erhalten.

Wegen der gegenseitigen Nutzwertunabhängigkeit zwischen x und y hat $u(x,y)$ die Form von (4.2-2), und somit erhalten wir mit

(4.2-7), (4.2-10), (4.2-15), (4.2-16) und (4.2-18) den Ausdruck

$$u(x,y) = u(x,0) + u(0,y) + \frac{u(10,10)-u(0,10)-u(10,0)}{u(10,0)\ u(0,10)}$$

$$u(x,0)\ u(0,y) = -a_1 u_1(x,0) - a_2\ u_2(0,y) + \frac{-1-a_1-a_2}{a_1\ a_2}\ (-a_1 u_1(x,0))$$

$$(-a_2 u_2(0,y)) = \frac{-a_1}{2,67}(1-e^{-0,13x}) - \frac{a_2}{0,492}\ (1-e^{0,04y})$$

$$-\frac{(1+a_1+a_2)}{2,67\ \ 0,492}\ (1-e^{0,13x})(1-e^{0,04y}) = \frac{-a_1}{2,67}(1-e^{0,13x})$$

$$(4.2-19)$$

$$-\frac{0,32a_1}{0,492}\ (1-e^{0,04y}) - \frac{(1+1,32a_1)}{2,67\ \ 0,492}\cdot(1-e^{0,13x})(1-e^{0,04y}).$$

Der einzige Parameter, der noch benötigt wird, um $u(x,y)$ vollständig zu spezifizieren, ist a_1. Zur Berechnung von a_1 wurde festgehalten, daß der Entscheidungsträger indifferent zwischen $((10, 10) : (0,0))$ und $(6,6)$ war. Dann ergab sich unter Verwendung von (4.2-11) und (4.2-12)

$$u(6,6) = \frac{1}{2}\ u(10,\ 10) + \frac{1}{2}\ u(0,0) = -\frac{1}{2}. \qquad (4.2-20)$$

Die Gleichung (4.2-19) kann dann für (6,6) gelöst und (4.2-20) gleichgesetzt werden, um damit $a_1 = -0,87$ zu erhalten. Schließlich ergibt sich die gewünschte Nutzwertfunktion, die wir in Abbildung 4.-5 dargestellt sehen, durch Einsetzen von a_1 in (4.2-19) zu

$$u(x,y) = 0,32(1-e^{0,13x}) + 0,57(1-e^{0,04y}) + 0,107\ (1-e^{0,13x})$$

$$(1-e^{0,04y}). \qquad (4.2-21)$$

Die abschließende Konsistenzprüfung beinhaltete paarweise Vergleiche der Ergebnisse R, S, T, U, V, W und P, die in Tabelle 4-2 definiert sind. Auf die entsprechenden Fragen äußerte der Entscheidungsträger die folgenden Präferenzen:

$$R > S; \qquad T > R; \qquad U > R; \qquad V > W; \qquad P > V.$$

In der Tabelle 4-2 sind ebenfalls die Nutzwerte dieser Ergebnisse, berechnet mit Hilfe von (4.2-21), angegeben. Wir sehen, daß diese mit den soeben angegebenen Präferenzen des Entscheidungsträgers konsistent sind.

Wir haben hier ein operationales Verfahren auf der Basis der Nutzwertanalyse kennengelernt, um Entscheidungsprobleme mit multiplen Zielkriterien, die in Systemen des Gesundheitswesens recht häufig anzutreffen sind, bearbeiten zu können. Sicherlich ist dieses Verfahren recht aufwendig und von keiner hohen Meßgenauigkeit, da (subjektive) Präferenzen Einzelner erfragt werden.

	(x,y)	$u(x,y)$
R	$(4,4)$	-0.304
S	$(10,2)$	-0.878
T	$(0,10)$	-0.281
U	$(4,75,0)$	-0.272
V	$(6,6)$	-0.499
W	$(8,0)$	-0.585
P	$(7,0)$	$-0,475$

Tabelle 4-2: Punkte für die Konsistenzprüfung

Jedoch zeigt es einen gangbaren Weg auf, Entscheidungsprobleme
mit mehreren Zielkriterien auf einer rationalen und quantitativen Basis zu lösen. Denn über die abgeschätzte Nutzwertfunktion werden mehrdimensionale Ergebnisse in eine eindeutige
Rangordnung gebracht.

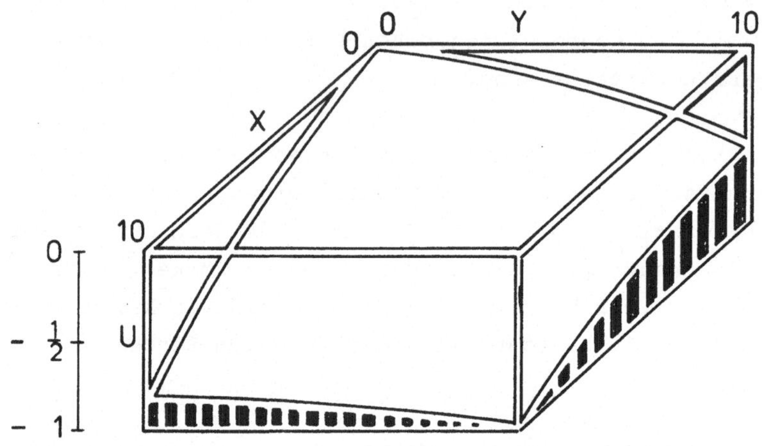

<u>Abbildung 4-5:</u> Nutzwertfunktion für Fehlmengen und Konservenverfall[7]

---

[7] Entnommen aus: KEENEY (1972), An Illustrated ..., op.cit., S. 48.

4.3 ZUM DATENPROBLEM[1],[2]

Viele Modellstudien im Gesundheitswesen stehen vor der Schwierigkeit, daß nur sehr wenige empirische Daten über das zu analysierende System vorliegen. Bei der Modellbildung auf institutioneller Ebene werden diese Daten teilweise noch im Laufe der Untersuchung mit vertretbarem Aufwand erfaßbar sein, beispielsweise durch Arbeitsstudien im Schwesternbereich oder durch Zeitmessungen etwa in einer Röntgenabteilung. Bei Modellen der regionalen oder nationalen Ebene sind wir jedoch auf die amtlichen Statistiken und die Statistiken der privaten Träger im Gesundheitssektor angewiesen. Zwar werden aufgrund gesetzlicher Bestimmungen zahlreiche Daten im Gesundheitswesen gesammelt, jedoch liegen diese häufig mangelhaft aufbereitet, sehr unstrukturiert, schwer zugänglich, in der Regel auf einer zu hohen Aggregationsstufe und - insbesondere im klinischen Bereich - äußerst lückenhaft vor. In der gesamten Bundesrepublik Deutschland gibt es beispielsweise keine Institution, die alle Daten aus dem Gesundheitswesen zentral zusammentragen würde. [3]

---

[1] Eine Aufstellung der wichtigsten Statistiken im Gesundheitswesen in der Bundesrepublik Deutschland befindet sich in:
D. MÜLLER-SPÄTH: *Dokumentation der wichtigsten Statistiken im Gesundheitswesen und im Bereich der sozialen Sicherung.* Sonderforschungsbereich 159 (Krankenhausbau), Technische Universität Berlin 1979/80.

[2] Vgl. außerdem:
DER BUNDESMINISTER FÜR JUGEND, FAMILIE UND GESUNDHEIT (Hrsg.): *Daten des Gesundheitswesens - Ausgabe 1980 -.* Band 151, Stuttgart 1980.

D.R. HUTCHINSON: *The Office of Technology Assessment Health Data Study: A Preliminary Report.* Health Services Research 13 (1978), Nr. 2, S. 103-110.

K. SZAMEITAT: *Zur Entwicklung von Aufgaben und Methoden in der amtlichen Statistik, insbesondere in der Bevölkerungsstatistik sowie in der Medizinalstatistik.* In: H.J. LANGE, J. MICHAELIS und K. ÜBERLA (Hrsg.), 15 Jahre Medizinische Statistik und Dokumentation - Aspekte eines Fachgebietes, Medizinische Informatik und Statistik, Band 9, Berlin - Heidelberg - New York 1978, S. 34-43.

[3] K. ÜBERLA: *Gesundheitssystemforschung.* Ibid, S. 48.

Selten auch wird man bei vorliegenden Daten im Gesundheitswesen das Glück haben, eine einheitliche Datenmenge verwenden zu können - einheitlich in Bezug auf die Erhebungs- und
Berechnungsverfahren sowie auf die räumliche und zeitliche
Dimension. Selbst wenn kontinuierlich geführte amtliche Statistiken zur Verfügung stehen, kann die Homogenität der Daten
- insbesondere bei Zeitreihen - durch Gebietsänderungen, Änderungen in den Definitionen der Begriffe, der Systematik der
Statistik oder der Erhebungsmethoden beeinträchtigt sein. Ausserdem stellt sich oft heraus, daß die statistischen Größen
nicht mit der Definition der Modellvariablen übereinstimmen.
Ganz allgemein müssen wir davon ausgehen, daß die vorhandenen
empirischen Daten im Gesundheitswesen sehr häufig nicht die
geeignetsten Indikatoren für die Modellvariablen sind, so daß
eine mehr oder weniger große Diskrepanz zwischen dem theoretischen Begriff und der quantitativen Erfassung der Variablen
entsteht. In vielen Fällen wird es sogar so sein, daß die für
Planungs- bzw. für Modellbildungszwecke erforderlichen Daten
insbesondere auf nationaler, regionaler und lokaler Ebene auf
der notwendigen Disaggregierungsstufe überhaupt nicht vorhanden sind. [4]

Betrachten wir beispielsweise die nicht sehr umfangreiche amtliche Gesundheits- bzw. Medizinalstatistik in der Bundesrepublik Deutschland, so müssen wir feststellen, daß diese in den
letzten 25 Jahren kaum eine Erweiterung erfahren hat. [5] Die
alte Behauptung, daß man in die amtliche deutsche Medizinial-
statistik erst mit dem Tod, d.h. über die Daten der Todesursachenstatistik eingehen könne, gilt offensichtlich nach wie
vor. Die <u>Mortalitäts- oder Todesursachenstatistik</u> ist die einzige laufende Erhebung, in der alle Krankheiten mit tödlichem
Ausgang einbezogen sind.

---

[4] HUTCHINSON (1978), op. cit., S. 103.

[5] SZAMEITAT (1978), op. cit., S. 39.

Da jedoch in der unikausalen Todesursachenstatistik - es wird
nur die Diagnose des Grundleidens erfaßt - immer mehr die al-
tersspezifischen Diagnosen, wie z.B. Herzkrankheiten, im Vordergrund stehen, wird die Forderung nach einer Statistik über
den Gesundheitszustand der Menschen in allen Lebensaltersstu-
fen immer dringlicher.

Die in der Bundesrepublik Deutschland bestehenden laufenden
<u>Morbiditätsstatistiken</u> wie

- Statistik der meldepflichtigen übertragbaren Krankheiten,
- Statistik der Geschlechtskrankheiten,
- Statistik der Tuberkulose,
- Arbeitsunfähigkeitsstatistik der gesetzlichen Krankenver-
  sicherung,

erscheinen nicht ausreichend, einen umfassenden Überblick zu
vermitteln, da die Infektionskrankheiten heute eine wesentlich
geringere Rolle spielen als in früheren Jahrzehnten, und die
Zahl der im Rahmen der gesetzlichen Krankenversicherung Ver-
sicherten nur einen Ausschnitt der Bevölkerung darstellt. Als
Beispiel allgemein morbiditätsstatistischer Erhebungen in der
Bundesrepublik Deutschland sind bisher nur die Zusatzbefragun-
gen zum Mikrozensus über Krankheiten und Unfälle vorzuweisen.
Hierbei liegt die Schwierigkeit jedoch darin, daß über die Abgrenzung krank/gesund bei den Befragten unterschiedliche Auf-
fassungen bestehen, und daß die Interviews von medizinisch
nicht vorgebildeten Interviewern durchgeführt werden. Darüberhinaus können wir bis heute nur auf Material zur Morbidität
in Teilbereichen (Modellerhebungen von Ortskrankenkassen, Ergebnisse von Musterungs- und Berufsunfähigkeitsuntersuchungen
und die nur begrenzt aussagefähige Krankheitsartenstatistik
der gesetzlichen Krankenversicherung) zurückgreifen. Anzustre-
ben sind demgegenüber Statistiken, die einen Überblick über
die Morbidität der gesamten Bevölkerung vermitteln, um somit
die Voraussetzungen für die bedarfsgerechte Planung von Maßnahmen zur Verbesserung der Volksgesundheit zu schaffen.

Die wichtigsten deutschen Statistiken, die dem Modellentwickler im Gesundheitswesen bisher zur Verfügung stehen, die zuständigen Institutionen, die Ebenen der Veröffentlichung und
die darin enthaltene regionale Gliederung der Statistiken sind
in der Tabelle 4-3 aufgeführt.

In der Tabelle 4-4 dagegen ist skizziert, wie ein gesundheits-
statistischer Bereich im Rahmen der in der Bundesrepublik
Deutschland existierenden amtlichen Statistik zur Bereitstellung der relevanten Planungsdaten aussehen könnte, und was davon bereits realisiert ist. Dadurch würde die Chance eröffnet,
medizinalstatistische Merkmale mit demographischen, gesellschaftlichen und ökonomischen Gegebenheiten in Beziehung zu
setzen. Spezielle Untersuchungen und vertiefende Analysen müßten
dann von den fachkundigen Trägern im Gesundheitswesen bzw. aus
dem wissenschaftlichen Bereich kommen.

Gewisse Grenzen werden uns bei der Datenbeschaffung im Gesundheitswesen jedoch durch den Datenschutz gesetzt, der im medizinischen Bereich besonders kritisch ist. Denn hier werden
personenbezogene Daten gespeichert, die unbedingter Vertrau-
lichkeit und damit einem strengen Datenschutz unterliegen, der
über gesetzliche Regelungen den Schutz des allgemeinen Persön-
lichkeitsrechts vor Verletzungen schützen soll. Die Verwendung
von Sekundärstatistiken, die keinerlei persönliche Daten enthalten, wirft im Grunde genommen keine besondere Datenschutz-
problematik auf. Erfassen wir jedoch selbst Daten im medizinischen Bereich bzw. fertigen aus Patientendaten Statistiken an,
so müssen wir die Bestimmungen des Datenschutzes beachten.

Tabelle 4-3: Bisher verfügbare Statistiken im Gesundheitswesen, zuständige Institutionen, Veröffentlichungen und regionale Gliederung[6]

Statistiken	Zuständige Institutionen (Abk.s.Anh.2)	Veröf-fentli-chungen	Regionale Gliederungen in den Veröffentlichungen
1. Versicherte in der ges. Kranken-	StaLAs	–	
u. Rentenvers. (Mikrozensus)	StaBA	X	nur Bundesergebnisse
2. Statistik der ges. Krankenvers.			
2.1 Mitglieder, Krankenstand, Bei-	Einzelkassen	–	
tragssätze, Geschäftsergebnisse	Verbände der	X	für OKK, IKK nach AOK- oder IKK-Bereichen; für BKK
Rechnungsergebnisse, Verwal-	Krankenkassen		nach Landesverbänden
tungspersonal usw. (Pflichtstatistik)	BMAS	X	teilweise für OKK, IKK, BKK und LKK nach Landesverbänden (Ländern)
2.2 Krankheitsartenstatistik,	Einzelkassen	–	
AU-Fälle nach Dauer	(soweit beteiligt)		
	Verbände der	X	für OKK keine; für BKK nach Landesverbänden
	Krankenkassen		
	BMAS	X	nur Bundesergebnisse
3. Statistik der privaten	Verband der	X	nur Bundesergebnisse
Krankenversicherung (PKV)	PKV e.V.		
4. Statistik der ges. Rentenvers.			
4.1 Rentenbestand	LVAs	X	nach LVA-Zuständigkeitsbereichen
und Rentenzahlungen	Sonderanstalten	X	unbekannt
	BfA	X	nur Bundesergebnisse
	VDR	X	Erhebung am 1.1.72 nach LVA-Zuständigkeitsbereichen
	BMAS	X	nur Bundesergebnisse
4.2 Versichertenbestand	VDR	X (1973+74)	nach LVA-Zuständigkeitsbereichen
4.3 Rentenzugang, Rentenwegfall	LVAs	–	
	Sonderanstalten	–	
	BfA	X	nur Bundesergebnisse
	VDR	X	teilweise nach LVA-Zuständigkeitsbereichen

[6] Entnommen aus: MÜLLER-SPÄTH (1979/80), op. cit., S. 45–46.

Fortsetzung Tabelle 4-3:

Statistiken	Zuständige Institutionen (Abk.s.Anh.2)	Veröffentlichungen	Regionale Gliederungen in den Veröffentlichungen
4.4 Rehabilitationsmaßnahmen	LVAs	X	nach LVA-Zuständigkeitsbereichen
	Sonderanstalten	X	unbekannt
	BfA	X	nur Bundesergebnisse
	VDR	X	teilweise nach LVA-Zuständigkeitsbereichen (Gliederung auf Kreisebene ist geplant)
5. Statistik der gesetzlichen Unfallversicherung	Berufsgenossenschaften (BGs)	X (teilweise)	unbekannt
	Verbände der BGs	X	für die gewerblichen Berufsgenossenschaften teilweise nach Ländern
	BMAS	X	nur wenn Zuständigkeit der einzelnen BGs regional geregelt, sonst nur Bundesergebnisse
6. Krankenhäuser	Gesundheitsämter	–	
	OLGs	X (teilweise)	
	StaLAs	X	teilweise nach Kreisen bzw. Regierungsbezirken
	StaBA	X	nach Bundesländern
7. Berufe im Gesundheitswesen	wie unter 6.	dto.	dto.
8. Todesursachenstatistik	Standesämter	–	
	Gesundheitsämter	–	
	StaLAs	X	teilweise nach Kreisen oder Regierungsbezirken; Bundesländer keine
	StaBA	X	
9. Kranke und unfallverletzte Personen	StaLAs	–	
	StaBA	X	nur Bundesergebnisse
10. Meldungspflichtige Krankheiten (Infektiöse, Tuberkulose, Geschlechtskrankheiten)	Gesundheitsämter	–	
	OLGs	X	nach Ländern, teilweise mögl. nach Regierungsbezirken
	StaLAs	X)	
	StaBA	X)	teilweise nach Kreisen, Ländern, Regierungsbezirken
	BGA	X)	

Fortsetzung Tabelle 4-3:

Legende:

StaBA	=	Statistisches Bundesamt	StaLAs	=	Statistische Länderämter
BMAS	=	Bundesministerium für Arbeit und Sozialordnung	BMJG	=	Bundesministerium für Jugend, Familien und Gesundheit
VDR	=	Verband Deutscher Rentenversicherer	BfA	=	Bundesversicherungsanstalt für Angestellte
BdO	=	Bundesverband der Ortskrankenkassen	BdB	=	Bundesverband der Betriebskrankenkassen
LVA	=	Landesversicherungsanstalt für Arbeiter	BGs	=	Betriebsgenossenschaften
BGA	=	Bundesgesundheitsamt	OLGs	=	Oberste Landesbehörden (Länderministerien für Gesundheit, Soziales, usw.)

Teilbereich	Realisierungsstand		
	ganz oder teilweise realisiert*	geplant*	noch nicht geplant
A. Bevölkerung			
1. Demographische Struktur	x		
2. Soziale Struktur	(x)		
3. Ökonomische Struktur	(x)		
4. Gesundheitsrelev. Lebensbeding.			
a) Risikofaktoren		(x)	
b) Umweltfaktoren	[x]		
B. Institutionen des Gesundheitsw.			
1. Öffentl. Gesundheitswesen	x		
2. Krankenanstalten	(x)		
3. Ärztliche Praxen	(x)		
4. Apotheken	(x)		
5. Sonstige Einrichtungen	(x)		
C. Funktionen d. Gesundheitswesens			
1. Präventive Medizin	(x)		
2. Kurative Medizin	(x)		
3. Versorgung mit sonst. Waren und Dienstleistungen	(x)		
D. Morbiditäts-u. Mortalitätsverhält.			
1. Morbidität der Bevölkerung	[x]		
2. Mortalität der Bevölkerung	x		
E. Ausbildung und Forschung			
1. Ausbildung von med. Fachkräften	x		x
2. Medizinische Forschung			
F. Kosten im Gesundheitswesen			
1. Kosten nach Institutionen	x		
2. Kosten nach Funktionen	x		
G. Folgen der Krankheit			
1. Nichtökonomische Konsequenzen			x
2. Ökonomische Konsequenzen	(x)		
H. System von Gesundheitsindizes			x

Tabelle 4-4: Modell eines Programms der Gesundheitsstatistik im Rahmen der amtlichen Statistik [7]

Legende:

* x voll realisiert bzw. geplant. - (x) in beträchtlichem Umfang realisiert bzw. geplant - [x] in geringem Umfang realisiert bzw. geplant.

---

[7] In Anlehnung an: SZAMEITAT (1978), op. cit., S. 41.

Morbiditätsstatistik [8]

Die Morbiditätsstatistik soll uns wegen ihrer Bedeutung als
ein potentieller Hauptdatenlieferant für Planung und Modellbildung im Gesundheitswesen hier noch eingehender beschäftigen.

Bei der Morbiditätsstatistik lassen sich prinzipiell die Bereiche Stationäre Krankenversorgung, Ambulante Krankenversorgung und Öffentlicher Gesundheitsdienst unterscheiden, wobei
der Morbiditätsstatistik in den Krankenanstalten zweifellos
die höchste Priorität zukommt.

Das allgemeine Ziel einer Morbiditätsstatistik im Bereich der
Stationären Krankenversorgung ist die Verbesserung der Gewinnung, der Übertragung, der Auswertung und der Qualität von Informationen zur Häufigkeit und Dauer von Erkrankungen in einer
Region. Eine solche Krankenhausdiagnosestatistik ermöglicht
über die allgemeine Verbesserung der Krankenversorgung, der
Planung und Wissenschaft hinaus auch vergleichende Qualitäts-
untersuchungen medizinischer Leistungen im stationären Bereich.

Spezielle gesundheitspolitische Teilziele, die sich über eine
gut ausgebaute Morbiditätsstatistik realisieren ließen, sind
die folgenden:

- Schaffung der Voraussetzungen zur Feststellung von Krankheiten und Behinderungen mit hohem Forschungs- und Ent-
  wicklungsbedarf;

- verbesserte Feststellung von Häufigkeit, Dauer und Schwere
  von Krankheiten;

---

[8] B. PAGE: *Die Anwendung statistischer Methoden im Gesundheitswesen.*
Auftragsstudie, Kap. 4 Ansätze für ein Projekt Mobiditätsstatistik,
Wien 1979, S. 17-28.

- Erleichterung eines diagnosebezogenen Retrievals;

- Verbesserung der Übersicht über die geleistete Arbeit
  durch Meßbarkeit der Qualität (Letalität, Verweildauer bezogen auf Diagnosen bzw. Diagnosegruppen und Altersstruktur);

- Verbesserung der Vergleichsmöglichkeit auf regionaler
  und überregionaler Ebene;

- Erstellung von Unterlagen als Basis für die gesicherte
  Ermittlung des Krankenhausbedarfs und für die Kranken-
  hausstrukturplanung entsprechend den Veränderungen des
  Krankheitsspektrums;

- Verbesserung der Kenntnisse über die tatsächliche Nachfrage nach Gesundheitsleistungen als Grundlage für kurzfristige Planungen im Bereich der Krankenversorgung;

- Verbesserung der Kenntnisse über diagnosespezifische Verweildauer zur Beurteilung der Förderungswürdigkeit von
  Krankenhäusern;

- Verbesserung der Identifizierung von Risikopopulationen,
  die aufgrund bestimmter Konstellationen einem erhöhten
  Krankheitsrisiko ausgesetzt sind, als Basis für den ge-
  zielten Einsatz von Maßnahmen zur Prävention und Früherkennung für besonders gefährdete Bevölkerungsschichten;

- Schaffung der Voraussetzungen zur Entwicklung und Erprobung geeigneter Verfahren zur Prognostizierung des qualitativen und quantitativen Bedarfs an gesundheitlichen Versorgungsleistungen.

Gegenstand einer Morbiditätsstatistik der stationären Krankenversorgung sollten demnach die folgenden statistischen Auswertungen sein:

- Diagnosegruppen entsprechend den Hauptdiagnosen, aufgeschlüsselt nach Anzahl der Patienten, Anzahl der Fälle,
  durchschnittliche Fallzahl je Patient, Anzahl der Pflegetage, durchschnittliche Verweildauer je Patient und je

Fall, Geschlecht, Altersgruppen, Anzahl der Sterbefälle;

- Übersicht der Sterbefälle, aufgeschlüsselt nach Hauptdiagnosen, weiteren Diagnosen, Alter, Geschlecht, Verweildauer, Krankenhausnummer, Zugangsart, Abgangsart, Aufnahmedatum;

- Lebensalter der entlassenen Patienten, aufgeschlüsselt nach Anzahl der Patienten, Anzahl der Fälle, durchschnittliche Fallzahl je Patient, Anzahl der Pflegetage, durchschnittliche Verweildauer je Patient und je Fall, Geschlecht, und Anzahl der Sterbefälle;

- Einzugsbereiche der entlassenen Patienten entsprechend den Verwaltungsbezirken, aufgeschlüsselt wie die Auswertung der Diagnosegruppen.

Weiterhin können die aufgeführten sowie weitere Auswertungen krankenhausspezifisch auf der Basis der in den Krankenhäusern erhobenen Daten durchgeführt werden.

Zweifellos käme der Morbiditätsstatik eine große Bedeutung für die Planung und Modellbildung im Gesundheitswesen zu. Da jedoch eine allgemeine Morbiditätsstatistik in der Bundesrepublik Deutschland im Gegensatz etwa zu den Niederlanden oder der Schweiz bisher noch nicht realisiert ist, können wir auf diese Datenquelle nur begrenzt zurückgreifen. Wir müssen folglich nach anderen Möglichkeiten suchen, der unzureichenden Datenlage im Gesundheitswesen zu begegnen. Befinden wir uns in der nicht seltenen Lage, daß für wichtige Modellvariablen keine quantitativen Daten auffindbar sind, lohnt es sich zu prüfen, ob die Werte solcher Variablen nicht geschätzt werden können. Dazu bietet sich vor allem die <u>Expertenbefragung</u> als Einzel- oder Gruppenschätzverfahren - hier insbesondere mit Hilfe der <u>Delphi-Methode</u> - an. Nicht mit Konsens geschätzte bzw. mit großen Unsicherheitsfaktoren behaftete Variablen können überdies für eine spätere <u>Sensitivitätsanalyse</u> des Modells im Rahmen des Validierungsprozesses vorgemerkt werden.

Delphi-Methode [9],[10]

Die Delphi-Methode stellt ein intuitives Prognoseverfahren
dar, das im Gegensatz zu den gängigen statistischen prognostizierenden Verfahren nicht auf Vergangenheitsdaten beruht,
sondern auf der individuellen Information ausgewählter Experten aufbaut. Sie dient vor allem zur Erstellung technischer
Prognosen, kann jedoch gleichermaßen als Instrument zur Grup-
penschätzung von unbekannten Modellparametern eingesetzt werden.

Die Experten geben im Verlauf des Delphi-Prozesses ihre Schätzungen auf einem formalen Fragebogen einzeln und anonym an.
Aus den Einzelschätzungen werden dann statistisch - durch Mittelwert oder Medianbildung - Gruppenschätzungen ermittelt
und den Experten bekanntgegeben, die daraufhin die gleichen
Fragen noch einmal beantworten. Dieser Vorgang wird mehrfach
wiederholt, so daß damit zu rechnen ist, daß sich die Schätzungen im Laufe des Delphi-Prozesses einander angleichen, da die
Experten zunehmend von der gleichen Informationsbasis ausgehen.

Dem Prognosecharakter der Delphi-Technik würde es vor allem
entsprechen, wenn wir dieses Verfahren auch zum Entwurf alternativer Szenerien bzw. Strategien heranziehen würden, die in
einer Modellstudie ("Soll-Modell") getestet werden sollen.

---

[9] Zur Theorie der Delphi-Methode siehe:
H.A. LINSTONE und M. TURROF (Hrsg.): *The Delphi-Method - Techniques and Applications.* Massachusetts 1975.

[10] Zur Anwendung der Delphi-Methode im Gesundheitswesen siehe:
D.B. STARKWEATHER, L. GELWICKS und R. NAWVOMER: *Delphi-Forecasting of Health Care Organization.* Inquiry 12 (1975), Nr. 3, S. 37-46.

4.4 Zum Validierungsproblem [1]

Zur Notwendigkeit einer Modellvalidierung

Wir haben im Abschnitt 2.3 gesehen, daß der Modellbildungsprozeß im allgemeinen ein sehr komplexer Vorgang ist, der aus
einer größeren Anzahl von Einzelschritten besteht, die in der
Regel nicht streng sequentiell sondern parallel oder in Zyklen
verlaufen. Jede dieser einzelnen Phasen ist mit einer Vielzahl von <u>Fehlerquellen</u> behaftet. Es können Meßfehler bei der
Erfassung der Daten auftreten, die Subjektivität ("Human Bias")
des Modellentwicklers zu Ungenauigkeiten bei der Beschreibung
des realen Systems führen, es können bei der Modellformulierung
wichtige Variablen und Relationen übersehen, falsche Parameterwerte und Variablenverknüpfungen gewählt werden, bei der Implementierung Programmfehler auftreten - um nur einige Fehlerquel-
len zu nennen. Die Fehler können sich kumulieren oder teilweise
auch zufällig kompensieren. Auf jeden Fall führen sie zu einer
teilweisen oder vollständigen Ungültigkeit eines mathematischen
Modells. <u>Daher ist die Voraussetzung für die Verwendung von
mathematischen Modellen für Experimente, die Versuche mit realen
Systemen ersetzen sollen, die Prüfung der Gültigkeit bzw. Validität der Modelle.</u> Andernfalls wäre der Aussagewert solcher Experimente "weder hoch noch niedrig zu veranschlagen - er wäre

---

[1] Neben den direkt zitierten Quellen siehe auch:

R. L. HORN: *Validation of Simulation Results*. Management Science 17
(1971), Nr. 5, S. 247-257.

S.I. GASS: *Evaluation of complex Models*. Computers & Operations Research
4 (1977), S. 27-35.

H. KRALLMANN, et.al.: *Systemanalyse I*. Vorleseungsskript, Fachbereich
Informatik, Technische Universität Berlin 1980, S. 223-234.

M. SHECHTER und R.C. LUCAS: *Validating a large Scale Simulation Model
of Wilderness Recreational Travel*. Interfaces 10 (1980), Nr. 5,
S. 11-18.

N.T.J. BAILEY: *The Utilization and Validation of Mathematical Models
in Medicine and Public Health*. In: J. Anderson (Hrsg.): Medical
Informatics Europe 78 - Proceedings, Lecture Notes in Medical Informatics, Vol. 1, Berlin-Heidelberg-New York 1978, S. 309-402.

überhaupt nicht abschätzbar."[2] Ohne ausreichende Gültigkeit
hat ein Modell "bestenfalls akademische Bedeutung - und das
ist nicht viel." [3]

FISHMAN's Argumentation geht in die gleiche Richtung:

> "Before an investigator claims that his simulation model
> is a useful tool for studying behavior under new hypothet-
> ical conditions, he is well advised to check its consist-
> ency with the true system, as it exists before any change
> is made. The success of this validation establishes a
> basis for confidence in the results that the model gener-
> ates under new conditions. After all, if a model cannot
> reproduce system behavior without change, we hardly expect
> it to produce truly representative results with change."[4]

Zur Begriffswelt in der Literatur

Die Unerläßlichkeit der Validitätsprüfung von Simulationsmodellen ist eine relativ neue Erkenntnis. Die geringe Beachtung, die diese Testproblematik nach HARBORDT sowohl bei einem
Großteil der vorliegenden Modelle als auch in der methodologischen Literatur gefunden hat, steht in krassem Widerspruch
zu ihrer Bedeutung.[5] Die Begriffswelt ist daher in der Literatur noch vollkommen uneinheitlich.

Als die am weitesten verbreitete Auffassung über die Validitätsprüfung gilt der <u>Outputvergleich</u> zwischen Modell und realem System. Nach HARBORDT [6] wird dieses Verfahren bisweilen

---

[2] S. HARBORDT: *Computersimulation in den Sozialwissenschaften.* Bd. 1,
Hamburg 1974, S. 155.

[3] Ibid., S. 204.

[4] G.S. FISHMAN: *Concepts and Methods in discrete Event digital Simulation.*
New York-London-Sydney-Toronto 1973, S. 328 f.

[5] HARBORDT (1974), op. cit., S. 156.

[6] Ibid., S. 160

sogar als das einzig mögliche betrachtet.

Ein Beispiel dafür ist das im Abschnitt 3.7 kurz beschriebene Simulationsmodell einer Krankenhausblutbank von RABINOWITZ [7], dessen Gültigkeit ("Validity of the Model") von diesem mit folgender Argumentation begründet wurde: "The basic statistical test of a simulation model is its ability to reproduce the operational results of presently used procedures when it is run under the existing conditions. The major concern in this statistical validity test is the ability of the simulator to show shortage and wastage levels which are comparable to those achieved in the real system"[8]. FISHMAN [9] bezeichnet den Outputvergleich jedoch nur als Minimalforderung für einen Validitätstest.

JENNINGS zog zur Validierung seines Simulationsmodells einer Krankenhausblutbank[10] neben dem Outputvergleich, den er als "Statistical Validity" bezeichnet, auch noch die sog. "Face Validity" heran, "where the extent to which the model and its results appear to be reasonable or sound is evaluated"[11]. Sie stellt bei ihm eine subjektive, qualitative Beurteilung der Plausibilität eines Modells dar.

---

[7] Vgl. Kapitel 3.6.2 Blutbankmodelle.

[8] M. RABINOWITZ: *Hospital Blood Banking: An Inventory System for distinguishable Items*. Dissertation, The City University of New York 1970, S. 110.

[9] G.S. FISHMAN (1973), op. cit., S. 329.

[10] Vgl. Kapitel 3.6.2.

[11] J.B. JENNINGS: *Hospital Blood Bank whole Blood Inventory Control*. Technical Report Nr. 27, Operations Research Center Massachusetts Institute of Technology, Cambridge 1967, S. 54.

HARBORDT[12] gibt zu bedenken, daß wir einer falschen Überlegung nachgehen, wenn wir aus der Übereinstimmung zwischen Input und Output von realem System und Modell schon auf die Ähnlichkeit der Strukturen schließen. Er verweist dabei auf FORRESTER, der in seiner Arbeit über "Industrial Dynamics"[13] feststellt, daß es jeweils eine Vielzahl von Modellstrukturen gibt, die alle das Verhalten des untersuchten realen Systems reproduzieren können.

HARBORDT[14] fordert daher zusätzlich die <u>Strukturähnlichkeit</u> zwischen Modell und realem System, die es nachzuweisen gilt. Hierbei kommt es auf die Überprüfung aller Einzelabbildungen im Modell an. Dieser Schritt wird bei STÜBEL[15] als <u>Verifikation</u> bezeichnet, die für ihn den ersten von vier Arbeitsschritten des Gültigkeitsnachweises eines Modells darstellt.

Bei KLEIJNEN wird die Verifikation weniger streng definiert, und zwar als "testing whether the model, especially parts of the model behaves as we assume it does (while validation means that we test if the model gives the same output as the real world system)"[16].

Die weiteren Schritte beim Gültigkeitsnachweis von Modellen sind bei STÜBEL neben der Verifikation die <u>Kalibrierung</u>, die <u>Sensitivitätsanalyse</u> und die <u>Validierung</u>.[17]

---

[12] S. HARBORDT (1974), op.cit., S. 165.

[13] J.W. FORRESTER: *Industrial Dynamics*. Cambridge, Massachusetts 1969, S. 117.

[14] Ibid., S. 157.

[15] G. STÜBEL: *Methodologische und Softwareengineering – orientierte Untersuchungen für ein Unternehmensmodell verschiedener Strukturiertheitsgrade*. Dissertation, Universität Stuttgart 1975, S. 235.

[16] J.P.C. KLEIJNEN: *Statistical Techniques in Simulation*. Part. I, New York-Amsterdam 1974, S. 75.

[17] STÜBEL (1975), Ibid., S. 235.

Er definiert Kalibrierung als Verbesserung des Gesamtverhaltens des Simulationsmodells bezüglich der wahrgenommenen Realität durch Parameterveränderungen. [18] Solche Parameter können schwer zu erfassende Größen des realen Systems sein, die nur ungenau geschätzt werden können.

Bei der Sensitivitätsanalyse werden Untersuchungen am Modell durchgeführt, deren Ziel die Feststellung ist, "wie der Modelloutput auf Veränderungen des Modellinputs oder der Modellstruktur reagiert, von welchen exogenen Variablen, Relationen oder Parametern er am stärksten abhängt"[19]. Für die sensitiven Größen sind dann gegebenenfalls zusätzliche Daten zu beschaffen, um die Genauigkeit der Schätzungen für die Inputparameter und damit auch die der Modellergebnisse zu erhöhen.

Unter Validierung schließlich versteht er den genannten Outputvergleich zwischen Modell und realem System.

Bei FISHMAN finden wir folgende Begründung für diesen Vergleich:

"... it seems legimitate to expect that a given input history to the model should produce an output similar to that produced when the input stimulated the true system. Hence one way of checking the model is to expose it to the given input history and then compare its output with that of the true system". [20]

In ihrem viel zitierten Aufsatz schlagen NAYLOR und FINGER [21] drei Stufen für den Gültigkeitsnachweis von Modellen vor, der

---

[18] STÜBEL (1975),op. cit., S. 242.

[19] Ibid, S. 201.

[20] G.S FISHMAN (1973), op. cit., S. 329.

[21] T.H. NAYLOR und J.M. FINGER: *Verification of Computer Simulation Models*. Management Science 14 (1867), Nr. 2, S. B-92 bis B-101.

bereits während der Modellkonstruktion beginnt. Auf der ersten
Stufe werden Annahmen zusammengestellt, die sich vor allem
auf die Auswahl und Verknüpfungen der Variablen beziehen. Dabei werden das gesamte verfügbare Wissen über das abzubilden-
de System und ähnliche Systeme, Expertenkenntnisse, theoretische Aussagen, usw. genutzt. Diese Annahmen haben den Rang
von vorläufigen Hypothesen. Einen gewissen Gültigkeitstest
sehen die Autoren darin, daß nur solche Annahmen zugelassen
werden, die mit dem a-priori-Wissen vereinbar sind. Während
dies ziemlich selbstverständlich erscheint, können wir der
zweiten Stufe eine größere Bedeutung beimessen, nämlich dem
Versuch, die einzelnen Hypothesen durch empirische Überprüfung mit Hilfe statistischer Methoden zu falsifizieren. Auf
der dritten Stufe schließlich folgen retrospektive und prognostische Analysen, die mit Hilfe von Outputvergleichen auf
statistischer Basis durchgeführt werden. Sie sind die Grundlage für das endgültige Urteil über die Validität des Modells.

Dieser kurze Literaturüberblick macht deutlich, daß es zwar
durchaus einige Vorstellungen über den Validitätsnachweis von
mathematischen Modellen gibt, diese jedoch recht stark diffe-
rieren, außerdem primär philosophischen Charakter besitzen
und kaum konkrete Wege für die praktische Durchführung eines
solchen Tests aufzeigen.

Wir wollen daher versuchen, in diesen "Begriffswirrwarr", wie
HARBORDT [22] die Uneinheitlichkeit der Vorstellungen zur Gültigkeitsprüfung in der Literatur bezeichnet, eine Struktur
zu bringen, indem wir auf der Grundlage genereller Überlegungen für ein Validierungskonzept ein mehrstufiges Verfahren zur Modellvalidierung unter dem besonderen Aspekt der
Praktikabilität formulieren.

---

[22] HARBORDT (1974), op. cit., S. 156.

Grundsätze für ein Validierungskonzept

Wir wollen unsere grundlegenden Überlegungen zu einem Validierungskonzept in den folgenden neun Punkten zusammenfassen:

(1) Die Validierung ist die entscheidende Arbeitsphase vor der praktischen Anwendung eines mathematischen Modells. Ohne ausreichende Gültigkeit hat das Modell nur geringe Bedeutung. Wir sollten daher Modelle nicht nach der Eleganz des mathematischen Ansatzes oder nach dem Einfallsreichtum bei der Durchführung der Modellexperimente beurteilen, sondern in erster Linie nach der Sorgfältigkeit und dem Erfolg des Validitätsnachweises.

(2) Die Modellvalidierung ist als ein Prozeß zu verstehen, dessen Ziel die Schaffung eines akzeptablen Vertrauensgrades in die Korrektheit bzw. Gültigkeit eines mathematischen Modells bezüglich des realen Systems darstellt. Dabei kann es nicht um einen exakten "Test" im statistischen Sinne gehen, mit dem wir die Validität des Modells - im Sinne von Äquivalenz mit dem realen System - "beweisen" wollen. Denn wir wissen, daß ein Modellbildungsprozeß überwiegend durch Abstraktion und Komplexitätsreduzierung gekennzeichnet ist, so daß ein Modell nur eine Approximation des realen Systems darstellt, eine Äquivalenz folglich gar nicht bestehen kann. Vielmehr geht es bei der Validierung darum, größtmögliche Transparenz für die Bewertung eines Modells zu schaffen und ggf. inkorrekte Modelle zu "falsifizieren".

(3) Modellexperimente sollen einen Ersatz für Experimente mit dem realen System darstellen. Folglich ist die eigentliche Zielrichtung der Validierung sicherzustellen, daß wir ein Modell erhalten, welches den Modellanwender zu der gleichen Entscheidung führt, wie er sie unter realen Bedingungen treffen würde.

(4) Ein mathematisches Modell sollte immer auf ein konkretes
Untersuchungsziel ausgerichtet sein. Dann kann die Gültigkeit des Modells auch nur für diese Problemstellung
nachgewiesen werden. Ändert sich das Untersuchungsziel
der Modellstudie, so ist die Validität neu zu belegen.

(5) Die Validierung sollte anhand spezieller Kriterien durchgeführt werden. Diese müssen diejenigen Kriterien sein,
die auch in dem eigentlichen Entscheidungsprozeß eingesetzt werden.

(6) Die Validierung ist immer modell- bzw. problemspezifisch.
Es kann daher kein einheitliches, fest vorgegebenes Vali-
dierungsverfahren geben.

(7) Validierung darf nicht als eine Art lästige "Restschuld"
betrachtet werden, die nach Abschluß der Modellentwicklung nur dann eingelöst wird, wenn dies Zeit und Geld noch
gestatten. Vielmehr ist sie als ein kontinuierlicher Prozeß im Verlauf der gesamten Modellstudie zu betrachten,
die es ausführlich zu dokumentieren gilt. Wichtiger Bestandteil ist die enge Kooperation mit dem Modellanwender.

(8) Exakte statistische Verfahren haben ihre Grenzen in der
Modellvalidierung. Daher besitzen neben statistischen Methoden auch qualitative Ansätze mit teilweise subjekti-
vem Charakter eine hohe Relevanz für den Gültigkeitsnachweis.

(9) Die Validierungsproblematik stellt sich in allen Modellstudien -unabhängig vom mathematischen Modelltyp. Besonders komplex ist sie jedoch bei Simulationsmodellen, denn
dieser Modelltyp ist durch eine große Flexibilität gekennzeichnet. Sprechen wir beispielsweise von einem Optimierungsmodell der Linearen Programmierung, so wird dadurch

schon sehr viel über die Struktur, die Annahmen und die
Grenzen des Modells ausgesagt. Wir können mit der Validierung direkt an diesen Punkten ansetzen. Nicht jedoch
bei Simulationsmodellen. Die Aussage, daß wir ein Simulationsmodell vorliegen haben, enthält für uns kaum einen
konkreten Anhaltspunkt. Modellstruktur, -annahmen und
-grenzen können höchst verschieden sein, der Validierungs-
nachweis daher jeweils eine völlig andere Vorgehensweise
erfordern. Daher spielt die Validierungsproblematik in
Simulationsstudien eine besondere Rolle.

Ein mehrstufiges Verfahren zur Modellvalidierung

Wir wollen hier für den Gültigkeitsnachweis von mathematischen
Modellen vier prinzipielle Phasen unterscheiden:

- Verifikation
- Sensitivitätsanalyse
- Kalibrierung und Outputvergleich
- Prognostische und dynamische Gültigkeitsprüfung.

Verifikation

Unter **Verifikation** soll hier die **Überprüfung der Korrektheit
von Modellverhalten und -struktur** verstanden werden. Diese
Phase des Gültigkeitsnachweises besteht wiederum aus mehreren
Einzelschritten (Verifikation 1 bis Verifikation 5), die teilweise schon im Laufe des Modellbildungsprozesses initiiert
werden.

Verifikation 1: Überprüfung der Annahmen

> Bei der Abbildung des realen Systems auf ein
> formales Modell sind immer vereinfachende An-
> nahmen notwendig. Diese müssen empirisch über-
> prüft (z.B. Verteilungsannahme über Patienten-
> ankünfte) bzw. von den Modellanwendern oder

anderen Experten akzeptiert werden.

Methoden: Anpassungstests, Schätz- und Testverfahren.

<u>Verifikation 2</u>: Überprüfung der Modellplausibilität

Dieser Schritt zielt auf die Untersuchung des
plausiblen Verhaltens des Modells bzw. einzelner Modellteile ("Face Validity"). Hierzu können bekannte Theorien (z.B. über Ankunftspro-
zesse) oder die Modellanwender bzw. andere Ken-
ner des realen Systems herangezogen werden.

Methoden: Analytische Vergleichsrechnungen.

<u>Verifikation 3</u>: Strukturtest

Unter diesen Punkt fällt die Untersuchung der
Strukturähnlichkeit zwischen Modell und realem
System. Wir können zwischen einem Strukturge-
samttest und der Überprüfung aller Einzelabbildungen des Modells unterscheiden. Der Gesamt-
test ließe sich mit Alternativmodellen - meist
geringerer Komplexität und mit analytischen
Lösungen - ex post durchführen, während der
Detailtest der Einzelstrukturen wohl eher im
Rahmen der Modellkonstruktion als permanenter
Prozeß anzusehen ist. Um eine spätere Beurteilung der Einzelstrukturen durch den Modellanwender zu ermöglichen, ist dieser Detailtest
durch eine ausführliche Dokumentation trans-
parent zu machen.

Neben der Strukturähnlichkeit ist für die Modellvalidität jedoch auch der Nachweis der Ähnlichkeit der Prozeßabläufe im Modell und im
abgebildeten System erforderlich. Dabei geht

es um den Vergleich der Abfolge von Ereignissen, Aktivitäten und Systemzuständen.

Methoden: Analytische Vergleichsrechnungen,
         Statistische Modellrechnungen, Struk-
         tur- und Ablaufdiagramme.

<u>Verifikation 4:</u> Programmverifikation

Auf dieser Stufe der Modellverifikation geht
es um die formale Korrektheit des Computerpro-
gramms. Dieser Korrektheitsnachweis wird erst
durch eine schrittweise Programmentwicklung
und -verfeinerung, durch strenge Modularisierung, durch klar definierte Schnittstellen und
durch eine extensive Programmdokumentation ermöglicht. Ein sehr wirkungsvolles Instrument
des Programmtests ist der sog. "Trace", mit dem
der Programmablauf (Variablenwerte, Programm-
pfade, etc.) Schritt für Schritt verfolgt werden kann.

Methoden: Software Engineering [23], Vergleichs-
         rechnungen.

<u>Verifikation 5:</u> Datenverifikation

Sowohl für die Modellkonstruktion als auch zur
Modellvalidierung sind empirische Daten erforderlich. Daher müßten aus den verfügbaren Daten zwei Teilmengen gebildet werden, die jeweils
unabhängig voneinander für Modellkonstruktion
und -test eingesetzt werden. Häufig scheitert
diese an sich notwendige Vorgehensweise daran,

---

[23] Vgl. K. GEWALD, G. HAAKE und W. PFADLER: *Software Engineering – Grundlagen und Technik rationeller Programmentwicklung.* München-Wien 1979.

daß die Datenbasis oft schon für die Modellentwicklung kaum ausreichend ist. Auf jeden
Fall ist die Verifikation aller in einer Modellstudie verwendeten Daten einschließlich
der für die Validierung erforderlich. Zur Beurteilung der Datenqualität können Plausibili-
tätschecks sowie die Beurteilung durch die
Modellanwender herangezogen werden.

Methoden: Deskriptive Statistik, Glättungs-
methoden, Datenanalyse, Schätzme-
thoden.

Sensitivitätsanalyse

Diese Phase der Modellvalidierung dient der Untersuchung der
Frage, wie der Modelloutput auf Veränderungen des Modellinputs
oder der Modellstruktur reagiert, und von welchen exogenen Variablen, Relationen oder Parametern er am stärksten abhängt.
Dadurch wird es möglich, Strukturfehler im Modell aufzudecken,
systemimmanente kritische Größen zu erkennen, die im Modell wie
in der Realität besonders beachtet werden müssen, wesentliche
Einflußgrößen von unwesentlichen und eventuell zu vernachlässi-
genden Variablen zu trennen,sowie Aussagen über die Prognose-
qualität des Modells zu gewinnen. Außerdem können wir heraus-
finden, ob bestimmte Modellresultate - beispielsweise in Form
von Entscheidungsalternativen - nur für einen gewissen Wertebereich gültig sind. Schließlich lassen sich Erkenntnisse über
die Stabilität des Modells gewinnen.

Die Ergebnisse der Sensitivitätsanalyse geben somit Hinweise
darauf, für welche Variablen und Parameter besonders hohe Anforderungen an die Genauigkeit gestellt werden müssen und möglicherweise zusätzliche empirische Arbeit erforderlich ist.
Zum anderen können wir uns bei anderen Modellgrößen unter Um-
ständen mit einer geringeren Daten- bzw. Abbildungsgenauigkeit
begnügen.

Welche Outputreaktionen wir als sensitiv betrachten wollen, können wir nur von Fall zu Fall entscheiden[24]. Wollen wir ein formales Maß für die Sensitivität einer (Output-)Variablen angeben, so müssen wir die prozentualen Veränderungen sowohl der Outputvariablen als auch der Inputvariablen in Beziehung setzen. Bezeichnen wir die Outputvariablen mit Y_i, die veränderte Inputgröße mit X_j und die jeweiligen Veränderungen mit d, so können wir einen "Sensitivitätskoeffizienten" definieren mit

$$S_{ij} \;=\; \frac{\dfrac{dY_i}{Y_i}}{\dfrac{dX_j}{X_j}} \; , \qquad\qquad (4.4\text{-}1)$$

der die Sensitivität einer Outputvariablen i gegenüber der betreffenden Veränderung einer bestimmten Inputgröße j anzeigt. Kleine (positive oder negative) Werte von S_{ij} nahe O zeugen von geringer Sensitivität; die Inputvariablen sind folglich unkritisch für das Modellergebnis. Sehr große Werte ($S_{ij} \to \infty$) weisen indessen auf die Instabilität des Modells hin; in diesem Fall sind Strukturfehler zu vermuten. Bei allen anderen Werten ist die Interpretation jedoch modellabhängig. Letztlich ist unter dem besonderen Aspekt einer Modellstudie als Entscheidungsinstrument von primärer Bedeutung, wann die durch Inputveränderungen hervorgerufenen Modellresultate zu anderen Entscheidungsempfehlungen führen.

Kalibrierung und Outputvergleich

Unter <u>Kalibrierung</u> verstehen wir <u>die Anpassung des Modells an das reale System ("Model Fitting") durch Veränderung solcher Parameter, die nur sehr ungenau oder überhaupt nicht in der Realität erfaßt werden können.</u> Demgegenüber werden <u>beim</u>

---

[24] HARBORDT (1974), op. cit., S. 201.

<u>Outputvergleich die Modellergebnisse und die Meßwerte aus dem
realen System gegenübergestellt.</u>

Obwohl STÜBEL [25] die Kalibrierung als eigenständige Phase in
der Gültigkeitsprüfung ansieht, wollen wir diese hier als einen,
in sehr enger Verwandschaft mit dem Outputvergleich stehenden
Teilschritt behandeln. Denn zum einen beinhaltet die Kalibrierung einen wiederholten Outputvergleich, um die Modellanpassung
nach jeder Parameterveränderung zu überprüfen. Demzufolge können wir die gleichen statistischen Verfahren verwenden.

Zum anderen wollen wir diesem Arbeitsschritt bewußt nicht den
Stellenwert einer eigenständigen Phase der Modellvalidierung
zubilligen. Denn die Kalibrierung beinhaltet aufgrund einer
recht willkürlichen Parametermanipulation sehr stark subjektive Züge – oder kann sie zumindestens enthalten, wenn wir dabei
nicht sehr vorsichtig vorgehen. Im Extremfall könnten wir nämlich an allen Parametern solange "drehen", bis Modelloutput und
Realoutput übereinstimmen. Ob dies zu einer Vergrößerung des
Vertrauens in die Gültigkeit des Modells führt, erscheint sehr
zweifelhaft. Wir müssen daher die Kalibrierung als ein wenig
exaktes, eher pragmatisches Instrument im Validierungsprozeß
ansehen, das es "sparsam" einzusetzen gilt, das jedoch bei vielen Modellstudien in der Praxis aufgrund der schlechten Datenlage erforderlich ist, um den "Model Fit" zu verbessern.

Zum "kontrollierten" Einsatz der Kalibrierung sollten wir uns
nur auf solche Modellparameter beschränken, die sich im Rahmen
der Sensitivitätsanalyse nicht als besonders sensitiv erwiesen
haben, insbesondere auf diejenigen, die keinen bestimmenden
Einfluß auf die aus den Modellergebnissen abzuleitenden Entscheidungsvorschläge ausüben. Außerdem sollte die Parameter-

---

[25] STÜBEL (1975), op. cit., S. 239-245.

änderung nur innerhalb solcher Wertebereiche vorgenommen werden, die entweder empirisch abgesichert sind oder von den Modellanwendern bzw. anderen Experten des realen Systems als realistisch angesehen werden. Schließlich wäre es für die Glaubwürdigkeit des Validierungsprozesses vorteilhafter, wenn wir uns bei der Kalibrierung auf nur sehr wenige Parameter beschränken und dabei die Ergebnisse der Kalibrierungsläufe genauestens dokumentieren würden, um uns nicht einem "Manipulationsvorwurf" auszusetzen.

Wir kommen nun zu den Methoden des Outputvergleichs, der eine zentrale Stellung im Modellvalidierungsprozeß einnimmt. Auf der untersten Stufe des <u>quantitativen Outputvergleichs</u> befindet sich der pragmatische Ansatz, einen oder mehrere statistische Kennwerte der Beobachtungen aus dem Realsystem zu berechnen und diese mit den entsprechenden Größen des Modells zu vergleichen. Dazu eignen sich Maßzahlen wie der Mittelwert, die Stichprobenvarianz, der Median, Minimum, Maximum, etc. oder Histogramme. Klassische statistische Verfahren wie der t-Test, der Mann-Whitney-Test, der Zweistichproben-Chi^2- bzw. Kolmogorov-Smirnov-Test [26] bieten sich augenscheinlich für diesen Vergleich an. Dabei wird jedoch übersehen, daß diese Testverfahren auf die vorliegende Problemstellung nicht direkt anwendbar sind, da sie unabhängige, identisch verteilte Beobachtungen erfordern [27]. Die meisten realen Prozesse und Modellabläufe sind jedoch durch Autokorrelaton [28] und teilweise Nichtstationarität [29] gekennzeichnet.

---

[26] Vgl. dazu:
G. BAMBERG und F. BAUR: *Statistik*. München-Wien 1979.

[27] Ibid.

[28] Die Beobachtungen eines Prozesses sind miteinander korreliert.

[29] Die Beobachtungen entlang der Zeitachse folgen keiner identischen Wahrscheinlichkeitsverteilung.

Verfügen wir über eine größere Datenbasis, können wir von dem "punktorientierten" Outputvergleich zu einem "intervallorientierten" Vergleich übergehen, d.h. wir berechnen eine Intervallschätzung für die Outputdifferenz zwischen Modell und realem System. Voraussetzung dafür sind n unabhängige Stichproben von Beobachtungen des realen Systems und m unabhängige Modellstichproben. Befindet sich der Nullwert innerhalb des Konfidenzintervalls, so können wir davon ausgehen, daß sich Modell und Realsystem nicht signifikant unterscheiden. Doch selbst wenn die Differenz als signifikant erkannt wurde, muß das Modell für praktische Anwendungen noch nicht unbedingt als ungültig angesehen werden. Subjektiv können durchaus größere Abweichungen toleriert werden, sofern diese nicht die Entscheidungsvorschläge des Modells verfälschen.

Der Nachteil dieses Ansatzes besteht wie der obige Outputvergleich in der Vernachlässigung der Autokorrelationsstruktur, der wichtige Informationen über den realen Prozeß und den Modellablauf entnommen werden können. Außerdem ist der Datenbedarf besonders groß. Schließlich entstehen methodische Probleme[30], wenn wir den Outputvergleich auf mehrere Ergebnisvariablen ausdehnen wollen, was bei den meisten Modellstudien erforderlich ist.

Liegen uns sehr detaillierte Meßwerte über alle Einzelschritte vor, die einzelne Systemelemente beim Durchlaufen des realen Systems ausführen, und über den resultierenden Output, so können wir das Modell mit dem gleichen detaillierten (festen) Input"füttern" und prüfen, ob ein ähnlicher Modelloutput erzeugt wird. Nachteilig an dieser, an sich plausiblen Vorgehensweise ist der hohe Datenbedarf und die geringe Allgemeingültigkeit (Abhängigkeit von einzelnen Meßwerten).

---

[30] Simultane Konfidenzintervalle, vgl. dazu:
    J.P.C. KLEIJNEN: *Statistical Techniques in Simulation*. Band 1, New York-Amsterdam 1974, S. 237.

Zwei weitere Verfahren für den Outputvergleich basieren auf der Zeitreihenanalyse [31]. Diese Ansätze benötigen nur jeweils eine (hinreichend lange) Zeitreihe aus Modell und realem System und liefern auch Informationen über die Autokorrelationsstruktur der beiden Outputprozesse.

Der Ansatz der <u>Spektralanalyse</u>[32] beruht auf der Berechnung des Stichprobenspektrums, d.h. der Fourier-Kosinustransformation der geschätzten Autokovarianzfunktion, eines jeden Outputprozesses, wofür keine bestimmte Verteilungsannahme erforderlich ist, und der Bestimmung eines Konfidenzintervalls der Differenz der logarithmierten Spektra. Dieses Konfidenzintervall ermöglicht die Abschätzung der Ähnlichkeit der beiden Autokorrelationsfunktionen. Ein Nachteil der Spektralanalyse besteht in der hohen mathematischen Komplexität des Verfahrens, die ihre breite Anwendung in der Praxis behindert.

Von größerer Anschaulichkeit ist dagegen der Ansatz von HSU und HUNTER[33], bei dem jeweils ein parametrisches autoregressives Zeitreihenmodell nach der BOX-JENKINS-Methode [34] an beide Outputprozesse angepaßt und mit Hilfe von Hypothesentests untersucht wird, ob beide Modelle identisch sind.

Wir haben einige statistische Verfahren aufgeführt, mit denen wir einen exakten Outputvergleich durchführen können. Neben

---

[31] Eine Zeitreihe ist eine endliche Realisation eines stochastischen (Zufalls-)Prozesses. Beispielsweise bilden die Wartezeiten von Patienten in einer Röntgenabteilung eine Zeitreihe.

[32] Vgl. G.S. FISHMAN und P.J. KIVIAT: *The Analysis of Simulation-Generated Time Series*. Management Science 13 (1967), Nr. 7, S. 525-557.

[33] Vgl. D.A. HSU und J.S. HUNTER: *Analysis of Simulation-Generated Responses using Autoregressive Models*. Management Science 24 (1977), Nr. 2, S. 181-190.

[34] Siehe dazu einführend: BAMBERG/BAUR (1979), op. cit., S. 220-223.

ungelösten methodischen Schwierigkeiten, auf die wir unmittelbar stoßen, wenn mehrdimensionale Problemstellungen vorliegen, d.h. mehrere Outputvariablen gleichzeitig zu analysieren sind, setzt der bereits vielfach angeführte Datenmangel dem quantitativen Outputvergleich bei Modellstudien in der Praxis jedoch enge Grenzen. Ein Outputvergleich wird daher neben quantitativen Tests immer auch qualitative Elemente (Qualitative Tests) beinhalten. Dies wäre beispielsweise dann der Fall, wenn wir nur für die wichtigste Outputvariable einen exakten Test durchführen, und die anderen Ergebnisse aus Modell und realem System einer subjektiven Bewertung unterzögen, die von Modellanwendern mitgetragen wird. Oder wir könnten zur Verringerung des Subjektivitätsgehalts einer Anzahl von Fachleuten, die mit dem abgebildeten System besonders gut vertraut sind, den Modelloutput und die Outputdaten des realen Systems vorlegen. Wenn sie nicht in der Lage sind zu identifizieren, welches der reale Output und welches der Modelloutput ist, so hat das Modell diesen qualitativen Test bestanden. Andernfalls können die auffallenden Unterscheidungsmerkmale als Hinweise dafür verwendet werden, wie die Gültigkeit des Modells verbessert werden kann (TURING-Test [35]).

Prognostische und dynamische Gültigkeitsprüfung

Die letzte Phase der Gültigkeitsprüfung besteht in dem Nachweis der prognostischen und dynamischen Validität eines Modells. Voraussetzung für diesen Test ist jedoch, daß ein Modell in der Praxis tatsächlich eingesetzt wird, und zwar nicht für einmalige Entscheidungen, sondern als routinemässiges Planungs- und Entscheidungsinstrument. Wir können diese Phase der Modellvalidierung dann als einen Praxistest ansehen. Bei der prognostischen Gültigkeitsprüfung muß sich

---

[35] Vgl. HARBORDT (1974), op. cit., S. 191.

erweisen, ob die Prognosen des Modells mit den eintretenden
Ereignissen im realen System korrespondieren. Im Gegensatz
zum Outputvergleich, der auf historischen Daten beruht, geht
es hier also um Vorhersagen. Auftretende Abweichungen zwischen realen Beobachtungen und Modellprognosen können uns
Hinweise für eine Modellrevision geben. Doch selbst wenn das
Modell verläßliche Prognosen geliefert hat, so müssen wir
doch bei einem Routineeinsatz über einen längeren Zeitraum
die dynamische Modellvalidität im Auge haben, denn die Systemdynamik mit raschen Veränderungen der Realität kann schon bald
zu einer Ungültigkeit des Modells führen. Zur Sicherstellung
der dynamischen Modellvalidität muß folglich ein Verfahren
zur laufenden Erfassung von Informationen entwickelt werden,
die anzeigen, wann Modellparameter und -struktur angepaßt werden müssen.
Methodisch unterscheidet sich die prognostische und dynamische
Gültigkeitsprüfung nicht von dem (historischen) Outputvergleich;
es kommen die gleichen statistischen bzw. qualitativ orientierten Verfahren zur Anwendung.

Zusammenfassend können wir festhalten, daß der Gültigkeitsnachweis einen sehr wichtigen Arbeitsschritt in einer Modellstudie darstellt, und Validierungsaspekte während des gesamten Modellbildungszyklus von Bedeutung sind. Ziel der Modellvalidierung ist die Schaffung von <u>Vertrauen</u> bei den Modellanwendern in die Gültigkeit des vorliegenden Modells. Grundvor-
aussetzung dafür ist eine hohe <u>Transparenz</u>, die nur durch eine
ausführliche <u>Dokumentation</u> aller Phasen der Modellbildung erreicht werden kann. Ein Gültigkeitsnachweis kann kein formaler Test im statistischen Sinne sein; er wird neben quantitativen auch immer qualitative Elemente beinhalten. Die Einzelschritte des Validierungsverfahrens sind modellspezifisch und
sehr stark von der Datenbasis abhängig. Die hier aufgeführten
Verfahren in den vier Phasen der Modellvalidierung sind im
Sinne eines Maximalkataloges für den Gültigkeitsnachweis zu

verstehen, von dem für den überwiegenden Teil der Modellstudien nur eine bestimmte Auswahl anwendbar ist. Beispielsweise ist ein historischer Outputvergleich nur für Modelle von
bereits existierenden realen Systemen möglich; in vielen Modellstudien geht es jedoch um hypothetische, neue Systeme.
Auch ist die prognostische und dynamische Gültigkeitsprüfung
nur für eine Minderheit von mathematischen Modellen relevant,
da nur wenige zum Praxiseinsatz gelangen.

Schließlich bedürfen viele methodologische Einzelprobleme
der Modellvalidierung noch einer wissenschaftlichen Klärung.

5. DIE PHASEN DER MODELLBILDUNG IN DER GESUNDHEITS-

SYSTEMFORSCHUNG

5.1 DER MODELLBILDUNGSZYKLUS

Bereits im Kapitel 2.3 haben wir die einzelnen Phasen des allgemeinen Modellbildungsprozesses erörtert. Nachdem wir zwischen-
zeitlich eine größere Anzahl von exemplarischen Fallstudien
und von Modellbeispielen des Gesundheitssektors kennengelernt
und die speziellen methodologischen Probleme eingehend behandelt haben, können wir jene Darstellung zu einem speziellen
Schema des Modellbildungszykluses im Gesundheitswesen ausbau-
en. Wir bedienen uns dabei der tabellarischen Darstellungs-
form, bei der die einzelnen Phasen der Modellbildung mit den
jeweiligen Einzelschritten und den einzusetzenden Methoden
bzw. Hilfsmitteln aufgeführt sind. Es ist klar, daß es sich
bei der Modellbildung im Gesundheitswesen ebenfalls um einen
zyklischen Prozeß handelt, einzelne Phasen folglich mehrfach
durchlaufen werden können. Insbesondere kann die Modellvalidierung eine völlige Revision des gesamten Modellbildungsprozesses zur Folge haben, wenn die Gültigkeitsprüfung zu keinen
befriedigenden Ergebnissen führt. Oder die Ergebnisse der Datenerfassung und -auswertung können eine Modifizierung des
konzeptionellen Rahmens und der nachfolgenden Phasen nahele-
gen. Schließlich kann auch die Implementation in der Planungspraxis eine vollständige Überarbeitung des Modells erforderlich machen, da hier vor allem Praktikabilität und Benutzerfreundlichkeit gefragt sind.

<u>Tabelle 5-1:</u> Die Phasen des Modellbildungszykluses in der Gesundheitssystemforschung

Phasen des Modellbildungszyklus	Einzelschritte	Methoden/Hilfsmittel
Problemdefinition	– Allgemeine Beschreibung des Problembereiches einschl. des theoretischen Backgrounds – Schwachstellen des Systems, Notwendigkeit der Analyse	Fachliteratur der Medizin und des Gesundheitswesens
Systemanalyse in der Praxis	– Ablaufanalyse des realen Systems – Analyse der allgemeinen Datensituation	Entscheidungstabellen, Block-, Struktur-, Ablauf- und Informationsflußdiagramme, Kooperation mit den Praktikern
Konzeptioneller Rahmen für die Modellstudie	Definition der – Untersuchungsziele (Alternative Strategien = "Sollmodell") – Zielkriterien – Modellannahmen und -vereinfachungen (Komplexitätsreduzierung/Abstrahierung) – Generelle Modellstruktur mit Systemgrenzen und -elementen – Aufwandsschätzung	Struktur- und Ablaufdiagramme
Mathematische Methodenauswahl	Entscheidung zwischen – Mikro-/Makroebene – Deterministisch/Stochastisch – Statistisch/Wahrscheinlichkeitstheoretisch/ Graphenmodell/Optimierung/Ökonometrie/ Simulation/Modellkopplung	Methodische Fachliteratur

Tabelle 5-1, Fortsetzung:

Phasen des Modellbildungszyklus	Einzelschritte	Methoden/Hilfsmittel
Modellformulierung	- Mathematische Annahmen (Ganzzahligkeit, Verteilungen, etc.) - Mathematische Beschreibung der Beziehung zwischen den Variablen des Modells	Methodenspezifische mathematische Theorie; Struktur- und Ablaufdiagramme
Datenerfassung und -auswertung	- Sekundärdatenerfassung - Primärdatenerfassung - Deskriptive Statistiken - Parameterschätzungen - Verteilungshypothesen	Amtliche Statistiken, Statistiken privater Träger (Versicherungen, Verbände, etc.), Mediz.Statistiken; Stichproben, Experteneinzel-, Gruppenschätzungen (Delphi-Methode) mit Hilfe der Praktiker; Histogramme, Maßzahlen; Punkt- und Intervallschätzung, Anpassungstests, Varianzanalyse
Modellimplementierung auf dem Computer	Entscheidung zwischen - Softwarepaket/Programmerstellung - Generelle Programmiersprache/Spezielle Methodensprache. - Schrittweise Verfeinerung - Modularisierung - Dokumentation	- Statistik-/OR-/Ökonometrische Software; - FORTRAN, PASCAL, PL1, etc./APL, GPSS, SIMSCRIPT, SIMULA, DYNAMO; - Software Engineering, Strukturierte Programmierung; - Programmtrace - Diagramme, Programmbeschreibungen
Modellbewertung	Gültigkeitstest des Modells - Verifikation (Modellverhalten und -struktur) - Sensitivitätsanalyse (Modellrobustheit, primäre Einflußgrößen) - Kalibrierung (Parameteranpassung bei "weichen" Daten) und Ouputvergleich - Prognostische und dynamische Gültigkeitsprüfung	- Kooperation mit Modellanwendern, Plausibilitätsprüfungen, Analytische Modelle geringerer Komplexität; - Statistische Test-/Schätzverfahren, Zeitreihenanalyse - Qualitative Vergleiche, Turing-Tests

Tabelle 5-1, Fortsetzung:

Phasen des Modellbildungszyklus	Einzelschritte	Methoden/Hilfsmittel
Modellexperimente und -ergebnisse	- Initialisierung des Modells (Anfangszustand) - Statistische Planung - Numerische Lösung des Modells für alternative Strategien - Ergebnispräsentation und statistische Auswertung	- Statistische Planungs- und Auswertungsmethoden - Graphische Schaubilder - Ergebnisdokumentation
Implementation in der Planungspraxis	- Praktikable Modelle als Entscheidungshilfen in der Planungspraxis - Modellanpassung an praktische Erfordernisse - Benutzerfreundlichkeit - Akzeptanz	- Kooperation mit den Praktikern

5.2 DEMONSTRATIONSBEISPIEL ZUM MODELLBILDUNGSZYKLUS
(Fallstudie 7)

In diesem Abschnitt wollen wir ein ausführliches Demonstrationsbeispiel zum Modellbildungszyklus im Gesundheitswesen behandeln, um die in der Tabelle 5-1 definierten Phasen der Modellbildung exemplarisch mit konkretem Inhalt zu versehen. Wir haben dazu eine komplexe Simulationsstudie ausgewählt, die sich mit der optimalen Versorgung der Krankenhäuser einer Region mit Blutkonserven[1] befaßt.

5.2.1 Problemdefinition[2]

Regionale Blutspendedienste stehen in den letzten Jahren einer ständig zunehmenden Nachfrage nach Blutkonserven und Derivaten

---

[1] Siehe: B. PAGE: *Simulationsmodell zur Untersuchung alternativer Lagerhaltungsverfahren für Blutkonserven in einem regionalen Versorgungssystem.* Dissertation, Technische Universität Berlin 1979.

B. PAGE: *Ein Simulationsmodell zur optimalen Versorgung von Krankenhäusern mit Blutkonserven durch einen regionalen Blutspendedienst.* In: M. MEYER (Hrsg.): Krankenhausplanung, Stuttgart-New York 1979, S. 110-123.

B. PAGE: *Simulationsmodell zur Untersuchung alternativer Lagerhaltungsverfahren für Blutkonserven in einem regionalen Versorgungssystem.* In: Der Bundesminister für Arbeit und Sozialordnung (Hrsg.), Wissenschaftlicher Preis Gesundheitsökonomie 1978/79 und 1979/80 - Kurzfassungen der ausgezeichneten Arbeiten. Forschungsbericht 46 (Gesundheitsforschung), Bonn 1981, S. 33-58.
und
B. PAGE: *Testing Alternative Inventory Policies for a Regional Blood Bank.* In: J. ANDERSON (Edit.), Medical Informatics Europe 78. Proc. First Congr. of the European Federation for Medical Informatics. Cambridge, England, Sept. 1978, Berlin-Heidelberg-New York 1978, S. 403-412.

[2] Zur Problemstellung in Blutbanksystemen vgl. auch Kapitel 3.6.2.

gegenüber, die durch die wachsende Bedeutung der Transfusionsmedizin infolge neuer operativ-technischer Möglichkeiten in
der Chirurgie bedingt ist. Mit den gestiegenen Anforderungen
geht sowohl ein Anwachsen des materiellen und personellen Aufwandes für die Blutkonservenherstellung als auch eine Steigerung der Verwaltungs- und Dispositionsaufgaben einher. Die dadurch notwendigen Qualitäts- und Leistungssteigerungen müssen
durch eine effizientere Nutzung der vorhandenen Mittel und
durch die Einführung neuer organisatorischer Konzepte erzielt
werden. Mit herkömmlichen Organisations- und Dokumentations-
konzepten kann eine zuverlässige, sorgfältige Bewältigung der
gestellten Anforderungen vom Personal in den Blutspendediensten
auf die Dauer nicht mehr erfüllt werden.

Insbesondere die folgenden Schwachstellen erscheinen typisch
für viele Blutspende- und Transfusionsdienste:

- Wenig Einflußmöglichkeiten der regionalen Blutspendedienste
  auf den Umfang der Blutspenden;

- Fehlende Übersicht über den Verbleib der Blutkonserven sowohl im regionalen Blutspendedienst nach der Auslieferung
  an die Krankenhäuser als auch in den Krankenhäusern selbst
  hinsichtlich ihrer eigenen Stationen;

- Überzogene Bestellungen der Krankenhäuser, die häufig bemüht sind, möglichst hohe Lagerbestände zu halten (insbesondere bei seltenen Blutgruppen).

Diese Schwachstellen führen in vielen regionalen Blutbanksystemen zu saisonalen und regionalen Ungleichgewichten bei der
Konservenversorgung mit überhöhten Lagerbeständen zu manchen
Zeiten bzw. in einigen Krankenhäusern, während zu anderen Zeiten bzw. in anderen Krankenhäusern ein Mangel an Transfusionsblut auftritt. Die Folgen sind sowohl extensive Konservenverluste durch Überalterung der bei dem derzeitigen Stabilisator
nur 4-5 Wochen haltbaren Blutkonserven, als auch chronische

Fehlbestände mit der Notwendigkeit zur außerplanmäßigen Beschaffung der dringend benötigten Konserven an anderer Stelle des Versorgungssystems. Eine Blutkonservenverfallsquote in Höhe von 15% bis 25%, in einigen Fällen sogar bis zum 30% ist in vielen regionalen Blutbanksystemen zu verzeichnen. In einer statistischen Auswertung im Berliner Blutspendedienst (BBD) lag die Verfallsquote bei mehr als 18%, die jedoch wegen der Unvollständigkeit der Unterlagen als untere Grenze angesehen werden müssen. Die gleiche Erhebung ergab, daß mehr als 25% aller Lieferungen außerplanmäßig waren. Diese Lieferungen erfolgten in der Regel per Taxi oder durch Boten der Krankenhäuser.

Hoher Konservenverfall und Fehlbedarf führen zu überhöhten Betriebskosten im regionalen Blutspendedienst und in den Krankenhäusern in Form von finanziellen Verlusten bei der Verarbeitung überalterter Konserven zu Blutplasma (5,-- DM Restwert je Konserve im BBD) und zusätzlichen Transportkosten für Taxis bzw. die Boten. Weitere Nachteile liegen im medizinischen Bereich und sind schwieriger quantifizierbar. Eine niedrigere Verfallsquote ermöglicht die Reduzierung der Blutspenden und eine Verkleinerung des Spenderstammes mit der Möglichkeit zu einem Verzicht auf Spender aus sozialen Randgruppen, deren Blut häufig nicht die medizinisch erforderliche "Qualität" besitzt. Andererseits birgt ein Mangel an Blutkonserven die Gefahr in sich, daß Operationen verlegt werden müssen, was zu Unannehmlichkeiten, wenn nicht gar zur Gefährdung für Patienten und zu längeren Liegedauern als notwendig führen kann.

Als erfolgversprechende Methoden zur Überwindung dieser Schwierigkeiten und zur Steigerung der Effizienz der Versorgung der Transfusionspatienten einer Region mit Blutkonserven erscheinen neben organisatorischen Verbesserungen der Einsatz von

modernen Informationsverarbeitungstechniken (Computerunter-
stützung[3])und von Verfahren der <u>Statistik</u> und des <u>Operations
Research</u>[4]. Letztere kommen in der vorliegenden Modellstudie
zur Anwendung, um verbesserte Lagerhaltungsverfahren für Blutkonserven in einer Region zu entwickeln und auszutesten.

5.2.2 Systemanalyse in der Praxis

Der erste Schritt der Modellbildung war eine ausführliche
Systemanalyse im Berliner Blutspendedienst sowie exemplarisch
in einem Krankenhaus, dem Städtischen Krankenhaus Berlin-
Moabit, die in enger Kooperation mit den verantwortlichen
Blutbankärzten erfolgte.

Der Berliner Blutspendedienst (BBD) stellt als zentrale kom-
munale Blutbank West-Berlins Blutkonserven, Plasma, Plasma-
fraktionen und Blutderivate her, mit denen rund 90% des Berliner Gesamtbedarfs im Transfusionswesen gedeckt wird. In
zunehmendem Maße müssen jedoch zur Bedarfsdeckung auch Blutkonserven von auswärtigen Blutspendediensten angefordert werden.

Die Verantwortlichkeit des BBD besteht hauptsächlich in der
Sicherstellung der Versorgung mit Transfusionsblut, in dessen Verteilung sowie in einer bedarfsgerechten Transfusions-
blutvorhaltung. Abnehmer der Blutprodukte sind vor allem die
Berliner Krankenhäuser, an die ungefähr 99% der Konserven

---

[3] Vgl. dazu:
   B. PAGE: *Über die Einsatzmöglichkeiten von EDV in Blutbanken.* In: Be-
   richt Nr. 1 des Arbeitskreises Medizinische Informatik, Technische
   Universität Berlin, Fachbereich Informatik, Berichts-Nr. 76-10,
   Berlin 1976, S. 25-41.

[4] Siehe dazu Kapitel 3.6.2.

des BBD ausgeliefert werden. Drei Krankenhäuser sind Großabnehmer mit mehr als 500 Konserven monatlich, 15 Krankenhäuser nehmen zwischen 100 und 500 Konserven ab, während rund 50 Krankenhäuser unter 100 Konserven im Monat beziehen. Ausserdem werden niedergelassene Ärzte und in Ausnahmefällen auswärtige Abnehmer beliefert.

Das Berliner Blutspende- und Transfusionswesen ist demnach zweistufig organisiert.

- zentrale Herstellung und Verteilung von Blutkonserven sowie Vorhalten eines 2-3 Tagebedarfs im BBD
- dezentrale Depots sowie Empfänger bzw. Patientenserologie und Transfusionstherapie in den Berliner Krankenhäusern.

Die Bestellungen werden vom BBD telefonisch entgegengenommen. Die Auslieferungen der Konserven erfolgen einschließlich der Begleitbelege, die zur statistischen Auswertung - wenn auch recht unvollständig - vorlagen, in BBD-eigenen Lieferwagen einmal je Wochentag, teilweise auch per Boten der Krankenhäuser und in Eil- bzw. Notfällen per Taxi.
Nachts und an Wochenenden besteht ein Notdienst bei der Aufnahme des benachbarten Rudolf-Virchow-Krankenhauses.

Die Krankenhäuser sind verpflichtet, nach Ausführung einer Transfusion ein Transfusionsprotokoll anzufertigen und an den BBD zurückzusenden. Bei Transfusionszwischenfällen und bei Verdacht auf Krankheitsübertragung durch Transfusion ergehen an den BBD Anforderungen auf Rückverfolgung, d.h. Ermittlung derjenigen Spender, deren Blut bei der betreffenden Transfusion übertragen wurde, und gegebenenfalls früherer Empfänger des Blutes verdächtiger Spender.

Der BBD bearbeitet rund 1000 Lieferungen im Monat. Seine Lieferbereitschaft beträgt - gemessen an den Bestellungen der Krankenhäuser - 80 bis 85%. In der Blutspendeabteilung des BBD werden durchschnittlich 350 Spenden pro Tag bearbeitet.

Saisonal und je nach Wochentag können jedoch Schwankungen von weniger als 200 bis 500 Spenden am Tag auftreten. Insgesamt werden jährlich ca. 85.000 Konserven im BBD hergestellt. Die Funktionen des Berliner Blutspendedienstes sind in der Abbildung 5-1 schematisch dargestellt.

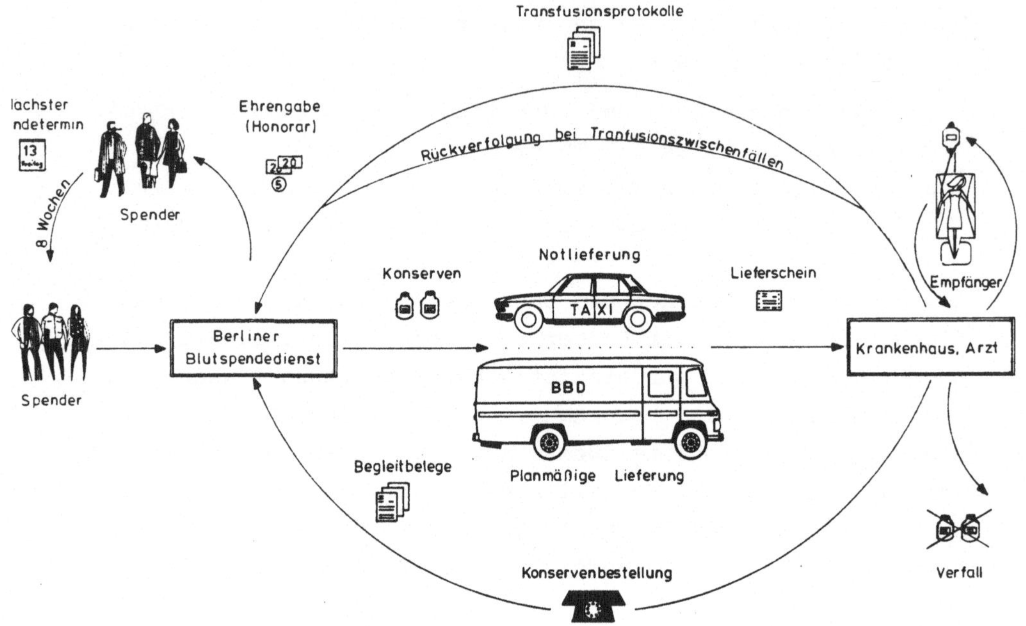

Abbildung 5-1: Funktionen des Berliner Blutspendedienstes[1]

---

[1] Entnommen aus:

B. PAGE: *Entwurf eines Blutbank-Informationssystems.* EDV in Medizin und Biologie 12 (1981), Nr. 1, S. 1.

5.2.3 Konzeptioneller Rahmen für die Modellstudie

<u>Ziel der Modellstudie</u> war der Entwurf und die Implementierung
eines detaillierten Modells der Abläufe in einem regionalen
Blutbanksystem zur Untersuchung alternativer Lagerhaltungs-
und Verteilungspolitiken von Blutkonserven. Dabei sollten zuerst die Abläufe des realen Systems hinreichend genau nachgebildet werden ("Ist-Modell"), bevor dann die alternativen Verfahren zur Distribution der Blutkonserven auf die Krankenhäuser der Region und zur Einbestellung von Blutspendern in Abhängigkeit vom prognostizierten Konservenbedarf ("Soll-Modell")
entwickelt, implementiert und ausgetestet wurden.

Als <u>Zielkriterien</u> der Blutbanklagerhaltung haben wir bereits
in Kapitel 3.7.2 neben den allgemein üblichen Optimalitätsmas-
sen "Konservenverfall", "Fehlmengen" und "durchschnittliches
Transfusionsalter der Konserven", die "Lagerhaltungskosten je
transfundierter Konserve" eingeführt, in die der Konservenverfall und die Fehlmengen, bewertet mit den durch sie verursach-
ten Kosten, sowie die Transportkosten miteingehen. Die Lagerhaltungskosten werden dabei als übergeordnetes Zielkriterium
verwendet und sind folgendermaßen definiert:

$$LK = \frac{VK \cdot KVK + AL \cdot KAL + PL \cdot KPL + SBS \cdot KSBS}{TK} , \qquad (5.2.3-1)$$

wobei

    LK   Lagerhaltungskosten je transfundierter Konserve

    VK   Verfallene Konserven

    KVK   Kosten einer verfallenen Konserve

    AL   Außerplanmäßige Lieferungen

    KAL   Kosten einer außerplanmäßigen Lieferung

    PL   Planmäßige Lieferungen

    KPL   Kosten einer planmäßigen Lieferung

    SBS   Sofortblutspender

    KSBS   Kosten einer Sofortspende

    TK   Transfundierte Konserven.

Mit der Definition eines übergeordneten Zielkriteriums ist es
möglich, die Problematik von multiplen Zielfunktionen zu um-
gehen, für deren Operationalisierung wir andernfalls auf die
recht aufwendige Nutzwertanalyse [2] hätten zugreifen müssen.

Das <u>Optimierungsproblem für das Blutbanklagerhaltungssystem</u>
stellt sich dann als ein <u>Minimierungsproblem der Lagerhaltungskosten je transfundierter Konserve bei gegebener Verfügbarkeit (Fehlmengenquote) unter Einhaltung eines akzeptierbaren
Konservenalters bei der Transfusion</u> dar.

Es wurden eine Reihe von <u>vereinfachenden Modellannahmen</u> vorgenommen, die der Komplexitätsreduzierung und der Erhaltung
der Überschaubarkeit dienten. Dazu gehören:

(1) Das Modell ist als geschlossenes System definiert. Blut-
     konserven kommen also nicht von außerhalb des Versorgungs-
     gebietes (West-Berlin).

(2) Es werden Konserven nur an Patienten der übereinstimmen-
     den Blutgruppe (ABØ, Rh) übertragen.

(3) Die Konserven bleiben bis zur Transfusion bzw. Aufhebung
     der Reservierung ausschließlich für einen bestimmten Pa-
     tienten reserviert.

(4) Sofortspender werden nur dann einbestellt, wenn im ge-
     samten System keine entsprechenden Konserven verfügbar
     sind.

(5) Es werden nur Vollblutkonserven und Erythrozytensedimen-
     te nachgefragt. Andere Blutprodukte treten in dem Modell
     nicht auf.

(6) Die Anforderung von Konserven einer bestimmten Alters-
     stufe (z.B. Frischblut) wird vernachlässigt.

---

[2] Vgl. Kapitel 4.2..

(7)   Die Blutspenden eines Tages stehen erst am folgenden
      Tag zur Auslieferung bereit.

(8)   Saisonale Schwankungen werden in dem Modell nicht be-
      rücksichtigt.

(9)   An Wochenenden treten nur Notfälle auf.

Die Analyse der vereinfachenden Modellannahmen ergab [3], daß
diese sich auf die Modellergebnisse nur geringfügig auswirken
können. Zum Teil wirken sie sogar in entgegengesetzter Richtung, so daß sie sich in ihrer Wirkung teilweise aufhe-
ben. Die Aussagefähigkeit des Modells können wir daher als
durch die Modellannahmen nicht eingeschränkt betrachten.

Die <u>generelle Modellstruktur</u> des regionalen Blutbanksystems
ist in dem Strukturdiagramm in Abbildung 5-2 dargestellt. Das
regionale Versorgungssystem ist als geschlossenes System definiert, in dem der regionale Blutspendedienst die zentrale
Funktion des alleinigen Konservenherstellers und -lieferanten
für die Krankenhäuser der Region innehat. Dies entsprach in
etwa der Situation im Berliner Blutspendedienst zu dieser Zeit.
Im Blutspendedienst erscheinen Dauer- bzw. Gelegenheitsspen-
der nach eigenem Ermessen zur Blutabnahme. Die Krankenhäuser
werden vom regionalen Blutspendedienst planmäßig an jedem
Wochentag, bei Fehlbedarf jederzeit außerplanmäßig mit Konserven beliefert. Krankenhäuser helfen sich dann gegenseitig
mit Blutkonserven aus, wenn die regionale Blutbank nicht liefern kann.

Die <u>Aufwandsschätzung</u> für die Modellstudie lag anfangs bei
zwei Mannjahren, wurde jedoch um ca. 6 Monate überschritten,
insbesondere wegen des hohen Implementierungsaufwandes am
Computer.

---

[3] Vgl. B. PAGE: *Simulationsmodell* ..., Dissertation, op. cit., S. 37-40.

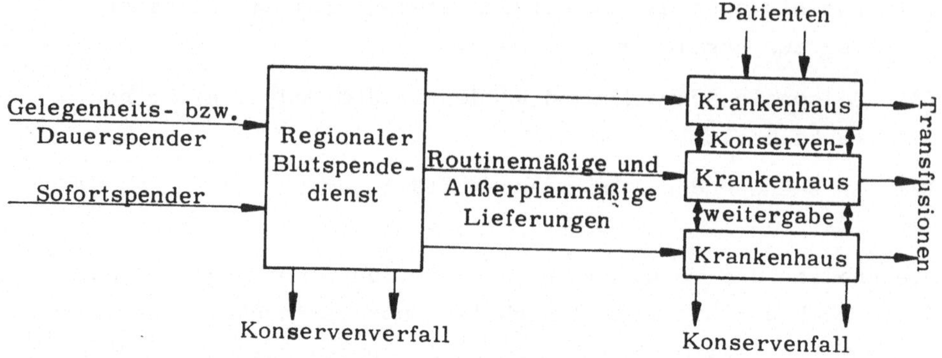

Abbildung 5-2: Struktur des Modells eines regionalen Blutbanksystems

5.2.4 Mathematische Methodenauswahl

Wir haben in der Analyse der mathematischen Blutbankmodelle
aus der Literatur [1] gesehen, daß analytische Ansätze aufgrund
der einschränkenden Modellannahmen die komplexen Abläufe in
Blutbanksystemen nur unzureichend beschreiben. Dagegen ist es
uns mit der Simulationsmethode möglich, das System auch in
seiner vollen Komplexität abzubilden, ohne daß wir an die strengen mathematischen Voraussetzungen der analytischen Modelle
gebunden sind. Daher wurde als Unterschungsmethode in der Modellstudie die Simulation gewählt, und zwar in Form eines
stochastischen, diskreten und periodenorientierten Ansatzes;
stochastisch deshalb, weil in dem System eine Reihe von Zu-
fallsprozessen (Blutspender, Patienten, Blutgruppen, etc.)
ablaufen; diskret, weil der Durchlauf eines jeden Elementes
(Blutkonserve) mit verschiedenen Attributwerten (Alter, Re-
servierungsstatus, etc.) durch das System (Regionales Blutbanksystem) festgehalten werden soll; und periodenorientiert,
weil die Ereignisse eines Tagesablaufes im Modell sequentiell
abgearbeitet werden.

---

[1] Vgl. Kapitel 3.7.2.

5.2.5 Modellformulierung

In der Abbildung 5-3 ist der <u>Ablauf der Ereignisse eines si-
mulierten Wochentages im Blutbankmodell</u> vereinfacht dargestellt.
An Wochenenden fallen die Blutspenden und die planmäßigen Lieferungen vom regionalen Blutspendedienst an die Krankenhäuser
weg. Alle Patienten, die Transfusionen benötigen, werden dann
als Notfälle behandelt, da kein normaler Operationsbetrieb,
sondern nur der Notdienst stattfindet. Der Modellablauf wurde
gegenüber dem realen System insofern vereinfacht, als alle Ereignisse sequentiell abgearbeitet werden. Dadurch fallen z.B.
die Blutspenden eines Tages erst nach Behandlung aller Patienten im Modell an. Dies bedeutet jedoch keine Beeinträchtigung
der Simulationsergebnisse, da wegen der notwendigen Laborun-
tersuchungen des frisch gespendeten Blutes die Konserven in
der Regel vom Blutspendedienst erst am nächsten Tag zur Auslieferung freigegeben werden.
Das Modell unterscheidet zwischen reserviertem und nicht reserviertem Konservenbestand.
Routinemäßige Liefermengen werden anhand vorliegender Bestellungen , die in den einzelnen Krankenhäusern auf der Basis
höchst unterschiedlicher Sollbestände berechnet werden ("Ist-
Modell"), proportional zugeteilt. Die mathematische Formulierung erfolgt über Bestellmengengleichungen [1], in die für jedes
Krankenhaus Bestellfaktoren eingehen, die ein über - bzw. un-
terproportionales Bestellverhalten widerspiegeln sollen.

Außerplanmäßige Lieferungen werden immer dann eingeleitet,
wenn keine Blutkonserven der benötigten Blutgruppe im freien
Konservenbestand des betreffenden Krankenhauses verfügbar sind.

Als Ziel der Modellstudie war nicht nur die Nachbildung des
realen Systems ("Ist-Modell"), sondern vor allem auch die
<u>Untersuchung alternativer Verfahren der Lagerhaltung in regio-
nalen Blutbanksystemen</u> ("Soll-Modell") definiert worden. Zu

---

[1] Vgl. B. PAGE: *Simulationsmodell* ..., Dissertation, op. cit., S. 46-48.

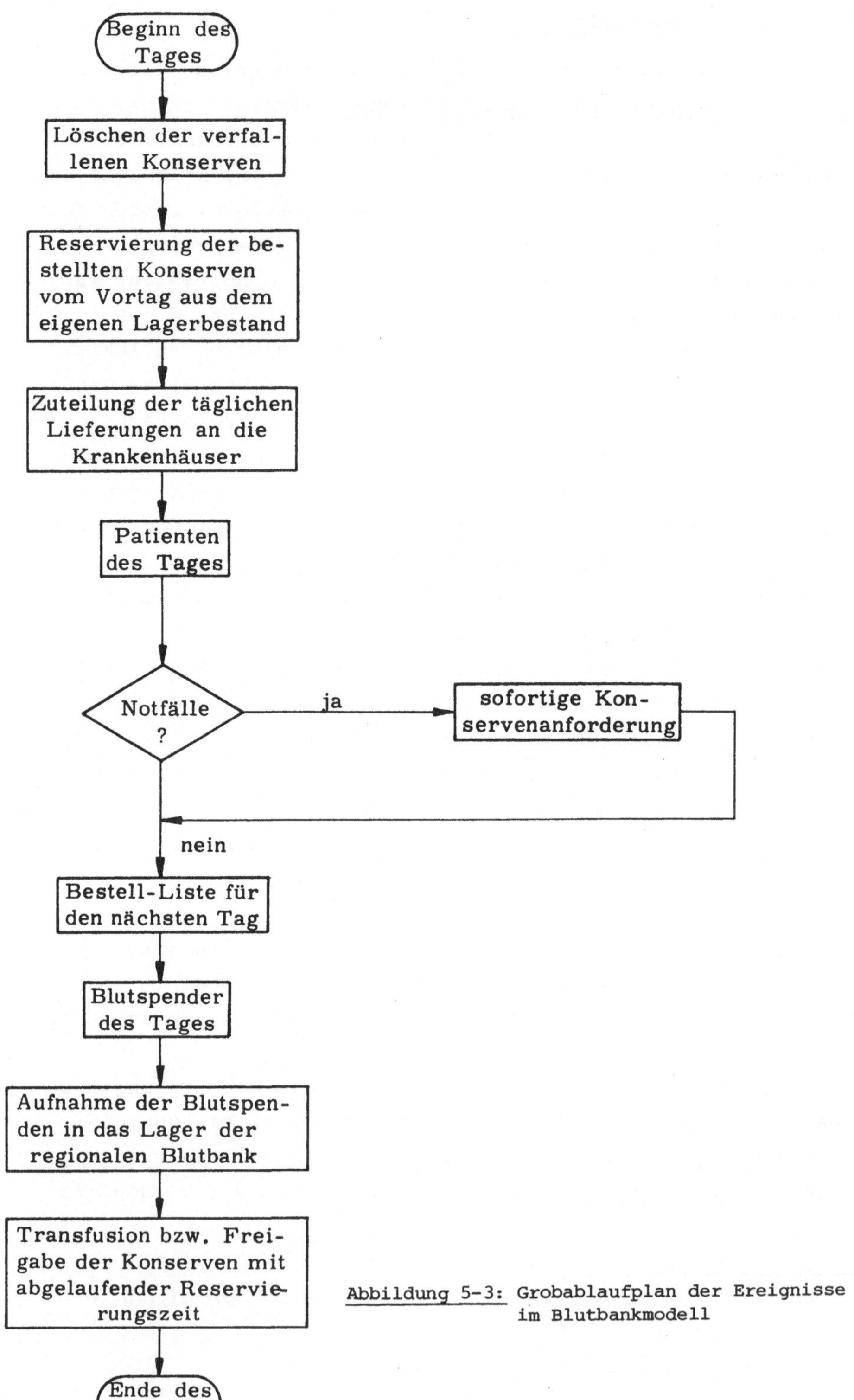

Abbildung 5-3: Grobablaufplan der Ereignisse im Blutbankmodell

diesen alternativen Verfahren gehört die FIFO-Lagerhaltungs-
politik für Blutkonserven, ein heuristisches Konservenvertei-
lungsmodell, ein Einbestellsystem für Blutspender und das
Recycling (Umverteilung) von Blutkonserven.

Die FIFO-Politik für Blutkonserven:

Die Anwendung der FIFO (<u>F</u>irst <u>I</u>n <u>F</u>irst <u>O</u>ut)-Politik auf die
Lagerhaltung von Blutkonserven bezeichnet die Ausgabe der äl-
testen Konserve, die sich im Bestand des betreffenden Krankenhauses befindet, bei jeder Konservenanforderung.

Die FIFO-Regel wird in den Krankenhäusern zwar tendenziell
befolgt, jedoch nicht konsequent eingehalten, da häufig der
Überblick über den Verbleib der Konserven auf den Stationen
fehlt. In zwei Untersuchungen, einem theoretischen Ansatz [2]
und einem Simulationsmodell [3], wurde nachgewiesen, daß die
FIFO-Ausgaberegel die optimale Politik für diese Klasse von
Lagerhaltungsproblemen darstellt.

Das heuristische Verteilungsmodell für Blutkonserven:

Das heuristische Verteilungsmodell soll die adäquate Verteilung der verfügbaren Konserven in der Region sicherstellen.
Es besteht aus zwei Teilen:

- Berechnung von Soll-Lagerbeständen für den regionalen Blutspendedienst und für jedes Krankenhaus im Versorgungssystem bezüglich jeder Blutgruppe.

- Tägliche Zuteilung der Konserven an die Krankenhäuser.

---

[2] W.P. PIERSKALLA und C.D. ROACH: *Issuing Policies for perishable Inventory*. Management Science 18 (1972), Nr. 11, S. 605-611.

[3] M.A. COHEN und W.P. PIERSKALLA: *Management Policies for a Regional
Blood Bank*. Transfusion 15 (1975), Nr. 1, S. 58-67.

Die Berechnung der Soll-Lagerbestände erfolgt nach den folgenden (leicht vereinfachten) Beziehungen:

Für den Regionalen Blutspendedienst:

$$SB_{b,RB,t} = LF_G \cdot GB \cdot SF_t \cdot LF_{RB} \cdot P_B, \qquad (5.2.5-1)$$

wobei

$SB_{b,RB,t}$ = Minimaler Sicherheitsbestand der Blutgruppe b im regionalen Blutspendedienst in der Periode t

LF_G = Lagerbestandsfaktor für das gesamte Versorgungssystem

GB = Durchschnittlicher wöchentlicher Konservenbedarf im gesamten Versorgungssystem

SF_t = Saisonfaktor für den Konservenbedarf in der Woche t

LF_{RB} = Lagerbestandsfaktor für den Regionalen Blutspendedienst als Anteil vom Gesamtbestand (zwischen O und 1)

P_B = Prozentualer Anteil der Blutgruppe in der Bevölkerung.

LB_G und LB_{RB} sind Entscheidungsvariablen für das Blutbankmanagement.

Für die Krankenhäuser:

$$SLB_{b,k,t} = LF_G \cdot GB \cdot SF_t \cdot LF_k \cdot P_B \cdot DB_k \cdot WN_k, \qquad (5.2.5-2)$$

wobei

$SLB_{b,k,t}$ = Soll-Lagerbestand der Blutgruppe b im Krankenhaus k in der Woche t

LF_k = Lagerbestandsfaktor für die Krankenhäuser als Anteil vom Gesamtbestand

DB_k = Durchschnittlicher Konservenbedarf im Krankenhaus k

WN_k = Wahrscheinlichkeit für Notfälle im Krankenhaus k.

Die tägliche Zuteilung der verfügbaren Konserven für die planmäßige Lieferung an die Krankenhäuser im zweiten Teil des heuristischen Verteilungsmodells erfolgt in drei Schritten:

(1) Zuteilung der in den Krankenhäusern zu diesem Tage vorbestellten Konserven.

(2) Zuteilung der Konserven an Krankenhäuser mit einem niedrigeren Konservenbestand als ein vorgegebener Minimalbestand. Dieser Minimalbestand ist proportional zum Soll-Lagerbestand und ist eine Entscheidungsvariable im Modell.

(3) Zuteilung von weiteren verfügbaren Konserven an Krankenhäuser zwecks Anpassung ihrer Lagerbestände an die Sollbestände. Dieser Schritt bezieht sich nur auf Krankenhäuser, die bereits aufgrund der ersten beiden Schritte an diesem Tag beliefert werden müssen. Dadurch gelingt es, die Transportwege zu begrenzen.

Im Schritt (2) und (3) wird eine verfügbare Blutkonserve jeweils dem Krankenhaus mit dem minimalen relativen Lagerbestand

$$Q_k = \frac{KB_{b,k}}{SLB_{b,k,t}} \qquad (5.2.5-3)$$

zugeordnet und der Bestand um 1 erhöht:

$$KB_{b,k} = KB_{b,k} + 1 \qquad \text{für k mit Min } Q_k, \qquad (5.2.5-4)$$

wobei

$$KB_{b,k} = \text{verfügbarer Konservenbestand der Blutgruppe b im Krankenhaus k.}$$

Das Bestellverfahren für Blutspender:

Das Bestellverfahren für Blutspender soll der bedarfsorientierten Steuerung des Konserveninputs und damit der Stabilisierung der Konservenversorgung im Gesamtsystem dienen. Es besteht aus zwei Teilschritten:

- Lagerbestandsprognosen für die folgende Woche.
- Einbestellung von Blutspendern für den gleichen
  Wochentag der folgenden Woche.

Die Lagerbestandsprognose für das gesamte Versorgungssystem
besteht aus mehreren Einzelprognosen, die für jede Blutgruppe wöchentlich oder an jedem Wochentag durchgeführt werden.
Zu diesen Einzelprognosen gehörden der prognostizierte Konservenverfall und Konservenverbrauch durch Transfusionen und
die Prognose der Blutspenden. Für den prognostizierten Lagerbestand gilt dann die folgende Beziehung:

$$\Pr\left\{KB_{b,i+7}\right\} = KB_{b,i} - \Pr\left\{TK_{b,i+7}\right\} - \Pr\left\{VK_{b,i+7}\right\}$$

$$+\Pr\left\{BS_{b,i+7}\right\} \qquad (b=1,2,\ldots,8), \qquad (5.2.5-5)$$

wobei

$\Pr$	Prognose
$KB_{b,i}$	Konservenbestand der Blutgruppe b für den Tag i
$TK_{b,i+7}$	Transfundierte Konserven der Blutgruppe b bis zum Tag i+7
$VK_{b,i}$	Verfallene Konserven der Blutgruppe b bis zum Tag i
$BS_{b,i}$	Blutspenden der Blutgruppe b bis zum Tag i.

Auf der Basis dieser Lagerbestandsprognosen wird als zweiter
Schritt des Bestellverfahrens für Blutspender die Menge der
für den gleichen Wochentag der folgenden Woche benötigten
Konserven berechnet. Die 7 Tage Vorlauf erscheinen notwendig,
um den Blutspendern eine bessere Terminplanung zu ermöglichen.
Die benötigten Konserven je Blutgruppe ergeben sich dann aus
der Differenz von Sollbestand im Gesamtsystem und prognosti-
ziertem Konservenbestand. Sofern dies der Spenderstamm zuläßt,
wird jedoch eine höhere Anzahl von Spendern einbestellt, da
der Aufforderung in der Regel nicht alle Spender folgen werden.

Das Recycling-Verfahren für Blutkonserven:

Unter Recycling von Blutkonserven soll hier die Rückführung
von Blutkonserven in die regionale Blutbank zwecks Neuverteilung an andere Krankenhäuser unter bestimmten Voraussetzungen verstanden werden. Das Recycling erscheint in zwei
Fällen sinnvoll:

- für ältere Konserven (älter als x Tage), die während der
  verbleibenden kurzen Lebensdauer nur noch eine geringe
  Wahrscheinlichkeit zur Transfusion besitzen; x ist eine
  Entscheidungsvariable im Modell;
- für überzählige Konserven in Depots mit höheren Lagerbeständen als die Sollbestände.

Durch Umverteilung von älteren Konserven von kleineren Krankenhäusern auf größere Häuser mit höheren Patientenzahlen kann
die Transfusionswahrscheinlichkeit dieser Konserven erhöht
werden. Denn die Transfusionswahrscheinlichkeit ist in
kleineren Häusern wegen der geringen zu erwartenden Patientenzahlen während der wenigen noch verbleibenden Tage bis zum
Konservenverfall sehr niedrig, insbesondere bei seltenen Blutgruppen. In gleicher Weise lassen sich überzählige Konserven
an solche Krankenhäuser neu zuteilen, die über geringe Konservenbestände verfügen.
Das Recycling von Blutkonserven verspricht eine Reduzierung
des Konservenverfalls in einem regionalen Blutbanksystem. Dem
erhöhten Transportaufwand läßt sich dadurch begegnen, daß
wir jeweils nur die Krankenhäuser in das Verfahren miteinbe-
ziehen, die bereits an diesem Tage beliefert werden müssen.

5.2.6   Datenerfassung und -auswertung

Obwohl die Unterlagen im Berliner Blutspendedienst teilweise
recht unvollständig vorlagen, konnten die meisten der wichtigen Parameter und Verteilungen für das Simulationsmodell

anhand des empirischen Datenmaterials geschätzt oder wenigstens überschlägig berechnet werden.

Zu diesen Modellparametern bzw. Verteilungen gehören die Verfallsquote, der Fehlmengenanteil, das Konservenalter bei der Auslieferung im Regionalen Blutspendedienst, das Konservenalter bei der Transfusion, die Patientenzahlen während der Woche und an Wochenenden, die Blutspender, der Anteil der Notfälle, die Reservierungszeit, die Transfusionswahrscheinlichkeit reservierter Konserven, die angeforderten Konserven je Patient und Kostendaten.

Die statistische Auswertung der Daten erfolgte mit dem Statistischen Programmpaket SPSS[1]. Die Ergebnisse der Datenanalyse sind in den beiden folgenden Tabellen 5-2 und 5-3 zusammengefaßt[2].

Parameter	Schätzwert	Schätzgenauigkeit
Fehlbedarf	$\hat{p}$ = 18,8%	Überschlagsrechnung
Konservenverfall	$\hat{p}$ = 18,26%	Schätzwert aus Stichprobe; keine Zufallsauswahl gewährleistet
Transfusionsalter der Konserven	$\bar{x}$ = 9,82 Tage	$9,67 = \mu < 9,97$ (μ = 0,95)
Lagerhaltungskosten je transfundierter Konserve	19 DM	Überschlagsrechnung
Auslieferungsalter der Konserven	$\bar{x}$ = 3,48 Tage	$3,40 \leq \mu \leq 3,55$ (γ = 0,95)
Reservierungen je Konserve	$\bar{x}$ = 1,42	$1,40 \leq \mu \leq 1,44$ (γ = 0,95)
Kosten einer außerplanmäßigen Lieferung	20 DM	Überschlagsrechnung
Kosten einer routinemäßigen Belieferung	12 DM	Überschlagsrechnung
Kosten einer verfallenen Konserve	66 DM	Realer Wert
Konservenpreis	71 DM	Realer Wert
Kosten einer Sofortspende	20 DM	Überschlagsrechnung

Tabelle 5-2: Schätzwerte für die Modellparameter

---

[1] Vgl.
N.H. NIE, et.al.: *SPSS-Statistical Package for Social Sciences.* New York 1975.

[2] Die Datenanalyse ist ausführlich beschrieben in:
B. PAGE: *Simulation ...,* Dissertation, op.cit., Anhang B, S.161-179.

Verteilung	Modell	Geschätzte Parameter	Empirische Verteilung Mittelwert	Varianz	Theoretische Verteilung Erwartungswert	Varianz
Blutspenden am Tag	Erlang-Verteilung	$\hat{a} = 0,00306$ $\hat{k} = 19$	326,9	5623,2	326,9	5649,7
Patienten an Wochentagen	Erlang-Verteilung	$\hat{a} = 0,00538$ $\hat{k} = 56$	---	---	186	616,9
Patienten an Samstagen	Erlang-Verteilung	$\hat{a} = 0,0108$ $\hat{k} = 55$	---	---	93	156,1
Patienten an Sonntagen	Erlang-Verteilung	$\hat{a} = 0,0208$ $\hat{k} = 18$	---	---	48	128,4
Blutgruppen	Empirische Verteilung	$\hat{p}_1 = 0,369$ $\vdots$ $\hat{p}_8 = 0,058$	--- ---	--- ---	--- ---	--- ---
Krankenhäuser der Patienten	Empirische Verteilung	$\hat{p}_1 = 0,151$ $\vdots$ $\hat{p}_{68} = 0,024$	--- ---	--- ---	--- ---	--- ---
Notfälle unter den Patienten	Empirische Zweipunkt Verteilung	$\hat{p} = 0,515$	---	---	---	---
Konserven je Patient	Zusammengesetzte Verteilung: $f(x)=kg(x)+$ $+(1-k)h(x)$ mit $h(x)=p(1-p)^{x-1}$ und $g(x)=1$ für $x=2$, sonst $g(x) = 0$	$\hat{k} = 0,3383$ $\hat{p} = 0,4359$	2,19	1,96	2,19	1,94
Reservierungszeit	Geometrische Verteilung	$\hat{p} = 0,4867$	0,948	2,02	0,948	1,85
Transfunsionswahrscheinlichkeit	Empirische Zweipunktverteilung	$\hat{p} = 0,5699$	----	----	----	----

<u>Tabelle 5-3:</u> Verteilungen für das Modell

5.2.7 Implementierung auf dem Computer

Für die Implementierungsphase mußte eine Entscheidung zwischen
einer problemorientierten Programmiersprache (ALGOL, FORTRAN,
PASCAL, PL1, etc.), die sich durch eine größere Flexibilität
hinsichtlich der mathematischen Modellformulierung und der
Art bzw. des Formats der Ausgabeprotokolle auszeichnet, oder
einer speziellen Simulationssprache (GPSS, SIMSCRIPT, SIMULA,
etc.) mit einem bereits vorformulierten Modellkonzept getrof-
fen werden. Durch die Bereitstellung einiger für jede Simulationsstudie erforderlichen Standardfunktionen (Zeitführung,
Zufallszahlenerzeugung, spezielle statistische Verteilungen,
Ausgabe von Standardstatistiken, Fehlercheckroutinen, etc.)

wird dem Benutzer durch eine spezielle Simulationssprache die
Implementierungsarbeit wesentlich erleichtert. Nachteilig ist
dagegen neben hohen Rechenzeiten, daß bei der Verwendung eines
in wesentlichen Teilen vorformulierten Simulationskonzeptes
die dem jeweiligen System zugrundeliegende organisatorische
Struktur hingenommen werden muß, wodurch Kollisionen mit den
Erfordernissen des Modells entstehen können. Je mehr Program-
mierarbeit dem Benutzer durch Vorformulierung abgenommen wird,
desto starrer ist die Implementierungssprache in der Regel
auf die Behandlung bestimmter Problemtypen (z.B. Warte- oder
Lagerhaltungssysteme) zugeschnitten. Es sind jedoch inzwischen
einige Simulationssprachen bekannt (z.B.SIMSCRIPT und SIMULA),
die einerseits die Flexibilität allgemeiner Programmiersprachen anbieten, andererseits über zusätzliche Simulationsfunk-
tionen verfügen. Mit SIMSCRIPT[1] in der Version II.5 wurde eine
Sprache dieser Kategorie für die Implementierung des Simulationsmodells ausgewählt. Als Entwicklungsrechner diente eine
IBM 370/158 mit 2 Mbyte Kernspeicher.

Das Programmsystem ist modular aufgebaut und besteht aus
rund 30 Routinen mit ca. 2.700 Programmzeilen. Kernstück des
Programmsystems ist die Routine BLOODBANK, in der der prinzipielle Tagesablauf in dem regionalen Blutbanksystem ("Ist-
Modell") realisiert ist. Die beschriebenen alternativen Lagerhaltungsverfahren ("Soll-Modell") sind als eigene Module in
dem Programmsystem enthalten und können über Parametersteue-
rung schrittweise aktiviert werden. Die funktionale Verknüpfung aller Module des Simulationsprogrammsystems ist in der
Abbildung 5-4 dargestellt, die Dokumentation der Struktur und
Funktionen sehen wir (auszugsweise[2]) in Tabelle 5-4, die Beschreibung der Eingabeformate (auszugsweise[2]) in der Tabelle
5-5. Die Laufzeiten des Programmsystems lagen zwischen ca. 15
(Modellexperimente) und 60 CPU-Minuten (Modellvalidierung).

---

[1] Siehe: P.J. KIVIAT, et.al.: *The SIMSCRIPT II Programming Language.*
New Jersey 1969

[2] Die vollständige Dokumentation des Simulationsprogrammsystems befindet
sich in: PAGE (1979), *Simulationsmodell* ..., Dissertation, op. cit.,
Anhang E, S. 189-205.

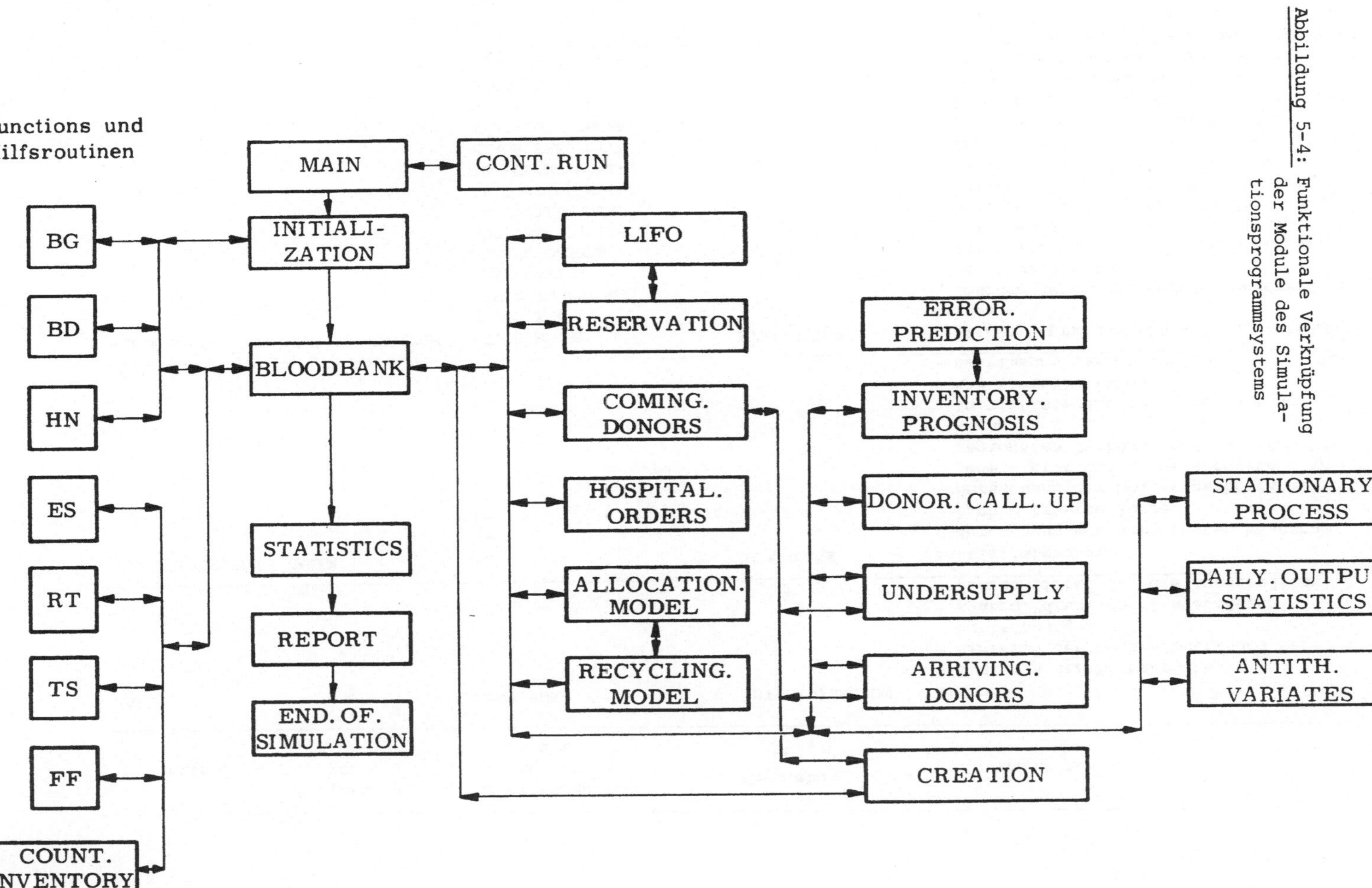

Abbildung 5-4: Funktionale Verknüpfung der Module des Simula-tionsprogrammsystems

Tabelle 5-4: Struktur und Funktionen des Blutbank-Simulationsprogramms (Auszug)

Routine	Aufgerufen von	Schnittstellen/ Interaktion mit	Übergabe an	Funktionen
MAIN	---	CONT.RUN	INITIALIZATION	Eingabe: - Einlesen der Eingabedaten - Einlesen des Anfangszustandes beim Fortsetzungslauf - Kontrolldruck der Eingabedaten - Überschriften für die Ausgabedaten
INITIALIZATION	MAIN	BG BD HN	BLOODBANK	Initialisierung: - Berechnung von kumulierten Wahrschei. lichkeitsverteilungen - Berechnung der Soll-Lagerbestände fü. jede Blutgruppe im Gesamtsystem, in (regionalen Blutbank und in jedem Krai kenhaus - Initialisierung der Lagerbestände un(der Bestell-Listen - Bestimmung der Simulationszeit in Ta(
BLOODBANK	INITIALIZATION	BG,BD,HN,RT RT,TS,ES, , COUNT.INVENTORY, RESERVATION, COMING.DONORS, ARRIVING.DONORS, HOSPITAL.ORDERS, ALLOCATION.MODEL, RECYCLING.MODEL, ERROR.PREDICTION, INVENTORY.PROGNOSIS, DONOR.CALL.UP, UNDERSUPPLY, STATIONARY.PROCESS. DAILY.OUTPUT.STATISTICS, ANTITH.VARIATES, LIFO	STATISTICS	Täglicher Operationsablauf im Blutbank-system - Löschen der überalterten Konserven ir den Lagerbeständen - Reservierung der bestellten Konserver vom Vortag - Generierung der Patienten des Tages - Sofortbeschaffung der Konserven für d gende Patienten und Eintragung der ni dringenden Fälle in die Bestell-Liste - Generierung der Blutspenden des Tages - Aufnahme der Blutspenden in den Lager stand der regionalen Blutbank - Transfusion der reservierten Konserven bzw. Aufhebung der Reservierung bei Ab-lauf der Reservierungszeit an diesem Tag

Tabelle 5-5: Eingabeformate für das Simulationsprogramm (Auszug)

V a r i a b l e	Typ	I n h a l t	Eingabe-zeile
MODEL.SPECIFICATION	ALPHA	Parameter für die Modellauswahl (A,B,C oder D)	1
CONTINUATION. RUN	INTEGER	Parameter für einen Fortsetzungslauf (O= Nein, 1= Ja)	2
SAMPLE. SIZE	INTEGER	Stichprobenumfang	3
BLOCK. SIZE	INTEGER	Länge des Intervalls für einen Stichprobenwert in Wochen (Blockansatz)	3
STATIONARY. PHASE	INTEGER	Anzahl der Tage für die Anlaufphase (nicht beim Forsetzungslauf)	3
STARTING. INVENTORY	INTEGER	Anfangslagerbestand im Gesamtsystem (nicht beim Fortsetzungslauf)	3
WASTE. TIME	INTEGER	Lebensdauer der Konserven in Tagen	4
INV. FACTOR. CENTER	REAL	Anteil vom wöchentlichen Konservenbedarf als Soll-Lagerbestand in der regionalen Blutbank	4
SEED. V(1) bis	INTEGER	Anfangswerte für Zufallszahlenströme 1-10	5
SEED. V (10)			6
DAILY. OUTPUT	INTEGER	Steuerparameter für die Ausgabe von Zwischenergebnissen (O = keine Zwischenergebnisse, 1 = tägliche Zwischenergebnisse, 2 = wöchentliche, 3 = tägliche und wöchentliche Zwischenergebnisse)	6
MAX. UNITS	INTEGER	Maximale Konservenzahl je Patient	7
K	REAL	Parameter k der zusammengesetzten Verteilung für den Konserven-bedarf je Patient	7
P	REAL	Parameter p der zusammengesetzten Verteilung für den Konserven-bedarf je Patient	7
UNIT. COST	REAL	Konservenpreis in DM	8
EMERG. DELIV. COST	REAL	Kosten einer außerplanmäßigen Lieferung	8
ONC. DON. COST	REAL	Zusatzkosten einer Sofortspende	8
OUTD. COST	REAL	Kosten durch den Verfall einer Konserve	8
TRANSPORT. COST	REAL	Kosten der planmäßigen Belieferung eines Krankenhauses	8
WE. MEAN. PATIENTS	REAL	Mittlere Patientenzahl an Wochentagen	8
WE. K. PATIENTS	INTEGER	Parameter k der Erlang-Verteilung für die Patienten an Wochentagen	8
SA. MEAN. PATIENTS	REAL	Mittlere Patientenzahl an Samstagen	8
SA. K. PATIENTS	INTEGER	Parameter k der Erlang-Verteilung für die Patienten an Samstagen	8
SO. MEAN. PATIENTS	REAL	Mittlere Patientenzahl an Sonntagen	8
SO. K. PATIENTS	INTEGER	Parameter k der Erlang-Verteilung für die Patienten an Sonntagen	8

5.2.8 Modellbewertung (Gültigkeitsprüfung)

Wir wollen uns bei der Gültigkeitsprüfung für das vorliegende
Blutbankmodell ("Ist-Modell") an dem im Abschnitt 4.4 eingeführten stufenweisen Validierungskonzept orientieren, wobei
jedoch die letzte Phase mit der prognostischen und dynamischen
Modellüberprüfung offenbleiben muß. Denn wir können bisher
noch auf keine Erfahrungen mit dem Praxiseinsatz des Modells
zurückgreifen. Es verbleiben für den Gültigkeitsnachweis folglich die Schritte Verifikation, Sensitivitätsanalyse sowie Kalibrierung und Outputvergleich.

Verifikation

Von den fünf Teilarbeitsschritten der Modellverifikation sind
bei der Darstellung der anderen Phasen des Modellbildungsprozesses in diesem Abschnitt bereits drei ausreichend diskutiert
worden. Es sind dies die Überprüfung der Modellannahmen, die
Programm- und die Datenverifikation. Zur Programmverifikation
ist noch nachzutragen, daß das Programmsystem im Wege der
schrittweisen Verfeinerung entwickelt wurde. Mit Hilfe der
"Trace"-Funktion konnten dabei alle Pfade des Softwaresystems
fortlaufend auf Korrektheit getestet werden.
Wir beschränken uns hier auf die Überprüfung des Modellverhaltens und der Modellstruktur. Für den Verhaltenstest von Gesamt-
modell und Modellteilen wurde eine Serie von Simulationslaufen
durchgeführt. Ausgehend von einem Vergleichslauf wurden die
wichtigsten Eingabeparameter (Patienten, Blutspender, Anteil
der Notfälle, u.a.) um $\pm$ 10% verändert und der Modelloutput
(Verfallsquote, Fehlmengen, Kosten, Transfusionsalter, etc.)
aufgezeichnet. Die wichtigsten Ergebnisse dieser Experimente
sind in der Tabelle 5-6 wiedergegeben. In der ersten Zeile
sehen wir die Modellresultate des Vergleichslaufes, dessen
Eingabewerte wir als Bezugsgrößen mit 100% festsetzen. In den
folgenden Zeilen sind die Eingabewerte jeweils auf 90% bzw.
110% verändert worden, wobei alle anderen Eingabeparameter
konstant gehalten sind. In der Mitte einer jeden Zeile steht
der Eingabewert des Vergleichslaufes (= 100%).

Wir wollen hier exemplarisch nur auf die Plausibilität
des Modellverhaltens bei einer Veränderung der Patientenzahlen eingehen [1]. Durch eine Verringerung (Erhöhung) der Transfusionspatienten und damit der Nachfrage muß bei gleichblei-
bender Konservenversorgung der Verfall ansteigen (bzw. sich
reduzieren). In umgekehrter Weise verringert (erhöht) sich
die Fehlmengenquote, denn der verfügbare Konservenbestand im
Blutspendedienst steigt an (fällt), während wegen der geringeren (höheren) Patientenzahl der reservierte Lagerbestand niedriger (höher) wird. Bei geringerer (höherer) Nachfrage werden
die Konserven auch später (früher) vom regionalen Blutspendedienst ausgeliefert und verbleiben länger (kürzer) im Depot
der Krankenhäuser, was sich in einem höheren (niedrigeren) Aus-
lieferungs- und Transfusionsalter widerspiegelt. Wegen der höheren Kosten einer verfallenen gegenüber einer fehlenden und
außerplanmäßig zu beschaffenden Konserve führt eine Verringerung (Erhöhung) der Konservennachfrage mit einem höheren (niedrigeren) Verfall bei gleichzeitiger Reduzierung (Anstieg) der
Fehlmengen zu erhöhten (geringeren) Kosten. Ein niedrigerer
(höherer) Konservenbedarf führt außerdem zu weniger (mehr)
Sofortspenden und an andere Krankenhäuser weitergegebenen Konserven. Schließlich werden bei höheren (niedrigeren) Lagerbeständen die einzelnen Konserven seltener (häufiger) während
ihrer Lebensdauer reserviert.

Ein Blick in die Tabelle 5-6 zeigt, daß die erwarteten Veränderungen der Ausgabeparameter aufgrund der Erhöhung bzw. Reduzierung der Transfusionspatienten von dem Modell in der Tat
reproduziert wurden. In gleicher Weise haben alle anderen parametrischen Simulationsläufe die erwarteten Modellresultate er-
bracht, so daß wir das Modellverhalten als vollständig plausi-
bel bezeichnen können.

---

[1] Für eine Diskussion aller Ergebnisse der Verifikationsexperimente siehe:
B. PAGE: *Simulationsmodell zur Untersuchung alternativer Lagerhaltungs-
verfahren für Blutkonserven in einem regionalen Versorgungssystem.*
Dissertation, Technische Universität Berlin, 1979, S. 81-87.

Tabelle 5-6: **Parametrische Simulationsläufe zur Verifikation des Modells**

Eingabeparameter	Ausgabeparameter	Verfall (%)	Fehlmengen (%)	Kosten (DM)	Transfusionsalter (Tage)	Auslieferungsalter (Tage)	Sofortspenden (%)	Weitergabe von Konserven (%)	Reservierungen je Konserve	Konservenbestand Regionale Blutbank	Konservenbestand nicht reserviert	Krankenhäus reserviert
Vergleichslauf	100%	18,33	18,80	20,28	9,83	3,36	1,15	2,40	1,43	108	242	43
	(Wo / Sa / So)											
	90% 23,4 11,7 6,3	26,30	15,40	28,46	10,73	3,64	0,73	1,75	1,3	117	289	39
Patienten	100% 26 13,0 7,0											
	110% 28,6 14,3 7,7	11,03	25,1	14,57	8,67	3,06	1,89	2,94	1,57	99	187	43
	40,5	10,82	28,94	15,32	8,31	3,10	2,75	4,52	1,57	90	158	43
Blutspender	45											
	49,5	25,37	13,65	27,00	10,79	3,67	0,67	1,64	1,31	130	314	43
Durchschnittliche Notfallwahrschein-	0,4635	18,35	18,39	20,22	9,87	3,36	1,09	2,36	1,43	108	243	43
lichkeit in den	0,515											
Krankenhäusern	0,5665	18,28	18,91	20,24	9.86	3.36	1,05	2,27	1,44	108	243	43
	0,54	18,35	19,47	20,41	9,45	3,33	1,17	2,46	1,43	107	233	43
Anteil der	0,6											
FIFO-Konserven	0,66	18,32	18,13	20,15	10,24	3,41	1,10	2,36	1,44	110	252	43
	0,8552	18,30	18,62	20,21	9,75	3,37	1,09	2,37	1,44	109	244	39
Reservierungs-	0,948											
zeit in Tagen	1,0428	18,31	18,88	20,27	9,91	3,36	1,14	2,38	1,44	108	240	48
	0,225	18,32	18,58	20,24	9,76	3,23	1,14	2,40	1,44	104	244	43
Lagerbestands-	0,25											
faktor Regionale	0,275	18,33	19,36	20,32	9,92	3,60	1,13	2,05	1,43	116	237	43
Blutbank	0,5129	26,23	14,78	14,78	10,77	3,57	0,80	2,05	1,44	115	289	43
Transfusions-	0,5699											
wahrscheinlichkeit	0,6269	11,07	25,87	25,87	8,45	3,12	1,97	3,24	1,42	101	183	44

Zur Bestätigung der Modellstruktur können wir in Ergänzung zur Überprüfung aller Einzelabbildungen, die bereits im Rahmen der Modellformulierung in Abstimmung mit den Fachleuten im Blutspendedienst - den potentiellen Modellanwendern - erfolgte, ein vereinfachtes, deterministisches <u>Alternativmodell</u> heranziehen, das in der Abbildung 5-5 zu sehen ist.

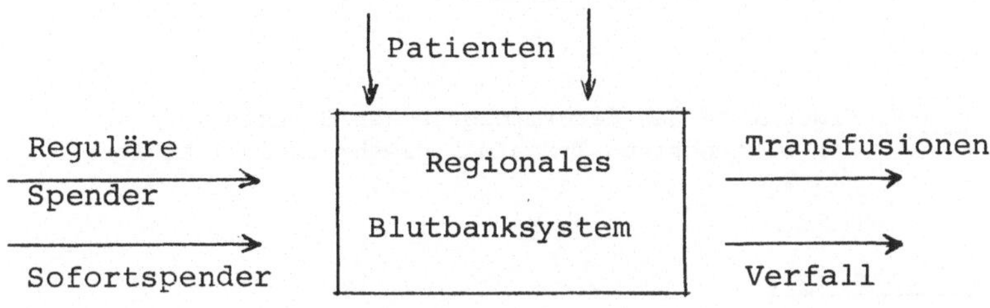

<u>Abbildung 5-5:</u> Einfaches deterministisches Modell zur Verfikation der Modellstruktur

Mit dem dargestellten deterministischen Strukturmodell können wir folgende Kontrollrechnungen durchführen:

$$\text{Verfall} = \text{Reguläre Spenden} + \text{Sofortspenden} - \text{Transfundierte Konserven}, \qquad (5.2.8\text{-}1)$$

wobei

$$\text{Transfundierte Konserven} = \text{Patienten} * \text{Konserve je Patient} * \text{Transfususionswahrscheinlichkeit} \qquad (5.2.8\text{-}2)$$

Wir wollen dieses deterministische Modell verwenden, um den Einfluß einer Veränderung der Transfusionswahrscheinlichkeit auf den Konservenverfall zu überprüfen. Wir finden die Ergebnisse dieser Berechnungen in der Tabelle 5-7. Ein Vergleich mit den Simulationsergebnissen in der Tabelle 5-6 zeigt eine sehr nahe Übereinstimmung der deterministischen Resultate. Diese können als eine Bestätigung der Gesamtstruktur des Blutbankmodells angesehen werden.

Patienten pro Woche	Kons. je Pat.	Transf. Wkt	transf. Kons.pro Woche	Blutspender pro Wo.	Sofortspender pro Wo.	Konservenverfall
150	2,19	0,57 (=100%)	187	225	3 (1,2%)	41 (18%)
150	2,19	0,51 (= 90%)	168	225	2 (0,8%)	59 (26%)
150	2,19	0,63 (=110%)	206	225	5 (2 %)	24 (11%)

Tabelle 5-7: Ergebnisse des deterministischen Strukturmodells
bei alternativen Transfusionswahrscheinlichkeiten.

Sensitivitätsanalyse

Im Rahmen der Sensitivitätsanalyse wurde eine Vielzahl von
parametrischen Simulationsläufen durchgeführt, um die Sensitivität des Modells bei einer Veränderung der Eingabewerte zu
analysieren. Die Untersuchung wurde auf diejenigen Parameter
konzentriert, die bei den Verifikationsläufen mit einer Variation der Eingabeparameter von $\pm$ 10% nur eine geringe Sensitivität des Modells erkennen ließen (Reservierungszeit, Wahrscheinlichkeit für Notfälle, Lagerbestandsfaktor des Blutspendedienstes, Bestellfaktoren der Krankenhäuser und Anteil der
FIFO-Konserven). Erwartungsgemäß zeigen sich die Modellergebnisse sensitiver bei größeren Parameteränderungen, wenngleich
auch nicht sehr stark (oft nur wenig mehr als 10%). Insbesondere überrascht die geringe Sensitivität bezüglich der Notfallwahrscheinlichkeit, für die sich jedoch eine plausible Erklärung anführen läßt.

Wir wollen hier auf die Wiedergabe der ausführlichen Ergebnisse der Sensitivitätsanalyse verzichten und verweisen auf die
Originalliteratur.[2)]

[2)] Siehe PAGE (1979), *Simulationsmodell* ..., Dissertation, op. cit., S.88-90.

Abschließend sei an dieser Stelle noch bemerkt, daß die parametrischen Simulationsläufe der Verifikationsphase und der Sensitivitätsanalyse keinerlei Anzeichen für eine Instabilität des Modells erkennen ließen.

Kalibrierung und Outputvergleich

Im Sinne einer sparsamen Anwendung der Parametermanipulation zur Modellanpassung bzw. Kalibrierung beschränken wir uns auf zwei Modellparameter, die in der Realität schwierig bzw. überhaupt nicht erfaßbar waren. Dazu gehören zum einen die Bestellfaktoren der Krankenhäuser, für die aufgrund des hohen Aufwandes keine krankenhausspezifischen Werte berechnet werden konnten. Daher wurden den Modellkrankenhäusern innerhalb realistischer Grenzwerte, die anhand der täglichen Bestellzettel und in Abstimmung mit dem Blutbankpersonal geschätzt wurden, Bestellfaktoren willkürlich zugeordnet. Da das Modell auf die Relation dieser Bestellfaktoren mit einer gewissen, wenngleich auch nicht sehr großen Sensitivität reagiert, wurden diese Grössen einem Kalibrierungsprozeß unterworfen. Der Anteil der FIFO-Konserven ist dagegen ein künstlicher Parameter, mit dem die Praxis der Krankenhäuser, aus fehlender Übersicht nicht immer die älteste Konserve zur Transfusion bereitzustellen, im Modell nachgebildet werden soll. Der Parameter existiert in dieser Form im realen System nicht, ist jedoch wichtig für das Modell wegen seines Einflusses auf das Transfusionsalter. Da keine empirischen Daten vorlagen, mußte dieser Parameter ebenfalls der Kalibrierung unterzogen werden.

Für den Outputvergleich konnte nicht auf exakte statistische Verfahren zurückgegriffen werden, da für einige Outputvariablen des realen Systems keine empirischen Daten, sondern nur "Expertenschätzungen" bzw. Überschlagsrechnungen zur Verfügung standen. Außerdem bestand ein Unterschied zwischen Realstichprobe und Modellstichproben in erhebungstechnischer Hinsicht (keine Zeitreihendaten aus dem realen System).

Aus diesem Grunde wurde in der vorliegenden Modellstudie der
Weg eines <u>qualitativen Outputvergleichs</u> gewählt. Ein Blick in
die Tabelle 5-8 zeigt eine recht gute Übereinstimmung zwischen
Modellresultaten und Output des realen Systems. Größere Abwei-
chungen liegen nur für die Sofortspenden und die Weitergabe von
Konserven vor, die wir jedoch eindeutig auf die vereinfachenden
Modellannahmen zurückführen können, und die die grundsätzliche
Aussagefähigkeit des Modells nicht berühren.

Ergebnisse / System	Kosten je transfundierter Konserve (DM)	Fehlmengen (%)	Verfall (%)	Transfusionsalter (Tage)	Auslieferungsalter (Tage)	Sofortspenden (%)	Weitergabe von Konserven (%)	Reservierungen je Konserve
Reales System	ca. 19	ca.18,8	18,26	9,82	3,48	ca. 5	3,3	1,42
Ist-Modell[1]	19,70	18,76	18,29	9,86	3,23	0,05	2,4	1,44

[1] Die Simulationsergebnisse stammen von einem Validierungslauf mit den realen Daten
(68 Krankenhäuser).

Tabelle 5-8: Vergleich von realem Output und Modelloutput

Nach Abschluß dieser Phase können wir als Gesamtergebnis der
Gültigkeitsprüfung festhalten, daß wir keine Anhaltspunkte
für eventuelle Fehler in Modellstruktur, -verhalten und -sta-
bilität finden konnten. Demzufolge können wir das Simulationsmodell mit hohem Vertrauensgrad als eine valide Repräsenta-
tion des realen Systems bezeichnen, auch wenn der letztlich
sehr wichtige Praxistest des Modells noch aussteht.

5.2.9 Modellexperimente und Ergebnisse [1],[2]

Aus Rechenzeitgründen wurden die eigentlichen Simulationsexperimente im Gegensatz zur Modellvalidierung mit einem verkleinerten Modell mit nur neun Krankenhäusern und entsprechend weniger Patienten und Blutspendern im regionalen Blutbanksystem durchgeführt.

Zur _Initialisierung des Modells_ (Anfangszustand) wurde der Anfangskonservenbestand auf den durchschnittlichen Lagerbestand der verschiedenen Pilotläufe festgesetzt, die zur Bestimmung der Anlaufphase ("Einpendeln des Systems in den stationären Zustand") notwendig waren.

Die erste Experimentserie diente der _statistischen Analyse_ der Auswirkungen einer schrittweisen Einführung der vorab beschriebenen Lagerhaltungsverfahren auf die Kosten.
Ausgangsbasis war das verkleinerte Ist-Modell, das das reale System hinsichtlich des Outputs hinreichend genau widerspiegelt. Die höheren Lagerhaltungskosten sind auf den größeren Anteil der außerplanmäßigen Lieferungen in dem verkleinerten Modell zurückzuführen.

Um die Vergleichbarkeit der Teilmodelle zu gewährleisten, wurde bei den Simulationen, die eine Steuerung des Konserveninputs bezüglich der Spendereinbestellung durch Eingabe eines Soll-Konservenbestandes im Gesamtsystem ermöglichten, jeweils der gleiche Sollbestand vorgegeben, der sich bei der Simulation

---

[1] Vgl. B. PAGE: _Simulationsmodell ..._, Dissertation, Kapitel 5.9, S.94-120.

B. PAGE: _Ergebnisse einer Blutbank-Lagerhaltungssimulation._ In: H.J. Jesdinsky und V. Weidtman (Hrsg.), Modelle in der Medizin, Medizinische Informatik und Statistik, Band 2.2, Berlin-Heidelberg-New York 1980, S. 278-284.

[2] Die theoretischen Grundlagen zur Planung und Auswertung von Modellexperimenten sind in folgender Publikation dargestellt:

B. PAGE: _Die statistische Analyse von Simulationsexperimenten - Eine medizinische Fallstudie._ EDV in Medizin und Biologie 11 (1980), Nr. 3, S. 65-74.

mit dem Ist-Modell als durchschnittlicher Konservenbestand
ergeben hatte.   Zur Begründung sei auf die unmittelbare Abhängigkeit von Konservenverfall, Fehlmengen, Kosten und durch-
schnittlichem Transfusionsalter von der Höhe des durchschnittlichen Konservenbestands im Gesamtsystem hingewiesen. Die Ergebnisse in der Tabelle 5-9 zeigen, daß mit der schrittweisen
Einführung der vorab beschriebenen Lagerhaltungsverfahren eine
sukzessive Reduzierung der Kosten erreicht werden konnte. Ein
Multiples Rangordnungsverfahren (Multiple Ranking Procedure)
wurde eingesetzt, um nachzuweisen, daß diese Rangordnung auch
statistisch signifikant ist [3]. Als Ergebnis dieses statistischen Tests können wir aussagen, daß die empirische Rangordnung der Teilmodelle in Tabelle 5-9 der theoretischen mit einer
Wahrscheinlichkeit von mindestens 95% entspricht.

Nachdem das"optimale Teilmodell" - das Soll-Modell mit allen
eingeführten Lagerhaltungsverfahren (einschließlich des Recyc-
lings) gefunden war, sollte mit einer zweiten Serie von Simulationsexperimenten die optimale Faktorenkombination im Soll-
Modell bestimmt werden. Diese Problemstellung fällt in das
Gebiet der <u>statistischen Versuchsplanung</u>[4]. In dem Blutbankmodell mit allen implementierten Lagerhaltungsverfahren (optimales Soll-Modell) gibt es insgesamt sechs Faktoren, die
als Entscheidungsvariable für ein Optimierungsexperiment relevant sind. Es wurden eine Reihe von Erkundungsexperimenten
mit dem Simulationsmodell durchgeführt, um die wichtigsten
Faktoren und die relevanten Faktorstufen herauszufinden
("Screening"). Außerdem wurden Kenntnisse über das reale System
verwendet, um bestimmte Faktorstufen auszuschließen, die
für die Praxis nicht relevant waren. Das "Screening"
führte dazu, daß ein Faktor auf eine Stufe reduziert werden
konnte, da die anderen Faktorenstufen die Ergebnisse nur wenig beeinflußten. Im Versuchsplan erscheint dieser Faktor nicht
mehr.

---

[3] Zur Multiple Ranking Procedure siehe PAGE (1980): *Die statistische
Analyse ..., op. cit.*.

[4] Eine recht elementare und anschauliche Darstellung der statistischen
Versuchsplanung in der Simulation befindet sich bei:
S. HARBORDT: *Computersimulation in den Sozialwissenschaften*. Band 1,
Hamburg 1973, S. 221-222.

Ergebnisse Modell	Kosten je trans. Konserve (DM)	Fehl- mengen (%)	Verfall (%)	Transfu- sions- alter (Tage)
Ist-Modell	20,28	18,80	18,33	9,82
Ist-Modell mit FIFO	19,42	14,99	18,19	12,58
Soll-Modell m. heuristi- schem Ver- teilungs- modell	17,19	4,45	18,27	14,39
Soll-Modell m. zusätz- lichem Bestell- verfahren	14,90	4,22	15,88	13,24
Soll-Modell m. zusätz- lichem Recycling- Verfahren	13,61	4,71	14,30	13,27

Tabelle 5-9: Simulationsergebnisse des Vergleichs der Teilmodelle
mit den verschiedenen Lagerhaltungsverfahren

Somit ergeben sich aufgrund des "Screenings" und der Vorinformationen die in der Tabelle 5-10 dargestellten Faktoren und
Faktorstufen. Ein vollständiger Versuchsplan zur Untersuchung
sämtlicher Punkte des Faktorraumes mit den in Tabelle 5-10 festgelegten Faktorstufen ergibt bei n = 5 Faktoren mit jeweils
k Stufen insgesamt

$$\prod_{i=1}^{n} k_i = 50.000 \tag{5.2.9-1}$$

Kombinationen. Zur Auffindung der optimalen Faktorkombinatio-
nen sind natürlich nicht alle Kombinationen der Faktorstufen

relevant. Selbst wenn wir uns einer der gängigen experimentellen Methoden zur Suche des Optimums (Methode des gleichförmigen Rasters, der stochastischen Suche, etc.[5]) bedienen würden, müßten wir dennoch eine Vielzahl von Simulationsläufen durchführen. Aus Rechenzeitgründen wurde hier nur der wichtigste Faktor im Modell (Lagerbestandsfaktor für das Gesamtsystem) variiert, während die anderen Faktoren konstant gehalten wurden.

F a k t o r	Relevanter Bereich f. d. Faktorstufen	Relevante Schrittweite f. d. Stufen	Anzahl der Faktorstufen
Lagerhaltungsfaktor für das Gesamtsystem	0,5 - 2,5	0,1	20
Lagerhaltungsfaktor Regionale Blutbank	0,1 - 0,6	0,05	10
Minimalbestandsfaktor Krankenhäuser	0,1 - 0,6	0,1	5
Minimalbestandsfaktor Gesamtsystem	0,1 - 0,6	0,05	10
Alter der Konserven für das Recycling	15 - 19	1	5

<u>Tabelle 5-10</u>: Vollständiger Versuchsplan für das Soll-Modell des Blutbanksystems

Zur Festsetzung der konstanten Faktoren dienten Vorinformationen bzw. Erkundungsläufe. Die Ergebnisse dieser Experimente sind in Tabelle 5-11 zusammengefaßt. Der Lagerbestandsfaktor ist dabei als Proportionalitätsfaktor bezüglich des wöchentlichen Konservenbedarfs im Gesamtsystem zu verstehen.

Abbildung 5-6 stellt die Beziehung zwischen Lagerhaltungskosten und Sollbestand im Gesamtsystem in graphischer Form dar. Die Ergebnisse zeigen, daß mit der kostenminimalen Lösung (Sollbestand gleich 1,25 mal wöchentlicher Konservenbedarf) eine Reduzierung der Lagerhaltungskosten auf fast ein Drittel gegenüber dem Ist-Modell realisiert werden konnte (vgl. Tabelle 5-9).

---

[5] Vgl. HARBORDT (1973), op. cit..

Lager-bestands-faktor	Kosten LK je transf. Konserve (DM)	Fehl-mengen (%)	Verfall (%)	Transfusions-alter (Tage)
2,25	17,69	4,11	18,83	14,05
2,00	13,61	4,71	14,30	13,27
1,75	10,70	5,78	10,59	12,41
1,50	8,24	7,38	7,11	11,23
1,35	7,63	8,75	5,68	10,40
1,30	7,53	9,50	5,27	10,07
1,25 Kosten-minimum	7,34	10,11	4,80	9,79
1,20	7,40	10,75	4,59	9,45
1,10	7,42	12,87	3,77	8.87
1,00	7,60	15,05	2,93	8,29
0,90	7,97	17,31	2,70	7,74
0,80	8,46	20,39	2,03	7,24
0,75	8,88	22,21	1,85	6,90

Tabelle 5-11: Bestimmung des optimalen Konservenbestandes

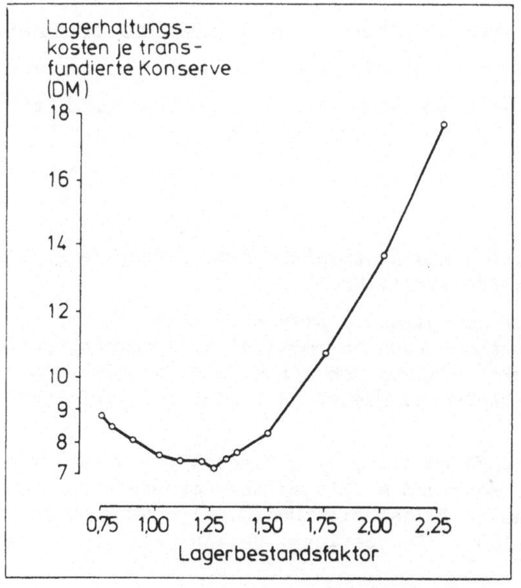

Abbildung 5-6: Beziehung zwischen Lagerbestandsfaktor und Lagerhaltungskosten

5.2.10 Implementation in der Planungspraxis[1]

Die praktische Realisierbarkeit der in der Simulationsstudie
entwickelten Lagerhaltungsverfahren in einem realen Blutbanksystem hängt von organisatorischen und technologischen Randbedingungen ab. Organisatorische Voraussetzung ist die zentrale Entscheidungsbefugnis des regionalen Blutspendedienstes
über die Zuteilung und Umverteilung der Blutkonserven im Versorgungssystem. Technologische Voraussetzung ist die auto-
matisierte Bereitstellung von aktuellen Informationen über
den Lagerort und die Verfügbarkeit aller Konserven im System,
die jederzeit abrufbar sind. Dazu ist ein computergestütztes
Informationssystem im Blutspendedienst erforderlich. In
gleicher Weise ist eine bedarfsgerechte Einbestellung von
Blutspendern in regionalen Blutspendediensten mit größerem
Spenderstamm wegen der aufwendigen Such-, Sortier- und Schreib-
arbeiten nur mit Hilfe der EDV möglich.

In einem theoretischen Sollkonzept würden größere Krankenhäuser mit dem zentralen Rechner des Blutspendedienstes online
verbunden sein. Diese Krankenhäuser sollten dann für die um-
liegenden kleineren Häuser, die über keinen eigenen online-
Anschluß verfügen, die Funktion von Subdepots übernehmen. In
dem Sollsystem würden auch dispositive Funktionen vom Rechner
ausgeführt werden. Dieses Dispositionssystem soll mit Hilfe

---

[1] Vgl. B. PAGE: *Entwurf eines Blutbank-Informationssystems.* EDV in Medizin und Biologie 12 (1981), Nr. 1, S. 1-8.

B. PAGE: *Studie über adv-gerechte Dispositionshilfen und Lagerhaltungsverfahren für Blutkonserven in regionalen Versorgungssystemen unter
besonderer Berücksichtigung von deren Anwendung im Rahmen des Projektes Berliner Blutspendedienst.* Medizinisches Informationszentrum
Berlin 1979.

B. PAGE: *Theoretical Foundations of a Concept for a Decision Support
System.* In: J.R. Möhr und A. Kluge: The Computer and Blood Banking
(EDP Applications in Transfusion Medicine) - GMDS Spring Conference,
Tübingen, April 1981 - Proceedings, Berlin-Heidelberg-New York 1981,
S. 132-140.

statistischer und Operations Research-Verfahren computergestützt Entscheidungshilfen für die Konservenzuteilung, für die
Planung von Operationen mit großem Transfusionsblutbedarf,
für die Planung der Liefertouren und in Form von Konserven-
bestandsprognosen für die Spendereinbestellung bzw. die Planung von Blutsammelaktionen erstellen. Für die Konservenzuteilung und die Spendereinbestellung könnten die an die praktischen Erfordernisse angepaßten Verfahren des Simulationsmodells eingesetzt werden.

Gegenwärtig wäre die Wirtschaftlichkeit bzw. ein vertretbares
Kosten/Nutzen-Verhältnis des theoretischen Sollkonzeptes wahrscheinlich noch nicht eindeutig nachweisbar. Daher müßten für
die Praxis Lösungen entwickelt werden, die nicht von einem
totalen, sondern nur von einem begrenzten Informationsstand
bei den Lagerhaltungsentscheidungen in dem regionalen Blutspendedienst ausgehen.

Seit mehreren Jahren befindet sich ein DV-System für den Berliner Blutspendedienst in der Entwicklung, das neben den Bereichen Spender-, Empfänger-, Lagerverwaltung, Labor und Statistische Auswertungen auch über dispositive Funktionen verfügen soll. Aus Kostengründen wird jedoch der Rechnereinsatz
vorerst auf den BBD beschränkt. Eine online-Schnittstelle zu
den Hauptabnehmern unter den Krankenhäusern für die Konserven-
haltung und -verwendung ist erst für eine spätere Entwicklungs-
phase geplant.

Als dispositive Funktionen des DV-Systems für den Berliner
Blutspendedienst, die in enger Zusammenarbeit mit dem verantwortlichen ärztlichen Leiter entwickelt wurden, sind ein automatischer Kommissionierungsvorschlag für Blutkonserven und
ein Verfahren zur automatischen Einbestellung von Blutspenden vorgesehen.

Beim <u>Automatischen Kommissionierungsvorschlag für Blutkonserven</u>

wird nach Eingang und DV-Erfassung der Konservenbestellungen
der Krankenhäuser für die routinemäßige Belieferung durch den
Blutspendedienst per Computer eine Konservenzuteilung an die
einzelnen Abnehmer unter Berücksichtigung eines vorgegebenen
Mindestbestandes sowie der im Krankenhaus noch verfügbaren
Konserven vorgenommen.

Bei dem Zuteilungsalgorithmus werden die folgenden Schritte
nacheinander durchlaufen:

- Zuteilung von Vorbestellungen
- Zuteilung spezieller Darreichungsformen
- Zuteilung von Konserven mit speziellen
  Blutgruppenmerkmalen
- Zuteilung von Frischblutkonserven
- Zuteilung von Konserven an kleine Konservenabnehmer
- Bearbeitung dringender Konservenanforderungen
  (nach dem Zuteilungsalgorithmus des Simulations-
  modells)
- Bearbeitung der übrigen Konservenanforderungen
  (nach dem Zuteilungsalgorithmus des Simulations-
  modells).

Eine Modifizierung des heuristischen Verteilungsmodells aus
dem theoretischen Simulationsmodell für die Anwendung als Zuteilungsalgorithmus in dem für die Praxis entwickelten Dispositionssystem ist insofern erforderlich, als im Blutspendedienst die Lagerbestände der Krankenhäuser nicht (wie im
theoretischen Sollkonzept) vom Computer - also exakt - bestimmt werden, sondern telefonische Angaben der Konservenabnehmer darstellen. Diese sind jedoch mit großen Ungenauigkeiten behaftet.

Die automatische Kommissionierung ist nur als Vorschlag ge-
dacht. Die endgültige Entscheidung über die Zuteilung der
Liefermenge verbleibt beim verantwortlichen Arzt, der eventuelle Korrekturen am Bildschirm eingeben kann. Danach werden

die Lieferscheine maschinell erstellt (siehe Abbildung 5-7).

Bei der <u>Automatischen Blutspendereinbestellung</u> werden per
Computer zuerst Prognosen für den Konservenbestand jeder Haupt-
blutgruppe (ABO Rh) zwei Wochen im Voraus berechnet (nach
einem ähnlichen Verfahren wie im Simulationsmodell). Auf der
Grundlage dieser Prognosen und vorgegebener Soll-Bestände wird
ein Vorschlag mit Soll-Blutspenden je Blutgruppe für jeweils
eine halbe Woche (Einbestellungsperiode) 14 Tage im Voraus
maschinell erstellt. Die Prognosen und die Soll-Blutspenden
werden dem Personal im Blutspendedienst auf einer "Konserven-
bestandsprognose-Liste" zur Verfügung gestellt. Anhand dieser
Liste kann der verantwortliche Arzt entscheiden, wieviele
Spenden mit welcher Hauptblutformel an welchem Wochentag der
Einbestellungsperiode eingeplant werden sollen. Damit besteht
für ihn die Möglichkeit, abweichende Soll-Blutspenden vorzugeben, wenn die automatischen Prognosen nicht mit seinen Erfahrungen in Einklang stehen bzw. wenn ein sehr großer Teil
des Spenderstammes bereits einbestellt worden ist.

Da auf der einen Seite nicht alle einbestellten Spender erscheinen, auf der anderen Seite aber auch Spender unaufge-
fordert kommen, ist ein Verfahren notwendig, das nach der
Korrektur der Soll-Blutspenden durch den Arzt die tatsächlich
einzubestellenden Spender bestimmt und diese maschinell aus
der Spenderdatei unter Berücksichtigung ihrer Terminwünsche
sowie weiterer Kriterien auswählt. Abschließend werden dann
die Spenderanschreiben maschinell erstellt (siehe Abbildung
5-8).

Das DV-System für den Berliner Blutspendedienst ist nach
mehrjähriger Entwicklungsarbeit in den wichtigsten Grundfunk-
tionen routinemäßig implementiert und wurde schon mehrfach
erfolgreich einer interessierten Fachöffentlichkeit vorge-
führt. Die Implementierung des Feinkonzeptes für das Dispositionssystem steht jedoch noch aus.

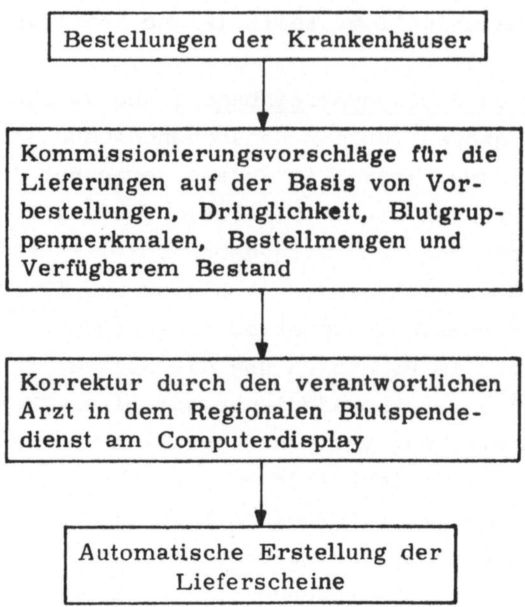

Abbildung 5-7: Automatischer Kommissionierungsvorschlag für Blutkonserven

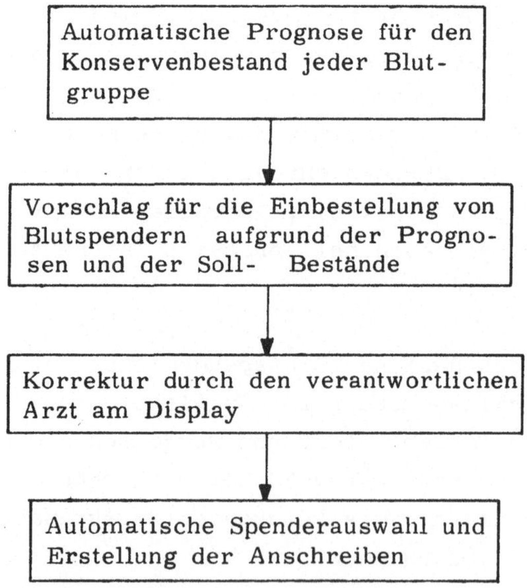

Abbildung 5-8: Automatische Blutspendereinbestellung

6. AUSGEWÄHLTE BEISPIELE ZUM PRAXISEINSATZ VON MODELLEN

Ein wichtiges Ergebnis der Modellbewertung im Rahmen der
Systematik der Modellbildung in der Gesundheitssystemforschung[1] war die Erkenntnis, daß nur sehr wenige Modellstudien in der Praxis tatsächlich zum Einsatz kamen. Dafür hatten wir eine Reihe von Gründen angeführt, die teilweise auf
Fehler der Modellentwickler, zum anderen Teil jedoch auch
auf die objektiven methodischen Schwierigkeiten der Modellbildung im Gesundheitswesen - insbesondere auf der Makroebene - zurückzuführen sind. In diesem Kapitel nun wollen wir
einige exemplarische Modellstudien vorstellen, die zu einem
Praxiseinsatz der entwickelten mathematischen Ansätze geführt
haben und somit bereits Praxiserfahrungen aufweisen können.
Die ersten drei Praxisbeispiele sind auf der institutionellen
Planungsebene angesiedelt, und zwar handelt es sich dabei um
einen LP-Ansatz zur Bestimmung einer optimalen Patientenstruktur in der privaten Deutschen Klinik für Diagnostik, um ein
Softwarepaket zur Dienstplanung für Krankenschwestern auf der
Basis mathematischer Algorithmen, und um ein Krankenhausplanspiel in Form eines interaktiven Simulationsmodells des Kran-
kenhausbetriebes. Das vierte und fünfte Praxisbeispiel sind
regionale Planungsmodelle, und zwar ein Warteschlangemodell
zur Planung des Ambulanzdienstes in einer Region und ein regionales Blutbankdispositionssystem, das in den USA seit mehreren Jahren eingesetzt wird.

---

[1] Vgl. Kapitel 3.7.

6.1 PRAXISBEISPIEL 1: PATIENTENSTRUKTUR IN EINER PRIVATKLINIK [1]

Problemstellung

Für die Unternehmensleitung der privaten Deutschen Klinik für
Diagnostik in Wiesbaden sollte ein strategisches Planungsmodell
auf der Basis der allgemeinen Patientenstruktur entwickelt
werden, dessen Aufgabe die Bestimmung der besten Patientenzu-
sammensetzung unter optimaler Nutzung der zur Verfügung stehenden Ressourcen wie Ärzte, weiteres Personal sowie Raum- und
Maschinenkapazität war. Dazu wurde eine Charakterisierung der
verschiedenen Patiententypen nach dem Grad des erforderlichen
Untersuchungsaufwandes und nach der erzielbaren Vergütung vorgenommen. Diese Typisierung orientierte sich primär am Mate-
rial- und Zeitaufwand für den Patienten (Maschinen- und Gerätezeit, Arztzeit, Zeitaufwand durch anderes Personal) sowie
am Erlös bzw. Deckungsbeitrag (1.Privatversicherte Patienten
zur Abklärung unbestimmter Krankheiten; 2. Sozialversicherte
Patienten zur Abklärung unbestimmter Krankheiten; 3. Privat-
versicherte Patienten zur Durchführung eines Check-Programms;
4. Aufgrund von Firmenverträgen kommende Patienten zur Durchführung eines Check-Programms zu reduziertem Preis; 5. Patienten, die eine geringe Vergütung zu zahlen haben, wie Wieder-
holungsuntersuchung oder Angehörige vom Klinikpersonal; 6.
Selbstzahlende Patienten für ein festes, weitgehend automa-
tisiertes Untersuchungsprogramm). Die Patientenklassifizierung nach der aufgewandten Arztzeit befindet sich in der Tabelle 6-1.

---

[1] Vgl. H.L CHRISTL: *Erfahrungen beim Einsatz eines LP-Modells an der
Deutschen Klinik für Diagnostik.* In: P.L. Reichertz und G. Holthoff
(Hrsg.): Methoden der Informatik in der Medizin, Berlin-Heidelberg-
New York 1975, S. 63-70.

Patiententyp	Arztzeit (in Stunden)	Maschinen- u. Gerätezeit (in Einheiten)	Zeit von anderem Personal (in Einheiten)
I. Keine Arztzeit			
z.B. Labortest, EKG, Röntgen	O	1-2	1-2
II. Sehr wenig Arztzeit			
z.B. EDV/Mini-Check	1-1,5	2	4
III: Wenig Arztzeit			
a) Check für Leitende Angestellte (Firmenverträge)	2-2,5	2	3
b) Spezifische Einzeluntersuchungen (z.B. Kardiologie)	1-2	1-2	1-2
c) Folgeuntersuchungen (z.B. ein Jahr nach Erstuntersuchung)	1-2	1-2	1-2
IV: Durchschnittliche Arztzeit			
Erstuntersuchung (Normal Check)	2,5-4	3	2
V: Hohe Arztzeit			
Problempatienten	4,5-7	4	3

Legende:

Bewertung von Maschinen- und Gerätezeit sowie der Zeit von anderem Personal:
1 = geringer Zeitaufwand, 2 = mittlerer; 3 = hoher; 4 = sehr hoher Zeitaufwand.

Tabelle 6-1: Patientenklassifizierung nach der aufgewandten Arztzeit[2]

---

[2] Entnommen aus (leicht modifiziert): CHRISTL (1975), op. cit., S. 64.

Wir nehmen an, daß alle Patienten neben gewissen Spezialuntersuchungen an der Klinik auch eine allgemeine internistische Untersuchung erhalten, deren Dauer je nach Patiententyp unterschiedlich lang ist. Für diese allgemeine internistische Untersuchung steht von Seiten der Klinik eine bestimmte Anzahl von Ärzten zur Verfügung, die sich in fünf Gruppen unterteilen lassen. Abgesehen von den Allgemeinen Internisten führt jede der vier restlichen Arztgruppen zusätzlich Spezialuntersuchungen durch, die teilweise einen erheblichen Anteil der Arbeitszeit beanspruchen.

Modell

Die Gesamtheit der Patienten ist hinsichtlich des Erlöses bzw. Deckungsbeitrages gemäß der erwähnten Klassifikation in sechs Gruppen eingeteilt. Von jeder Patientengruppe wird eine Teilmenge jeder der erwähnten vier Arztgruppen zur weiteren Spezialuntersuchung zugewiesen. Alle in der Klinik verfügbaren Kapazitäten (Ärzte, anderes Personal, Räume, Geräte) werden in bestimmte Funktionseinheiten, wie beispielsweise Kostenstelle, gegliedert. Innerhalb dieser Funktionsstellen werden die verfügbaren Ressourcen als eine Einheit betrachtet. Wir erhalten dann das Schema in Abbildung 6-1.

Funk-\\ Patien- tions- \\tentyp stelle i \\ j	x_1	x_2	x_3	x_4	x_5	x_6
1 = Allg. Intern.	t_{11}	t_{12}	t_{13}	t_{14}	t_{15}	t_{16}
2 = Allergol.	t_{21}	.	.	.	.
3 = Gynäkolog.	.					
.	.					
.	.					
.	.					
N	.					

Abbildung 6-1: Aufteilungsschema nach Patiententyp und
                Funktionsstelle

In der Abbildung stellen die t_{ij} mit i = 1 bis N und j = 1
bis 6 den Zeitaufwand für einen Patienten der Erlösgruppe j
an der Funktionseinheit i dar. Bezeichnen wir die Arztzeit
bzw. Kapazität der Funktionseinheit i mit S_i, so lautet das
LP-Optimierungsproblem (genauer das Problem der Gemischt-ganzzahligen Programmierung) für die Gewinnfunktion wie folgt:

$$G = \sum_{j=1}^{6} x_j (c_j - u_j) \rightarrow Max \qquad (6.1-1)$$

unter den Nebenbedingungen

$$\sum_{j=1}^{6} t_{ij} x_j \leq S_i \qquad mit\ i=1,\ldots,\ N \qquad (6.1-2)$$

$$rx_1 - (100-r)\ x_2 \leq 0 \qquad (6.1-3)$$

$$- x_1 - x_2 + q\ (x_3+x_4) \leq 0, \qquad (6.1-4)$$

wobei

x_j = Anzahl der Patienten des Typs j

c_j = Umsatz je Patient des Typs j

u_j = Verursachte Kosten eines Patienten
     des Typs j

r = Anteil der Sozialversicherten Patienten

q = Verhältnis von Patiententypen 1 und 2
     zu Patienten der Typen 3 und 4.

Die Nebenbedingung (6.1-3) gewährleistet, daß bestimmte ver-
tragliche Verpflichtungen bezüglich des Anteils an Sozialversicherten eingehalten werden. Weitere Restriktionen müssen
formuliert werden, wenn für Untersuchungen an Patienten eines
bestimmten Typs noch Raum- bzw. Gerätebeschränkungen zu beachten sind.

Mit dem derart formulierten Optimierungsansatz wurde ein Modell mit sechs Variablen und maximal 22 Nebenbedingungen durchgerechnet.

Praxiseinsatz

Da es sich bei der genannten Klinik um eine privatwirtschaftlich orientierte Einrichtung handelt, sah die Unternehmensleitung die Möglichkeit, sich unter gewissen Randbedingungen
eine unter Gewinnaspketen optimale Patientenstruktur zu schaffen [3]. Als Entscheidungsgrundlage diente das skizzierte Optimierungsmodell.

Auf der Grundlage des vorhandenen Kapazitätspotentials kam
das Planungsmodell für die optimale Patientenstruktur zu den
folgenden prinzipiellen Ergebnissen:

- Aus Ertragsgründen sollte der Anteil der Sozialversicherten
  Patienten stets an der unteren Schranke von 15% bleiben;
- Die Anzahl der Patienten je Woche verringerte sich mit fal-
  lendem Anteil an Checkpatienten, gleichzeitig stieg der Ertrag;
- Bei einer Verringerung der Anzahl der Firmen-Checks (Patiententyp 4) innerhalb der Gesamtzahl der Checkpatienten (Typ
  3 und 4) stieg ebenfalls der Ertrag.

Bei einer Erhöhung der Kapazitäten ergaben sich jedoch zum
Teil erheblich abweichende Ergebnisse. Beispielsweise konnten
mit vier zusätzlichen Internisten bei bestimmten Randbedingungen für die Patientenstruktur die Gesamtzahl der Patienten um 25% gesteigert und dadurch der Ertrag verbessert werden.

---

[3] Ob dieser Ansatz der Gewinnmaximierung jedoch mit den primär sozial
ausgerichteten Zielen der Gesundheitsversorgung in Einklang zu bringen ist, sei dahingestellt. Zwar sind angesichts der Kostenentwicklung
im Gesundheitswesen ökonomische Überlegungen unbedingt erforderlich,
jedoch wohl mehr in Richtung größerer Wirtschaftlichkeit der Leistungserbringung als in Richtung Gewinnmaximierung.

6.2 PRAXISBEISPIEL 2: DIENSTPLANUNG FÜR KRANKENSCHWESTERN[1),2)]

Problemstellung

Die Personalplanung und -zuteilung von Krankenhausmitarbeitern
wird gewöhnlich von der Krankenhausleitung als eines der
schwierigsten Probleme im Management einer Klinik angesehen.
Diese zeitaufwendige Aufgabe ist besonders deshalb so komplex,
weil zusätzlich zu einem Dienst an sieben Tagen in der Woche
und 24 Stunden am Tag der Pflegeaufwand für die Patienten und
das verfügbare qualifizierte Personal ständig schwanken.

Seit ca. zwei Jahrzehnten haben sich eine Vielzahl von Wissen-
schaftlern in den USA mit dem Problem der Personalplanung in
Einrichtungen des Gesundheitswesens, insbesondere von Schwestern
in Krankenhäusern, beschäftigt und Modelle geschaffen, die
zwar in der Regel von der Theorie her stimmten, sich jedoch
im Krankenhausbetrieb als praktisch undurchführbar erwiesen.

Die amerikanische MEDICUS-Corporation entwickelte Anfang der
siebziger Jahre auf der Grundlage dieser theoretischen Forschungsarbeiten ein praktikables Softwarepaket zur Steuerung
und zum "Monitoring" von Krankenhauspflegekräften, das PAS
(Personnel Allocation and Scheduling Control System for Patient
Care Services).
Das Hauptziel des PAS ist es, der Krankenhausleitung ein Informationssystem mit Entscheidungshilfen an die Hand zu geben,
um einen flexiblen Einsatz des Stationspersonals in Anbetracht
wechselnder Arbeitsbelastungen auf den Stationen zu gewährleisten und damit die Effektivität des Pflegepersonals zu erhöhen. Das System liefert gleichzeitig Maßzahlen zur Beurteilung dieser Effektivitätssteigerung.

[1)] Vgl. B. PAGE: *PAS - ein Softwarepaket zur Einsatzplanung von Pflege-*
personal in Krankenhäusern. In: Bericht Nr. 4 des Arbeitskreises
"Medizinische Informatik", Technische Universität Berlin, Fachbereich Informatik, Berichts-Nr. 79-1, Berlin 1979, S. 28-40.

[2)] Ein ähnliches Modell, wenn auch mit anderer mathematischer Formulierung
und theoretischer Natur, wurde bereits im Kapitel 3.5.1 behandelt.

Das PAS unterteilt sich in drei zusammenhängende, jedoch unabhängig voneinander konzipierte computergestützte Funktionsmodule:

1. <u>Die (längerfristige) Personaleinsatzplanung</u> bestimmt Arbeits- und freie Tage für jeden Arbeitsplatz des Pflegepersonals auf einer Station unter Beachtung der durch die Klinikleitung festgelegten Randbedingungen.

2. <u>Die (kurzfristige) Personalzuteilung</u> gleicht die personelle Besetzung über die verschiedenen Stationen in Abhängigkeit der prognostizierten Arbeitsbelastungen auf allen Stationen aus. Die individuelle Zuteilung der einzelnen Schwestern auf die jeweiligen Arbeitsplätze erfolgt dann unter Berücksichtigung ihrer Verfügbarkeit, ihrer Präferenzen, ihrer Qualifikation und der Restriktionen der Klinikleitung.

3. <u>Die Management Reports</u> stellen der Klinikleitung und der Verwaltung Informationen zur Leistungs- und Qualitätskontrolle des Pflegepersonals zur Verfügung, die ein Eingreifen bei Abweichungen von den festgelegten Standards ermöglichen.

Modell

Das <u>Personaleinsatzplanungssystem</u> enthält heuristische Algorithmen, die Arbeits- und freie Tage für i Arten von Pflegepersonal in j Stationen des Krankenhauses verteilt auf k Schichten für einen Planungshorizont von l Wochen unter bestimmten Restriktionen der Krankenhausleitung vorgeben, wobei sowohl die geschätzte Unzufriedenheit des Personals mit dem Einsatzplan (anhand der vorher erfragten Präferenzen) als auch die Differenz zwischen erforderlichem Pflegepersonal und dem tatsächlichen Personalbedarf minimiert werden.

Das Konzept des Scheduling-Modells für die längerfristige Personalplanung basiert auf der Aufstellung einer 0-1 "m x n"-

Matrix, wobei n die Zahl der Beschäftigten und m die Zahl der
Tage im Planungshorizont sind.

	T a g e			
Beschäftigte	1...	2....	i....	m
P_1	t_{11}	t_{12}..	t_{1i}..	t_{1m}
P_2	t_{21}	t_{22}..	t_{21}..	t_{2m}
.	.	.	.	.
.	.	.	.	.
P_k	t_{k1}	t_{k2}..	t_{ki}..	t_{km}
.	.	.	.	.
.	.	.	.	.
P_n	t_{n1}	t_{n2}..	t_{ni}..	t_{nm},

wobei t_{ki} = Status des Beschäftigten P_k am Tage i

mit $\quad t_{ki}$ = O Beschäftigter hat einen freien Tag

und $\quad t_{ki}$ = 1 Beschäftigter im Dienst.

Abbildung 6-2: Personalmatrix für das Scheduling-Modell

Dann kann der Personalbesetzungsgrad (Anzahl der Beschäftigten im Dienst) für jeden Tag durch Addition der Spalten in
der Matrix folgendermaßen bestimmt werden:

$$BES_i = \sum_{k=1}^{n} t_{ki}. \tag{6.2-1}$$

Für jeden Tag i des Planungszeitraumes wird ein gewünschter
Personalbesetzungsgrad in den Algorithmus eingegeben (Bedarf
i). Dieser Bedarf schwankt in der Regel von Wochentag zu Wochentag, bleibt jedoch fest von Woche zu Woche. Die Differenz
zwischen erwünschter Personalbesetzung und tatsächlicher Personalbesetzung für den Tag i, hier mit $NDIFF_i$ bezeichnet, ergibt sich dann zu

$$NDIFF_i = BES_i - BEDARF_i. \tag{6.2-2}$$

Die Zielkriterien des Algorithmus lauten somit:

$$(1) \quad \underset{1 \leq i \leq m}{\text{Min}} \left(\text{Max}_i (\text{NDIFF}_i) \right) \qquad\qquad (6.2\text{-}3)$$

$$(2) \quad \text{Min} \sum_{k=1}^{n} \text{AV}_k, \qquad\qquad (6.2\text{-}4)$$

wobei das AV_k einen Index für die Aversion des Beschäftigten k gegen den vorgegebenen Dienstplan darstellt. Dieser Index bestimmt sich aus den Präferenzen des Beschäftigten, die in regelmäßiger Folge erfaßt werden. Der Index wird jedesmal erhöht, wenn man einen Beschäftigten zu einer von ihm als ungünstig angegebenen Dienstzeit einteilt. Der Index wird von Planungsperiode zu Planungsperiode weitergeführt, um eine Angleichung der Einteilung auf ungünstige Arbeitszeiten über alle Beschäftigten zu erreichen.

Mit den obengenannten Zielkriterien gelangen wir zu Einsatzplänen, die sich nach den individuellen Anforderungen in den jeweiligen Krankenhäusern richten. Unterschiede zwischen Restriktionen bei der praktischen Einsatzplanung von Krankenschwestern und den üblichen Nebenbedingungen bei typischen mathematischen Optimierungsansätzen können wir folgendermaßen charakterisieren. Würden wir generell alle Restriktionen aufgrund von Einwänden des Pflegepersonals beachten und versuchten dann einen Personaleinsatzplan für jede Station vorzugeben, kämen wir nie zu einer zulässigen Lösung. Jedoch werden in der Praxis bei manueller Einteilung eigentlich auch eine Vielzahl von Restriktionen übergangen. Das Problem liegt darin, daß diese Restriktionen im Grunde genommen Wunschvorstellungen der Krankenschwestern darstellen, die sich wegen der Notwendigkeit einer kontinuierlichen, sich über 24 Stunden erstreckenden Besetzung der Stationen in der Praxis jedoch oft nicht erfüllen lassen. Wir können daher versuchen, diesen Restriktionen Prioritäten zuzuordnen und damit auch den verschiedenen Dienstplänen. Schwierigkeiten ergeben sich jedoch daraus, daß die Einschätzung einer Verletzung einer bestimmten Restriktion für einen Beschäftigten davon abhängt, welche

von dessen Wünsche von ihm für diese Planungsperiode nicht
berücksichtigt wurden, und wie akzeptabel Dienstpläne für ihn
in der Vergangenheit waren.

Wir wollen einen Teil dieser Restriktionen hier kurz nennen.
Einige Restriktionen erklären sich aus der Reihenfolge der
freien und der Arbeitstage der Beschäftigten; so muß z.B.be-
stimmten Beschäftigtungsgruppen aufgrund von Tarifvereinba-
rungen eine vorgegebene Reihenfolge von freien Wochenenden
(jedes zweite, jedes dritte, usw.) garantiert werden. Andere
Restriktionen betreffen die Anzahl der Arbeitstage in Reihenfolge. Weitere Restriktionen ergeben sich aus den Forderungen
nach einer bestimmten minimalen Personalbesetzung für eine
Schicht auf einer Station. Schließlich gibt es Restriktionen,
die durch die Krankenhausleitung festgelegt werden, wie z.B.
die Anweisung, daß alle r Tage das Personal der ersten Schicht
wechseln muß, wo es mindestens s Tage zu verbleiben hat (s<r).

Anfangs wurde ein Ansatz der Ganzzahligen Programmierung für
die Lösung des Scheduling-Problems in Erwägung gezogen, mußte
jedoch dann wegen der Dimension des Problems zugunsten eines
heuristischen Ansatzes aufgegeben werden.

Die folgenden Output-Reports werden von der Scheduling-Routi-
ne an jedem Tag erzeugt:

(1)   Dienstpläne für jede Personalgruppe nach Station und
      Schicht für einen vorgegebenen Planungszeitraum (4 bis
      6 Wochen);

(2)   Tägliche Liste aller Beschäftigten im Pflegedienst mit
      Festlegung sämtlicher personeller Zuordnungen auf Schich-
      ten und Stationen für diesen Tag;

(3)   Graphische Darstellung mit dem Personalbestand für jede
      Station, die personelle Über- oder Unterbesetzung nach
      Wochentagen für die Planungsperiode aufzeigt.

Das Hauptziel der (kurzfristigen) <u>Personalzuteilungsfunktion</u>
des PAS ist die Minimierung der Schwankungen in dem Verhältnis Personalbesetzung zu Pflegeaufwand in jeder Personalgruppe. Dabei kommen "Springer" aus einem "Schwesternpool" zum
Einsatz. Die Zuteilung basiert auf einem heuristischen Lö-
sungsansatz, der die notwendigen Informationen für die Zuteilung des Personals für die Schicht i+1 auf j Stationen
liefert. Dabei werden die Arbeitspläne für die Schicht i+1,
das Personalprofil für n Beschäftigte mit deren Präferenzen,
Qualifikationen und Flexibilität und eine Prognose der Arbeitsbelastung bzw. des Pflegeaufwandes für die Schicht i+1 auf der
Basis der Patienten in Schicht i berücksichtigt. Die Vorhersage der Arbeitsbelastung auf einer Station beruht auf der
Einordnung eines jeden Patienten in eine von vier Pflegeklas-
sen, die jeweils einen bestimmten durchschnittlichen Zeitaufwand für die Schwestern repräsentieren. Ein Pflegeaufwands-
Index wird mit Hilfe einer Regressionsgleichung bestimmt, in
der sowohl der fixe als auch der variable Zeitaufwand für einen
Patienten berücksichtigt sind. Der Index hat die Dimension
"Pflegestunden je 8-Stunden-Schicht". Mit der heuristischen
Zuweisungsfunktion sollen die Minimierung der Veränderungen
von ursprünglich im Scheduling-Algorithmus vorgenommenen Ein-
teilungen von Tag zu Tag und die Minimierung der Unzufriedenheit des Personals, gemessen an der besten Berücksichtigung
der Fähigkeiten und Präferenzen der Beschäftigten, erreicht
werden.

Praxiseinsatz

Das PAS ist ein Softwarepaket, das dem Management in Krankenhäusern Informationen als Entscheidungshilfen im Pflegeperso-
nalbereich anbietet, die zum Teil auf (heuristisch) mathematischen Verfahren beruhen. Mit dem PAS gelingt es, durch die
ständige Kontrolle des Verhältnisses von Arbeitsbelastung zu
Personalbesetzung auf einer Station bei gleichzeitiger Qualitätskontrolle der Patientenversorgung das Pflegepersonal

effektiver einzusetzen und Über- und Unterbesetzungen auszugleichen. Dadurch wird der Pflegepersonalbedarf - dieser Personalbedarf ist wegen der Personalintensivität der Patientenversorgung in Krankenhäusern ein entscheidender Kostenfaktor -
transparenter. Für die Beschäftigten ergeben sich Vorteile
durch die gerechtere Verteilung der ungünstigen Dienstzeiten
und durch Berücksichtigung individueller Präferenzen.

Das Paket ist inzwischen in einer großen Zahl von Krankenhä-
sern in den USA im Routinebetrieb; u.a. in so renomierten
Universitätskliniken wie das Stanford University Hospital.
Nachforschungen des Autors bei zwei PAS-Anwendern, dem Stanford University Hospital und einem kleineren Krankenhaus, dem
Mount Zion Hospital in San Francisco, und Gespräche mit einigen
Systemspezialisten der MEDICUS-Corporation ergaben, daß die
Probleme der Einführung des Softwarepakets vor allem in An-
fangsschwierigkeiten mit dem Pflegepersonal auf den Stationen lagen, während die Krankenhausleitung die Entscheidungshilfen allgemein begrüßte. So mußte sehr viel Mühe von den
PAS-Systemspezialisten aufgebracht werden, um dem Pflegepersonal die Notwendigkeit der Fragebogen über ihre Präferenzen
und Dienstzeitwünsche und für die Qualitätskontrolle zu vermitteln. Im späteren Routinebetrieb ergab das PAS aber dann
neben Vorteilen für das Management, die sich letztlich in
einer Reduzierung der Pflegepersonalkosten niederschlugen,
auch positive Auswirkungen für das Pflegepersonal selbst, denn
es konnte allgemein ein hoher Rückgang der im Pflegebereich
kritischen Fluktuation festgestellt werden, was auf eine er-
höhte Zufriedenheit über die Dienstpläne schließen läßt.

6.3 PRAXISBEISPIEL 3: KRANKENHAUSPLANSPIEL[1]

Problemstellung

Im letzten Jahrzehnt wurden Planspiele in wachsendem Umfang
als Ausbildungs- und Weiterbildungsinstrument in der Wirtschaft
eingesetzt. Dagegen ist diese Methode im Bereich der öffentlichen Verwaltung bisher nur sehr wenig verbreitet. Während
im privatwirtschaftlichen Bereich Planspiele für die verschiedensten Wirtschaftssparten existieren, fand sich bis vor wenigen Jahren noch kein Modell für das Krankenhauswesen. Dies
erstaunt insofern, als in den letzten Jahren gerade der Krankenhaussektor wegen der starken Kostensteigerung häufig in der
Diskussion war.

Wenn wir nach den Gründen dieser beunruhigenden Kostenentwicklung fragen, so finden wir sie sicherlich in hohem Maße im
mangelnden Kostenbewußtsein der meisten Krankenhausmitarbei-
ter. Insbesondere im medizinischen Bereich werden Kostenaspek-
te zu wenig berücksichtigt.
Aus diesem Grunde wurde an der Universität Erlangen-Nürnberg
das Planspiel KLIMA entwickelt, dessen Ziel es ist, den teil-
nehmenden Spielern im Laufe des Spielprozesses Erfahrungen
darüber zu vermitteln, welche Auswirkungen die verschiedensten administrativen Entscheidungen insbesondere auf die Kosten-
situation im Krankenhaus haben.

---

[1] Vgl. M. GRÜTZ und R. MEYER: *Entwicklung und Routineeinsatz eines Klinik-
Management-Planspiels (KLIMA)*. In: Der Bundesminister für Arbeit und
Sozialordnung (Hrsg.), Wissenschaftlicher Preis Gesundheitsökonomie
1978/79 und 1979/80 - Kurzfassungen der ausgezeichneten Arbeiten.
Forschungsbericht 46 (Gesundheitsforschung), Bonn 1981, S. 131-147.

R. MEYER: *Simulationsmodell eines Krankenhauses - Das Planspiel KLIMA
- 1 - PLUS*. In: Proc. in OR 8, Würzburg-Wien 1979, S. 693-694.

Modell

Dem Planspiel liegt ein <u>Simulationsmodell</u> zugrunde, das ein Abbild eines idealtypischen Krankenhauses mit drei Abteilungen darstellt: Innere Medizin, Chirurgie und Gynäkologie/Geburtshilfe. Die Führung des Modellkrankenhauses und somit das Spielerteam besteht aus dem Verwaltungsleiter und den drei Abteilungsleitern, die zusammen ein Kollegium bilden. Die Gebäudeausstattung und die Bettenkapazität werden als feste Größen angesehen. Viele Modellparameter sind jedoch stochastische Größen, die bestimmten Wahrscheinlichkeitsverteilungen unterliegen. In dem (diskreten) Simulationsmodell wird jeder Aufenthaltstag eines jeden aufgenommenen Patienten während der gesamten Periode für alle spielenden Gruppen und für jede Spielperiode simuliert. Pro Periode, Spielergruppe und Periodentag wird eine Anzahl ankommender Patienten aufgrund der Ankunftsverteilung generiert. Jeder dieser Patienten erhält eine bestimmte Anzahl von Attributen, wie die Krankheit (und daraus resultierend die zugehörige Abteilung) oder die Dringlichkeit (Notfall ja/nein). Der aufgenommene Patient, dem aufgrund der zugehörigen Wahrscheinlichkeitsverteilung eine bestimmte individuelle medizinische Verweildauer zugewiesen wird, die durch Spielerentscheidungen jedoch noch modifiziert werden kann, wird nun an jedem seiner Aufenthaltstage im Krankenhaus bezüglich aller Pflegeleistungen verfolgt, und es werden entsprechende Berechnungen wie die Ermittlung der Kosten, des Ertrages, der momentanen Belegung, etc. durchgeführt. Durch die detaillierte Verfolgung aller Patienten durch sämtliche Leistungsstellen ist es möglich, für jede Spielergruppe bestimmte Ergebnisvariablen wie Gesamtertrag, gesamte **variable** Kosten, durchschnittliche Belegung und Verweildauer, Qualität, etc. zu bestimmen.

Das Planspiel, das sich als ein Regelkreis auffassen läßt (siehe Abbildung 6-3), kann über bis zu zwölf Perioden - d.h. Quartale - gespielt werden. Die Spieler treffen auf der Basis

der vorherigen Ergebnisse ihre Planungsentscheidungen für die
nächste Periode. Zusammen mit den vom Spielleiter eingegebe-
nen externen Größen errechnen sich in der Simulation des Modells die neuen Ergebnisse der einzelnen Spielergruppen.
Die Entscheidungsvariablen der Spieler betreffen die Bereiche
Pflegesätze, Notfallkapazität, Verweildauerzuschläge, Wochen-
endentlassungen, Zuschläge für Sonderleistungen, variable
Kosten pro Pflegetag, Investitionen zur Reduzierung der medizinischen Verweildauer, Personalmanagement, Sachmittel, Forschung und Entwicklung, Überstunden und Einführung eines klas-
senlosen Krankenhauses. [2]

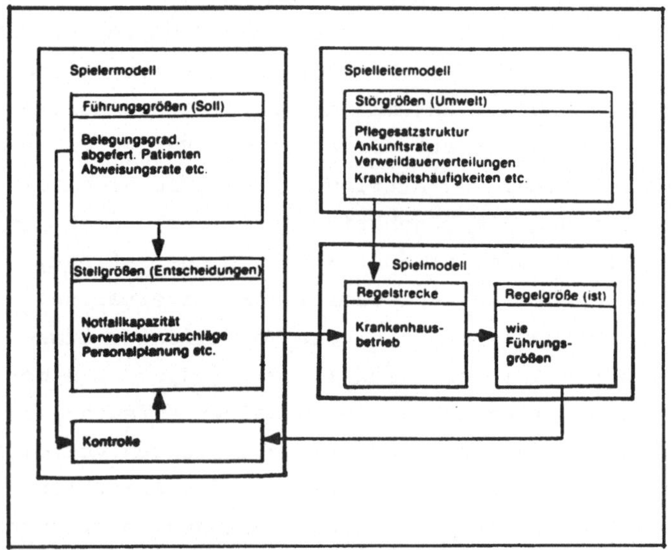

Abbildung 6-3: Das Planspiel KLIMA als Regelkreis[3]

---

[2] Vgl. MEYER (1979), op. cit., S. 694.

[3] Entnommen aus: GRÜTZ/MEYER (1981), op. cit., S. 147.

Der Spielleiter kann durch verschiedene Parameter auf die Aus-
gangssituation Einfluß nehmen, wie Vorgabe der Bettenkapazität,
Ankunftsverteilung, Notfallwahrscheinlichkeit, Krankheitshäu-
figkeiten, Zuordnung einer Krankheit zu einer Abteilung, In-
vestitionsmöglichkeiten und deren Wirkung auf die medizinische
Verweildauer, Personal- und Sachmittelanfangsausstattung,
Personalkosten, fallfixer Kostenanteil oder absolute Unter-
grenze des medizinischen Verweildauerdurchschnittes[4]. Ausserdem kann der Spielleiter während des Spielverlaufes Veränderungen durch die Art der Pflegesatzfunktion, durch die
Verteilung der Ankünfte bzw. durch Lohn- und Preissteigerun-
gen vornehmen.

Zu den wichtigsten Ergebnisvariablen des Planspiels gehören
der Belegungsgrad, die Abweisungs- und Aufnahmerate, die Notbetten, die Bettenfehlnutzung durch überlange Verweildauern,
ökonomische Größen wie Gewinn bzw. Verlust und Kostendeckung,
Kosten pro Patiententag, Verweildauern und das Leistungs- bzw.
Qualitätsniveau. Der Gewinn bzw. Verlust und die Kostendeckung
werden bestimmt durch den Ertrag, die pflegetagabhängigen und
-unabhängigen Kosten. Der Ertrag wiederum hängt ab von der
Zahl der aufgenommenen Patienten, den Wahrscheinlichkeiten
für die Versorgungsarten, den Pflegesätzen, den Pflegesatzzu-
schlägen und den Verweildauern. Die globalen Qualitätsbestand-
teile werden bestimmt durch die Verweildauern, dem absoluten
Verweildauerminimum, den variablen Kosten pro Pflegetag sowie den Wahrscheinlichkeiten für die Versorgungsarten.

Praxiseinsatz

Bei der ersten Version des Klinikplanspiels KLIMA handelt es
sich um ein nicht-interaktives, computergestütztes off-line-
System. Dabei wurden die Spielerentscheidungen abgelocht, das

---

[4] Vgl. MEYER (1979), op. cit., S. 694.

Simulationsmodell mit den Eingaben durchgerechnet, und die
Ergebnisse über EDV-Listen ausgegeben. Als nachteilig erwies
sich die fehlende Dialogorientierung des Planspiels, das daher als nicht ausreichend benutzerfreundlich angesehen werden
mußte. Bereits an anderer Stelle wurde auf die dringende Notwendigkeit der Benutzerfreundlichkeit und Dialogorientierung
von Planungsmodellen - insbesondere auch von Planspielen -
im Gesundheitswesen hingewiesen[5],[6]. Beispielsweise wird es
erst über Plausibilitätskontrollen bei der Dialogeingabe möglich, den Spieler über interaktives "Probieren" an sinnvolle
Größenordnungen seiner Entscheidungsvorgaben heranzuführen.

Seit 1976 wurden eine größere Anzahl von Planspielen sowohl
im universitären Bereich als auch außeruniversitär durchgeführt, die von den Teilnehmern überwiegend positiv bewertet
wurden. Die Erfahrungen beim Routineeinsatz des Programmsystems
führten zu einer Neuorganisation des Spielablaufs und zu der
Schaffung einer Dialogversion. Der organisatorische Ablauf
des interaktiven Spiels sieht jetzt folgendermaßen aus[7]:

1. Schritt: Spielleiter "erstellt" ein Krankenhaus im Vorlauf
            (Ausgangssituation).

2. Schritt: Verteilung der Ausdrucke an die einzelnen Spie-
            lergruppen und Erläuterung des Dialogs.

3. Schritt: Eingabe der Entscheidungsdaten durch die einzel-
            nen Gruppen am Bildschirm.

4. Schritt: Simulationsprogramm KLIMA starten.

---

[5] Vgl. Kapitel 3.7.

[6] Vgl. G. KORZEN und B. PAGE: *Computergestützte Planspiele als Instru-
    ment zur Entwicklung von Kostenbewußtsein in der Ausbildung und
    Schulung von Entscheidungsträgern im Krankenhaus.* In: M. Kunze und
    A. Rumpold (Hrsg.), Kostenrechnung im Krankenhaus - Stand, Erfahrun-
    gen und zukünftige Entwicklungen in Österreich, der Bundesrepublik
    Deutschland und der Schweiz, Wien 1981, S. 139 und S. 143-145.

[7] Siehe: GRÜTZ/MEYER (1981), op. cit., S. 144.

Die Schritte 2 bis 4 werden für jede Periode des Planspiels durchlaufen.

Eine Weiterentwicklung des Klinikplanspiels ist geplant; insbesondere sollen anhand realer Daten aus dem Raum Nürnberg-Erlangen mehrere Planspielkrankenhäuser abgebildet werden, so daß Vergleiche möglich werden (Krankenhausgröße - Wirtschaftlichkeit der Betriebsführung), sowie eine Personalplanung auf der Basis von OR-Ansätzen integriert werden.

6.4 PRAXISBEISPIEL 4: PLANUNG VON AMBULANZDIENSTSYSTEMEN[1]

Problemstellung [2]

Die National Health Service Operational Research Group in
Reading, England hat ein mathematisches Modell zur Bewertung
von Ambulanzdienstsystemen entwickelt mit dem Ziel der Verbesserung der Einsatzplanung von Ambulanzen sowohl in ländlichen als auch in städtischen Gebieten. Bewertungskriterien
ergeben sich vor allem aus den gültigen Richtlinien für das
Rettungswesen, die eine Aktivierungszeit[3] von nicht mehr als
drei Minuten bei 95% der Notrufe und eine Anrückzeit[4] von
maximal 20 Minuten in 95% der Notfälle empfehlen.

Die OR-Gruppe bekommt - in der Regel von einer Regierungsbe-
hörde - den Auftrag, die Organisation des Rettungsdienstes
einer Region zu analysieren und Verbesserungsvorschläge zu
machen, beispielsweise bezüglich der Standorte, der Fahrzeugzahlen oder der Schichteinteilung.

Als erste Tätigkeit werden dann anhand einer Landkarte das
Straßennetz mit allen Entfernungen und die Standorte von Krankenhäusern und Rettungswachen des betreffenden Gebietes mar-
kiert. Anschließend werden alle als potentielle Einsatzorte

---

[1] Vgl. K.N.GROOM: *Planning Emergency Ambulance Services.* Operational
Research Quarterly 28 (1977), Nr. 3, S. 641-651.

U. KÖHLER: *1. Zwischenbericht zum Forschungsvorhaben "Empirische Untersuchungen über Einsatzmöglichkeiten von quantitativen Planungsmethoden zur Bestimmung optimaler Standorte und Fahrzeugzahlen für das
Rettungswesen einer Region."* Universität Erlangen-Nürnberg 1980,
S. 13-17.

[2] Zur Problemstellung in Ambulanzdienstsystemen siehe auch Kapitel 3.6.1
in diesem Buch.

[3] Zeit zwischen Eingang der Notfallmeldung in der Rettungsleitstelle und
der Abfahrt des Rettungsfahrzeuges; siehe dazu Abbildung 3-17, S.150.

[4] Zeit zwischen Eingang der Notfallmeldung und Ankunft am Einsatzort;
siehe dazu Abbildung 3-17, S.150.

wichtig erscheinenden Punkte wie Kreuzungen, Dörfer, Stadt-
zentren, Industriegebiete, Einkaufszentren, Schulen, etc. ein-
getragen. Diese Eintragungen werden mit den Mitarbeitern des
örtlichen Rettungsdienstes abgestimmt, wobei deren praktische
Erfahrungen einfließen. Im nächsten Schritt werden die Fahrzeiten zwischen allen benachbarten Punkten, wiederum in Abstimmung mit den örtlichen Mitarbeitern, ermittelt, die auf
Engpässe in Spitzenzeiten und ähnliches hinweisen können. Anschließend wird die Berechnung der vollständigen Matrix der
Fahrzeiten, d.h. der kürzesten Wege zwischen allen nicht direkt benachbarten Punkten, per Computer durchgeführt.
Parallel hierzu erfolgt eine Datenerhebung, die der Ermittlung der geographischen Verteilung der Einsatzorte, der Ankunftszeiten der Notrufe und der Bedienzeiten dient.

Modell

Das Modell der National Health Service Operational Research
Group verwendet die Warteschlangentheorie zur Optimierung bzw.
Verbesserung der Planung von Standorten und Fahrzeugzahlen im
Rettungswesen einer Region. Als Eingabe benötigt das Modell
die Fahrzeiten zwischen den Knoten, die die potentiellen Not-
fall- und Standorte repräsentieren und in der oben geschilder-
ten Art ermittelt werden, die Anzahl der Fahrzeuge, ihre möglichen Standorte, die geographische Verteilung der Notfälle
sowie die Ankunftsraten (der Notfälle) und die Bedienungsra-
ten (des Rettungsdienstes).

Zuerst werden die Reichweiten ("Ranges") berechnet, d.h. der
Prozentsatz von Notfällen, der innerhalb einer bestimmten Zeit
t (min) erreicht werden kann. Diese Berechnung wird für alle
möglichen Standort-Kombinationen ermittelt. Die genaue Definition der Reichweite lautet wie folgt:

Range: $R_r(t)$ = Anteil der potentiellen Notfälle, die innerhalb einer Zeit t von einer der r Ambulanzen
erreicht werden kann.

Eine weitere zu berechnende Größe ist die Verfügbarkeitsverteilung ("Availability"), die die Wahrscheinlichkeiten beschreibt, mit denen k Fahrzeuge tatsächlich für einen Einsatz zur Verfügung stehen. Zur Bestimmung dieser Wahrscheinlichkeiten werden standardmäßige Ansätze der Warteschlangentheorie verwendet. Die Verfügbarkeit ist definiert als

Availability: P_r = Der Zeitanteil, bei dem r Ambulanzen bei einem Notruf für den Einsatz verfügbar sind.

Die Reichweite und Verfügbarkeit werden kombiniert, um die Gebietsabdeckung ("Cover") $C_n(t)$ zu schätzen. Die Gebietsabdeckung durch n Ambulanzen ergibt sich somit zu

$$C_n(t) = \sum_{r=0}^{n} P_r \cdot R_r(t). \qquad (6.4-1)$$

Es existieren zwei Modellvarianten, eine für ein reines Notfallsystem und eine zweite für ein kombiniertes System für Notfall- und Krankentransportaufgaben.

Praxiseinsatz

Das beschriebene Modell, das aus dem Jahre 1975 stammt, wurde seitdem wiederholt (mehr als 30 mal) in verschiedenen britischen Regionen praktisch eingesetzt. Anhand der Modellergebnisse können Aussagen über die Qualität des örtlichen Rettungswesens gemacht werden. Im einzelnen werden von dem Computermodell die folgenden Ergebnisse ausgegeben[5]:

- die ausgewählten Standorte mit dem Prozentsatz der Notrufe, die jeder Standort bedienen kann, und welche Knoten von welchem Standort bedient werden;

---

[5] Vgl. KÖHLER (1980), op. cit., S. 15.

- die Verfügbarkeitswahrscheinlichkeiten, also die Wahrscheinlichkeiten, daß n, n-1, n-2, ... Fahrzeuge zur Verfügung
stehen;

- eine Auflistung aller Knoten mit der Zahl der dort auftre-
tenden Notrufe und der minimalen Antwortzeit.

Aus diesen Angaben läßt sich ablesen, ob die vorgegebenen
Richtlinien für das Rettungswesen eingehalten werden, wie
die Belastung der einzelnen Standorte aussieht, etc.. Es werden immer eine Serie von Läufen durchgeführt, um spezielle
Situationen wie Ferienzeiten, Wochenenden, Winterbedingungen
oder verschiedene Standortverteilungen, Verschiebungen im
Schichtbeginn oder in den Schichtlängen, etc. zu analysieren.

Alle Ergebnisse werden wiederum mit den örtlichen Mitarbeitern diskutiert und deren Einwände und Vorschläge bei weiteren Läufen berücksichtigt. Wegen dieser intensiven Kooperation
ist es wahrscheinlich bisher nicht zu größeren Akzeptanzpro-
blemen mit den Anwendern gekommen [6].

Bei dem vorliegenden Praxismodell handelt es sich offensichtlich nicht um ein Optimierungsmodell im mathematischen Sinne,
sondern es wird durch enge Interaktion zwischen Anwendern,
Modellspezialisten und Computer versucht, eine für die praktischen Erfordernisse des Rettungswesens einer Region optimale
Lösung zu erzielen. Ein Vorteil dieser interaktiven Vorgehensweise besteht auch darin, daß manche Alternativen, die zwar
theoretisch möglich, praktisch jedoch aufgrund externer, nicht
formalisierbarer Randbedingungen nicht sinnvoll sind, erst
gar nicht berechnet werden.

---

[6] Vgl. KÖHLER (1980), op. cit., S. 16.

6.5 PRAXISBEISPIEL 5: REGIONALES BLUTBANKDISPOSITIONSSYSTEM [1]

Problemstellung[2]

Die Operations Research-Abteilung des New York Blood Center
hat in Zusammenarbeit mit der Long Island Blutbank des Greater
New York Blood Programs das Problem der Bereitstellung einer
hohen Verfügbarkeit von Blutkonserven in allen Krankenhäusern
des Versorgungsgebietes bei gleichzeitiger Sicherstellung der
maximalen Verwendung der Konserven zur Transfusion innerhalb
der (in den USA) gültigen 21-tägigen Lebensdauer analysiert.
Dieses Problem stößt offensichtlich auf einen Zielkonflikt
zwischen Verfügbarkeit und Verbrauch der Konserven, der in
Einklang gebracht werden muß. Dies ist nur möglich, wenn der
regionale Blutspendedienst, der für die Sammlung und Verteilung der Konserven verantwortlich ist, den Abnehmerkrankenhäu-
sern, die die Konserven für eventuelle Transfusionen in ihren
Depots lagern, die Notwendigkeit einer gemeinsamen, regionalen Lagerhaltungspolitik mit dem Ziel der optimalen Verfügbarkeit in der Region und einer möglichst geringen Verfallsquote
klarmachen und die Mitwirkung der Krankenhäuser an einem solchen Verfahren sicherstellen kann. Das hier beschriebene
"Programmed Blood Distribution System" (PBDS) stellt einen

---

[1] Vgl. G.P. PRASTACOS und E. BRODHEIM, PBDS: *A Decision Support System
    for Regional Blood Management.* Management Science 26 (1980), Nr. 5,
    S. 451-463.

   G.P. PRASTACOS und E. BRODHEIM: *Computer-based Regional Blood Distri-
    bution.* Computers & Operations Research 6 (1979), S. 69-77.

   G.P. PRASTACOS und E. BRODHEIM: *The Long Island Blood Distribution
    System as a Prototype for Regional Blood Management.* Interfaces 5
    (1979), Nr. 5, S. 3-19.

[2] Zur allgemeinen Problematik der Lagerhaltung von Blutkonserven und in
    Blutbanken, siehe Kapitel 3.6.2 und 5.2.1 in diesem Buch.

Ansatz dar, dem regionalen Blutspenderzentrum ein Dispositionssystem auf der Basis eines analytischen Modells an die Hand
zu geben, das ihm Entscheidungshilfen für die folgenden grundlegenden Fragen der Blutbanklagerhaltung liefert:

- Wie hoch sind die minimalen Verfalls- und Fehlmengenquoten,
  die in einer Region als erreichbar vorgegeben werden können?

- Welche Verteilungspolitik sollte zur Erreichung dieser Ziel-
  vorgaben verwendet werden?

- Wie hoch sollte der regionale Lagerbestand zur Erreichung
  dieser Ziele festgesetzt werden?

Das Dispositionssystem beruht auf einem mathematischen Ansatz
zur Optimierung der Distribution des regionalen Konservenbestandes unter Berücksichtigung bestimmter Randbedingungen, die
sich aus den Praktiken der Krankenhäuser ergeben.

Modell

Wir nehmen an, daß alle zehn Tage Blut gesammelt und sofort
an die n Krankenhausblutbanken der Region verteilt wird. Wir
definieren dieses 10-Tage-Intervall als eine Periode. Wir bezeichnen die Gesamtmenge an frischem Blut, die am Beginn der
Periode t für die Verteilung zur Verfügung steht, mit Q. Sämtliche frischen Konserven, die in einer Krankenhausblutbank
nach einer Periode noch nicht transfundiert wurden, müssen
zum regionalen Blutspendedienst zurückgesandt und von dort
neu verteilt werden. Konserven, die auch am Ende der zweiten
Periode noch nicht verwendet wurden, gelten als verfallen.
Wir verwenden die Bezeichnungen $R^{(t)}$ und $W^{(t)}$ für die rückge-
sandten bzw. für die verfallenen Konserven am Ende der Periode t. Demzufolge erhält jede Krankenhausblutbank k am Anfang
der Periode t die Mengen $Q_k^{(t)}$ und $R_k^{(t)}$ frischer bzw. eine

Periode alter Blutkonserven zur Auffüllung des Lagerbestandes für diese eine Periode.

$F_k^{(t)}$ bezeichnet die Wahrscheinlichkeitsfunktion für den Konservenbedarf des Krankenhauses k. Wenn der Bedarf während einer Periode den Bestand in einer Krankenhausblutbank übersteigt, wird der Fehlbedarf durch außerplanmäßige Lieferungen befriedigt. Wir bezeichnen die gesamte Fehlmenge in der Region für die Periode t mit $S^{(t)}$.

Wir nehmen weiterhin an, daß für jede verfallene bzw. fehlende Konserve die Kosten w bzw. s auftreten. Es ist offensichtlich, daß die Größen $R^{(t)}$, $S^{(t)}$ und $W^{(t)}$ von der Verteilungspolitik Π des regionalen Blutspendedienstes abhängig sind. Für die erwarteten durchschnittlichen Gesamtkosten $C(\Pi)$ ergibt sich dann

$$C(\Pi) = s \cdot E(S(\Pi)) + w \cdot E(W(\Pi)), \qquad (6.5\text{-}1)$$

wobei

$$E(S(\Pi)) = \lim_{T \to \infty} \sum_{i=1}^{T} \frac{S^{(t)}}{T} , \qquad (6.5\text{-}2)$$

$$E(W(\Pi)) = \lim_{T \to \infty} \sum \frac{W^{(t)}}{T} . \qquad (6.5\text{-}3)$$

Wenn wir annehmen, daß das älteste Blut in jeder Blutbank zuerst transfundiert wird (FIFO-Lagerhaltungsdisziplin), läßt sich nachweisen[3], daß die Lieferungen, die die erwarteten Kosten der nächsten Periode minimieren, den folgenden Beziehungen genügen:

$$F_k(R_k^{(t)}) = 1 - \lambda_1 \qquad k = 1,2,\ldots, n, \qquad (6.5\text{-}4)$$

---

[3] Vgl. G.P. PRASTACOS: *Optimal Myopic Allocation of a Product with Fixed Lifetime.* J. Operational Research Society 29 (1978), Nr. 9, S.905-913.

$$F_k(R_k^{(t)} + Q_k^{(t)}) = 1 - \lambda_2 \qquad k = 1,2,\ldots, n, \qquad (6.5-5)$$

wobei λ_1 und λ_2 die niedrigst mögliche Verfalls- und Fehlmengenraten darstellen und so definiert werden, daß gilt

$$\sum_{k=1}^{n} R_k^{(t)} = R^{(t)} \quad \text{und} \quad \sum_{k=1}^{n} Q_k^{(t)} = Q^{(t)}. \qquad (6.5-6)$$

Diese Ergebnisse bedeuten nun, daß die optimale Blutkonservenverteilung mit Hilfe des folgenden Verfahrens bestimmt werden kann:

(1) Teile die eine Periode alten Konserven derart zu, daß die einzelnen Verfallsquoten $(1-F_k(R_k))$ in jeder Krankenhausblutbank an die gemeinsame Verfallsrate λ_1 angeglichen werden.

(2) Teile die frische Konservenmenge derart zu, daß die Fehlmengenraten $(1-F_k(R_k + Q_k))$ in jeder Krankenhausblutbank an die gemeinsame Fehlmengenrate λ_2 angeglichen werden.

Unter Vorgabe der Zielgrößen λ_1 und λ_2 für die Verfalls- und die Fehlmengenrate in jeder Krankenhausblutbank wollen wir die minimal erforderliche, ältere Konservenmenge bestimmen sowie die Verteilungspolitik zur Erreichung dieser Zielvorgabe. Dabei sind noch praktische Erwägungen zu berücksichtigen. So sollte die Zeitspanne zwischen den Lieferungen zwischen einem Tag für die großen Krankenhäuser bis zu vier Tagen für die kleinsten Konservenabnehmer liegen. Außerdem sollten die Lieferperioden fest vorgegeben werden, so daß die eine Periode alten Konserven, die zur Rückgabe an die regionale Blutbank anstehen, teilweise gleich im Depot behalten werden können.

Praxiseinsatz

Das beschriebene Verfahren (PBDS) wurde in Long Island, New York in die Praxis übernommen. In der Einführungsphase wurde das Verfahren zuerst in fünf Krankenhausblutbanken versuchsweise eingesetzt. Nach erfolgreicher Erprobung wurden dann schrittweise alle 38 Krankenhausblutbanken in der Region Long Island einbezogen. Derzeit erhält jeder Abnehmer an bestimmten Wochentagen und Tageszeiten fest vorgegebene Konservenlieferungen in Abhängigkeit von einem Zuteilungsplan.

Die mehr als zehn Tage (eine Periode) alten Konserven verbleiben im Krankenhauslagerbestand bis zum Verbrauch oder Verfall. Die jüngeren (weniger als eine Periode alten) Konserven werden bei der nächsten Lieferung vom regionalen Blutspendezentrum abgeholt, es sei denn, sie werden zur Auffüllung des Lagers zum Sollbestand benötigt. Die kleineren Blutbanken erhalten einen höheren Anteil jüngerer Konserven, während die größeren Krankenhäuser mehr ältere Konserven beziehen.

Damit das PBDS erfolgreich arbeiten kann, müssen die Krankenhäuser die folgenden Regeln beachten:

(1) Außerplanmäßige Lieferungen dürfen nur angefordert werden, wenn der Konservenbedarf nicht durch den vorhandenen Bestand gedeckt werden kann.

(2) Wann immer dies möglich ist, müssen die ältesten Konserven zuerst verbraucht werden.

(3) Alle nicht benötigten, jüngeren Konserven über den vorgegebenen Sollbestand hinaus müssen bei jeder Lieferung an die regionale Blutbank zurückgegeben werden.

Bei Nichtbeachtung dieser Regeln muß es zum Ansteigen des Konservenverfalls und/oder der Fehlmengen kommen.

Das PBDS stellt nur einen Teilbereich eines umfassenden computergestützten Blutbankverbundes in Long Island dar, in dem
auch andere Funktionen wie die automatische Ausgabe von Lie-
ferscheinen, von Statistiken, usw. ausgeführt werden. Seit
der Systemeinführung im Jahre 1976 konnten die Verfallsquote
von 23% auf 4% und die Fehlmengenquote von 27% auf 9% reduziert werden. Dies sind Werte, die bereits sehr nahe an den
theoretischen Minimalwert herankommen, die sich mit Hilfe des
skizzierten analytischen Modells berechnen lassen.

7. SCHLUSSBETRACHTUNG [1]

Ansätze der Gesundheitssystemforschung haben in den siebziger
Jahren angesichts der alarmierenden Kostenentwicklung zunehmend Beachtung in der gesundheitspolitischen Diskussion gefunden. Systemanalytische Modelle, die einen wesentlichen Anteil
an der Methodik der Gesundheitssystemforschung ausmachen, sollen dazu beitragen, die komplexen Probleme in Gesundheitssystemen besser zu erfassen, Abhängigkeiten zu erkennen und
alternative Lösungen aufzuzeigen. Man erhofft sich von der
Gesundheitssystemforschung, daß sie zu einer größeren Transparenz im Gesundheitswesen führt und somit einen Beitrag zur
Eindämmung der Kostenexplosion leisten kann.

Dem Modellentwickler auf dem Gebiet des Gesundheitswesens
steht grundsätzlich das gesamte Methodenspektrum der ursprünglich vor allem für ökonomische Problemstellungen entwickelten
mathematischen Modellansäzte aus der Statistik, der Ökonometrie, der Optimierung und der Simulation zur Verfügung. Besondere Bedeutung kommen dabei den statistischen Methoden und der
Simulation zu. Genauso wie das Methodenspektrum sind die An-
wendungsprobleme der mathematischen Modellbildung im Gesundheitswesen sehr vielfältig. Sie reichen von der Personalein-
satzplanung im Krankenhaus auf der institutionellen Ebene der
medizinischen Versorgung, über die Analyse von Rettungsdienstsystemen in einzelnen Regionen bis hin zur Modellierung gan-
zer Gesundheitsversorgungssysteme auf nationaler Ebene.

In der wissenschaftlichen wie in der gesundheitspolitischen
Diskussion ist die Anwendbarkeit systemanalytischer Planungsmodelle jedoch nicht unumstritten. Dabei geht es einerseits

---

[1] Vgl. B. PAGE: *Probleme der Modellbildung im Gesundheitswesen.* EDV in
Medizin und Biologie 10 (1979), Nr. 4, S. 102-107.

H.J. RÜSCHMANN: *Vergleichende Analyse verschiedener Ansätze zu einer
sozioökonomischen Modellierung von Gesundheitssystemen.* Institut
für Gesundheits-System-Forschung Kiel 1981, Kap.1.4, S. 37-49.

um die schwierigen methodologischen Probleme, die sich bei
der Entwicklung von Gesundheitssystemmodellen stellen. Hier
sind vor allem die Problematik der Zieldefinition im Gesundheitswesen, die Datensituation und das Validierungsproblem
in der Modellbildung gemeint. Im Vordergrund der Diskussion
steht jedoch die Frage, ob die konkrete Anwendung dieser
Methodik auf den Gesundheitsbereich vorhandene Probleme lösen oder zumindest auf Lösungsmöglichkeiten hindeuten kann.

Die Analyse bestehender Modelle im Gesundheitswesen zeigt
deutlich eine Diskrepanz zwischen der Theorie der Modellbildung auf der einen und der Relevanz für die praktische Gesundheitsplanung auf der anderen Seite. Denn nur sehr wenige Gesundheitsmodelle konnten bisher einen Beitrag zu praktischen Problemlösungen leisten. Dafür lassen sich eine ganze Reihe von Gründen anführen; vom mangelnden Interesse an
praktikablen Modellansätzen ("akademische" Modelle mit allein
theoretisch-methodischer Ausrichtung), über Mängel bei der
Modellkonstruktion (Realitätsferne und geringe Aussagekraft,
falsche Hypothesen, inadäquates Aggregationsniveau, keine
Validierung, u.a.) bis hin zu unzureichender Benutzerfreundlichkeit und geringer Akzeptanz bei den Modellanwendern.

Systemforschung und Modellbildung im Gesundheitswesen dürfen
nicht als Selbstzweck angesehen werden. Sie gehören zu den
angewandten Wissenschaften und müssen sich eine Prüfung hinsichtlich ihrer praktischen Verwertbarkeit gefallen lassen.
Aufgrund der zahlreichen potentiellen Möglichkeiten von Gesundheitssystemmodellen (Offenlegung von Systemkomplexität,
Gewinnung von Strukturerkenntnissen, Ziel- und Strategien-
bestimmung, Alternative zu Realexperimenten ohne störende
Eingriffe, Anreiz zur Datenerfassung, Entscheidungshilfen)
sollten sie bei ihrer richtigen Anwendung jedoch dieser Prüfung standhalten können. Eine richtige Anwendung setzt eine
enge Integration der späteren Anwender bei der Modellentwicklung voraus, um Akzeptanz nicht auf Computergläubigkeit,

sondern auf Modellgüte und -validität zu begründen. Zur
richtigen Anwendung gehört weiterhin das Bewußtsein, ein
Methodenwerkzeug einzusetzen, das aus einem anderen Anwendungsgebiet entliehen ist. Bei der Übertragung der Methodik vom ökonomischen auf den Gesundheitsbereich dürfen bei
allen Wirtschaftlichkeitsbestrebungen die primär sozial und
medizin-ethisch ausgerichteten Ziele der Medizinischen Versorgung nicht in Vergessenheit geraten. Das Krankenhaus ist
kein Produktionsbetrieb, für den sich ein gewinnmaximales
"Produktionsprogramm", d.h. Patientengut, mathematisch errechnen ließe. Mehr Wirtschaftlichkeit im Gesundheitswesen
können wir sicherlich nicht dadurch erreichen, daß wir ver-
anwortliche Planungspositionen anstatt mit Medizinern ohne
ausreichendes Kostenbewußtsein mit rein gewinnorientierten
Betriebswirten besetzen. Gefragt sind vielmehr speziell für
den Gesundheitsbereich ausgebildete Krankenhausbetriebswirte,
Medizininformatiker, Planer oder Gesundheitsökonomen und Mediziner mit ökonomischer Zusatzqualifikation. Für sie wird die
mathematische Modellbildung ein wichtiges Planungsinstrument
sein.

Wollen wir abschließend eine Prognose wagen, so können wir
davon ausgehen, daß der ansteigende Trend in der Modellbildung von Gesundheitssystemen sich fortsetzen wird, vor allem
im akademischen Bereich. Aufgrund der wachsenden Bedeutung
der angewandten Forschung ist jedoch eine engere Kooperation
zwischen Wissenschaft und Praxis zu erwarten. Daher sollten
auch mehr und mehr praktisch bedeutsame Modelle entstehen.
Schließlich müßten Entwicklungen wie der zunehmende EDV-Ein-
satz mit einer Verbesserung der Verfügbarkeit von Planungsdaten oder das wachsende Verständnis für Modelle als Entscheidungshilfen zumindestens bei jüngeren Planern die Bedeutung der Gesundheitssystemforschung und der Modellbildung
weiter erhöhen.

ANHANG I

TABELLARISCHE GESAMTÜBERSICHT DER MODELLE IM GESUNDHEITSWESEN

Tafel I: Gesamtübersicht der Modelle zur Planung und Ablaufsteuerung in medizinischen Versorgungs- einrichtungen.

Tafel II: Gesamtübersicht der Modelle zur lokalen und regionalen Planung im Gesundheitswesen.

Tafel III: Gesamtübersicht der Modelle zur Planung im Gesundheitswesen auf Landes- und nationaler Ebene.

Tafel IV: Gesamtübersicht der Ambulanzmodelle

Tafel V: Gesamtübersicht der Blutbankmodelle

Anmerkung:

Die mit (F) gekennzeichneten Modelle wurden als Fallstudie in dieser Arbeit behandelt, die mit (B) markierten als Mo- dellbeispiel und die mit (P) gekennzeichneten Modelle als Praxisbeispiele.

Tafel I: Gesamtübersicht der Modelle zur Planung und Ablaufsteuerung in medizinischen Versorgungseinrichtungen

Lfd. Nr.	Problembereich	Modelltyp	Literaturquelle	Untersuchungsziel
1	Regulierung der Bettenbelegung (F)	Warteschlangen-modell	YOUNG (1962/1965/1966)	Steuerung der Bettenbelegung in einer Kran-kenhausstation mit Notfallversorgung durch ein Warteschlangenmodell mit Feedback.
2	Aufnahmeplanung im Krankenhaus	Warteschlangentheorie	SCHLÄGER (1979)	Steuerung der Aufnahmen nicht zeitkritischer, stationärer Patienten unter besonderer Be-rücksichtigung der vorzuhaltenden Notfall-kapazität mit Hilfe eines Mehrkanal-Bedie-nungssystems.
3	Bettenbedarf in einem Krankenhaus	Statistisches Modell	DU FOUR (1974)	Bestimmung der minimalen Bettenzusatzkapazi-tät zur Befriedigung des Nachfrageüberhangs und zum Abbau der langen Warteliste ohne Schaffung von Überkapazitäten.
4	Kapazitätsentschei-dungen für Kranken-hausabteilungen	Simulation/Regression	COHEN, et.al. (1980)	Analyse der Auslastungsrate und der blockierten Patientenverlegungen aufgrund ineffizienter Nutzung in Abhängigkeit von alternativen Kapa-zitätsleveln in Durchgangsstationen.
5	Krankenhausaufnahme	Markov-Modell	OFFENSEND (1972)	Vergleich von Aufnahmesystemen auf der Basis der Bettenbelegung oder der Pflegebelastung der Krankenschwestern unter Kostenaspekten.
6	Behandlungsplanung in einer ambulanten Klinik	Warteschlangentheorie	ROUSSEAU, LAPORTE (1977)	Scheduling von Patienten in einer ambulanten Krankenhausstation mit geringem Anteil an Notfällen.
7	Wartezeiten in einer ambulanten Klinik	Warteschlangentheorie	BAILEY (1952)	Untersuchung alternativer Terminsysteme zwecks Ausgleich zwischen ärztlichen Ausfall- und Patientenwartezeiten.

Tafel I: Fortsetzung

Lfd. Nr.	Problembereich	Modelltyp	Literaturquelle	Untersuchungsziel
8	Analyse einer Röntgenabteilung (B)	Simulation	KOH, JOHNSSON (1976)	Analyse alternativer Terminplanungen für Untersuchungen und Behandlungen in einer klinischen Röntgenabteilung zwecks Reduzierung der Patientenwartezeiten und Spitzenbelastungen des Personals.
9	Arbeitsablauf in einer Röntgenabteilung	Simulation	FUCHS, GIERL (1979)	Analyse des Arbeitsablaufs und der Kapazitätsauslastung in der Röntgenabteilung der Universitätsklinik Erlangen; Untersuchung von Änderungen des Ablaufs zur Erhöhung des Patientendurchsatzes und zum schnelleren Befundrücklauf.
10	Steuerung von Krankenhausaufnahmen	Simulation	ROBINSON, et.al. (1968)	Analyse alternativer Steuerungsverfahren bei der Aufnahme von Krankenhauspatienten unter Kostengesichtspunkten.
11	Ressourcen und Auslastung in einer ambulanten Klinik	Simulation/Regression	GLENN, ROBERTS (1973)	Bestimmung von Regressionsbeziehungen zwischen Kapazitäts- und Auslastungsvariablen mit Hilfe von Simulationsexperimenten, um Entscheidungshilfen für die besten Ressourcenallokationen bereitzustellen.
12	Patientendurchlauf in einer ambulanten Kinderklinik	komplexes Warteschlangensystem	LAM, PEDERSEN (1977)	Untersuchung des Übergangsverhaltens von Patienten in einer Kinderklinik mit 4 Abteilungen zur Bestimmung von Patientenwartezeiten und Auslastung bei verschiedenen Servicezeiten.
13	Krankenhausauslastung	Simulation	HANCOCK, et.al. (1978)	Analyse der Abhängigkeit der Krankenhausauslastung von der Bettenzahl, dem Anteil der Notfallpatienten, bzw. der Verweildauer.

Tafel I: Fortsetzung

Lfd. Nr.	Problembereich	Modelltyp	Literaturquelle	Untersuchungsziel
14	Auslastung von Operationssälen (F)	Empirisch statistisches Verfahren	PAGE (1977)	Heuristisches Verfahren auf empirischer Basis zur besseren Auslastung der Kreißsäle durch Ansetzung zusätzlicher gynäkologischer Eingriffe im Stanford University Hospital.
15	Planung von Operationssälen	Simulation	SCHMITZ, KWAK (1972)	Planung von zusätzlichen Operationssälen auf Grund erweiterter Bettenkapazität.
16	Scheduling von Operationspatienten	Simulation	KWAK, et.al. (1976)	Analyse verschiedener Strategien beim Scheduling von Operationspatienten mit dem Ziel höherer Auslastung der Einrichtungen.
17	Apothekenlagerhaltung	Lagerhaltungstheorie	SCHNOPP (1976)	Verfahren zur Bestimmung der optimalen Bestellmengen in einer Krankenhausapotheke.
18	Krankenhauslagerhaltung	Lagerhaltungstheorie	DUNCAN, NORWICH (1973)	Entwicklung eines Bestellverfahrens für die Lagerhaltung von verschiedenen Artikeln im Krankenhaus.
19	Lagerung medizinischer Hilfsstoffe mit begrenzter Wirkungsdauer	Lagerhaltungssimulation	GIERL, SCHLÄGER (1979)	Lagerhaltungsmodell für begrenzt aktive Radioisotope in der Nuklearmedizin zur Bestimmung optimaler Bestellmengen und Zeitpunkte.
20	Personaleinsatz im Krankenhaus	Gemischt-ganzzahlige Programmierung	WARNER, PRAWDA (1972)	Optimale Dienstpläne für Krankenschwestern unter Berücksichtigung ihrer Präferenzen. Alternative Verfahren zur Aufnahme von Patienten in Abhängigkeit vom Belegungsgrad des Krankenhauses.
21	Personaleinsatz im Krankenhaus (B)	Regression/Branch and Bound	TRIVEDI, WARNER (1976)	Optimale Allokation von Krankenschwestern aus einem Pool in Abhängigkeit von der Arbeitsbelastung auf den Stationen.

Tafel I: Fortsetzung

Lfd. Nr.	Problembereich	Modelltyp	Literaturquelle	Untersuchungsziel
22	Personaleinsatz-planungssystem im Krankenhaus (P)	Prognose/Heuristi-sches Zuteilungs-verfahren	PAGE (1979)	Softwarepaket PAS mit Zuteilungsalgorithmus für Krankenschwestern in Abhängigkeit des Arbeitsaufwandes auf den Stationen und zur Angleichung der individuellen Schichtpläne.
23	Personalbedarf in der Anästhesie	Warteschlangen-theorie	KIM, MEYER (1979)	Einfaches Mehrbedienungssystem zur Quantifizierung des Patientenrisikos bei alternativen Zuordnungen von Anäthesisten zu Operateuren mit dem Ziel der Entwicklung neuer Ermittlungsgrundlagen für den Personalbedarf in der Anästhesie.
24	Paramedizinisches Personal in Gruppen-praxen	Lineare Program-mierung	WILLEMAIN, MOORE (1974)	Bestimmung der optimalen Zusammensetzung des medizinischen Personals aus Ärzten und para-medizinischem Hilfspersonal in einer Gruppen-praxis unter Kosten- und Leistungsgesichts-punkten.
25	Paramedizinisches Personal einer am-bulanten Klinik (B)	Lineare Program-mierung/Simulation	KROPP, et.al. (1978)	Bestimmung der kostengünstigsten Personalaus-stattung einer ambulanten Klinik unter Ein-satz paramedizinischen Personals durch re-kursive Modellierung.
26	Paramedizinisches Personal in einer Arztpraxis	Simulation	GOLLADAY, et. al. (1973)	Untersuchung der Produktivitätssteigerung von Ärzten bei Unterstützung durch parame-dizinisches Personal in einer typischen Praxis.
27	Paramedizinisches Personal in einer Zahnarztpraxis	Simulation	KILPATRICK, et.al. (1972)	Modell einer Zahnarztpraxis zur Bewertung verschiedener Personalstrukturen mit para-medizinischen Hilfskräften. Abschätzung der Patientenzunahme durch deren Einsatz.

Tafel I: Fortsetzung

Lfd. Nr.	Problembereich	Modelltyp	Literaturquelle	Untersuchungsziel
28	Personaleinsatz im Krankenhaus	Regression	KAPLAN (1975)	Überprüfung der Schichteinteilung von Krankenschwestern anhand eines Regressionsmodells zur Prognose der Pflegestunden (von Krankenschwestern) in Abhängigkeit von Patiententagen durch Vergleich der prognostizierten mit den tatsächlichen Pflegestunden.
29	Personaleinsatz im Krankenhaus	Lineare Programmierung	ROTHSTEIN (1973)	Schichtplanung für Personal im nichtmedizinischen Bereich des Krankenhauses (Reinigung, Küche, etc.).
30	Personaleinsatz im Krankenhaus	Warteschlangentheorie	GUPTA, et.al. (1971)	Personalplanung des Boten- und Transportdienstes im Krankenhaus in Abhängigkeit der Kostenrelation zwischen Wartezeiten und Service.
31	Personalstruktur in der Anästhesie	Simulation	REISMAN, et.al. (1977)	Untersuchung alternativer Teamzusammensetzungen für die Anästhesie in der Geburtshilfe. Bestimmung der optimalen Struktur als Funktion von Personalkosten und medizinischer Qualität.
32	Optimale Größe von Krankenhäusern	Empirisches Modell/ Lineare Programmierung	FISCHER (1979)	Entwicklung eines parametrischen Kostenmodells anhand empirischer Daten zur relativen Abschätzung der Kosten von der Funktion und Größe eines Krankenhauses sowie der Zusammensetzung der Nachfrage. Daraus Berechnung der Zielfunktionswerte für ein LP-Modell zur Bestimmung der optimalen Allokation von Ressourcen innerhalb eines Krankenhauses bestimmter Größe und Funktion.

Tafel I: Fortsetzung

Lfd. Nr.	Problembereich	Modelltyp	Literaturquelle	Untersuchungsziel
33	Flexible Stations-größen	Simulation	RIKKERS (1970)	Untersuchung der Entwicklung der Bettenauslastung, Länge der Wartezeiten und Abweisungen bei flexiblen Bettenzahlen auf den Stationen.
34	Langfristige Prognose d:Raumbedarfs i.einer ambulanten Klinik	Simulation/Regression	SUMNER, HSIEL (1972)	Prognose des Bedarfs an Untersuchungsräumen in einer orthopädischen ambulanten Klinik in Abhängigkeit von Leistungs-Kennzahlen.
35	Langfristige Planung von Krankenhausser-vice-Einrichtungen	Branch and Bound	VORA (1974)	Langfristige Planung von Krankenhausserviceeinrichtungen unter Minimierung der Kosten (Geräte-, Personalkosten) bei prognostizierten Serviceanforderungen und räumlichen Restriktionen.
36	Organisationsformen im Labor	Simulation	SCHMIDT (1979)	Modell eines klinisch-chemischen Labors zur Untersuchung von Ablauforganisation, Auftragsvolumen, Auftragsprofil bzw. Geräteausstattung. Untersuchung des Kosten/Leistungsverhältnisses des Einsatzes eines SMAC-Autoanalyzers als Vorbereitung einer Investitionsentscheidung im Labor.
37	Hämatologische Ab-teilung	Simulation	RATH, et.al. (1970)	Beschreibung der hämatologischen Standardtests und Analyse des Zeitaufwandes der Blutuntersuchungen bei alternativen Labororganisationsformen und Zeitplänen der Probeabgabe.
38	Geräteausstattung in der Intensivsta-tion	Simulation	GREENBURG, GOLDBERG (1977)	Untersuchung alternativer Medizintechnischer Ausstattungen in der Intensivstation hinsichtlich der Belastung für die Schwestern.

Tafel I: Fortsetzung

Lfd. Nr.	Problembereich	Modelltyp	Literaturquelle	Untersuchungsziel
39	Transportsystem im Krankenhaus	Simulation	MARSH, SWAIN (1977)	Planung eines automatischen Transportsystems (für Wäsche, Medikamente, Essen, etc.) im Ohio State University Hospital mit Hilfe einer Modellstudie. Wagenkapazität, Fahrpläne, Personalbedarf, Ablaufplanung bei Teilsystemausfall.
40	Patientendurchlaufsteuerung	Zuordnungsproblem (Branch and Bound)	GIERL (1979)	Reihenfolgebestimmung und Terminzuweisung für den Durchlauf von Patienten durch die verschiedenen Leistungsstellen im Krankenhaus.
41	Ablauf in einer psychotherapeutischen Ambulanz	Simulation	KRALLMANN, KLUG (1978)	Analyse der auftretenden Engpässe und organisatorischer bzw. kapazitiver Modifikationen, z.B. Erhöhung der Überweisung zur Gruppentherapie in der psychiatrischen Behandlung.
42	Analyse einer Krankenstation	Netzwerksimulation	TAYLOR, KEOWN (1980)	Analyse des Patientendurchlaufs durch eine ambulant-stationäre Krankenstation in einer Universität mit Wartezeiten, Verweildauern, Auslastung, Behandlungsdauern.
43	Nachfrage in einer Krankenhausgroßküche (B)	Prognoseverfahren (Adaptive Exponentielle Glättung)	HARRIS, ADAM (1975)	Auswahl eines geeigneten mathematischen Prognoseverfahrens zur Vorhersage des Essenbedarfs in einer Klinik.
44	Prognose von Labortests in einem Krankenhaus	Prognoseverfahren	GARDNER (1979)	Prognose d. Labortestaufkommens eines Monats mit Multipler Regression und des prozentualen Anteils der Einzeltests mit Exponentieller Glättung zur Lagerhaltungs- und Personalplanung.
45	Prognose der Patiententage	Prognose mit gleitenden Durchschnitten	WALKER, GREENAWALD (1978)	Einfaches Prognosemodell zur Vorhersage der monatlichen bzw. jährlichen Patiententage und Auslastung des Krankenhauses zur Personaldisposition und Budgetplanung im Krankenhaus.

Tafel I: Fortsetzung

Lfd. Nr.	Problembereich	Modelltyp	Literaturquelle	Untersuchungsziel
46	Managemententscheidungen im Krankenhaus (P)	Simulation	MEYER (1978/1981)	Klinik-Management-Planspiel für die Ausbildung und Schulung von Krankenhausmitarbeitern im Verwaltungsbereich. Vermittlung der kostenmäßigen Auswirkungen von Managemententscheidungen.
47	Verwaltungsbereich des Krankenhauses	System Dynamics	KORZEN (1979/1980)	Modell des Krankenhausbetriebes als spezieller Dienstleistungsprozeß. Nachbildung der Geschäftsvorfälle und deren Verbuchung nach den Grundsätzen des kaufmännischen Rechnungswesens. Ergebnisse in Form einer Bilanz und Gewinn- und Verlustrechnung.
48	Entscheidungsprozeß über Mittelverteilung in einem Krankenhaus	Ganzzahlige Programmierung	NACKEL, et.al. (1978)	Bestimmung der optimalen Haushaltsmittelzuweisung auf beantragte Einzelprojekte durch Maximierung der Effektivität des Gesamtprogramms unter Budget-, Ressourcen-, gesetzlichen und Programmstrukturrestriktionen.
49	Investition und Finanzierung im Krankenhaus	Entscheidungstheorie	VRACIU (1980)	Auswahl zwischen alternativen Investitions- und Finanzierungsstrategien im Krankenhaus.
50	Kostenfaktoren in Pflegeheimen	Regression	SMITH, FOTTLER (1981)	Bestimmung der signifikanten Einflußgrößen auf die Kosten in Pflegeheimen.
51	Krankenhauskosten	Regression	COVERDALE, et.al. (1980)	Bestimmung eines Kostenmodells für die Unterbringung, die Behandlung und den Overhead eines Krankenhauses durch Regression auf historischen Kosten- und Auslastungsdaten zur Analyse von Problemen wie Bettenabbau, Alter und Größe des Krankenhauses, etc.

Tafel I: Fortsetzung

Lfd. Nr.	Problembereich	Modelltyp	Literaturquelle	Untersuchungsziel
52	Krankenhausmanagement	Simulation	CHAPLICK, GILES (1978)	Analyse alternativer Planungen des Betriebsablaufs, des Gesamtbudgets und der Einzelbudgets der Abteilungen mit Hilfe eines finanzwissenschaftlichen Simulationsmodells des Krankenhauses.
53	Optimale Patientenstruktur (P)	Lineare Programmierung	CHRISTL (1975)	Bestimmung der besten Patientenstruktur unter optimaler Nutzung der zur Verfügung stehenden Personal-, Raum- und Maschinenkapazitäten in der privaten Deutschen Klinik für Diagnostik.
54	Vergleich von Einzel- und Gruppenpraxen	Regression	LORANT, KIMBELL (1976)	Analyse der Einflußgrößen aus den Bereichen Arztaktivitäten, Praxisorganisation, Patientenarten, Eigenschaften der Kommune und medizinische Fachgebiete auf den Output von Einzel- und Gruppenpraxen.
55	Zuteilung von Medizinstudenten auf Praktikantenplätze	Lineare Programmierung/Heuristisches Verfahren	GRÜTZ, et.al. (1981)	Zuteilung von Medizinstudenten im Praktischen Jahr auf Praktikantenplätze in Lehrkrankenhäusern unter Berücksichtigung ihrer Präferenzen.

Tafel II: Gesamtübersicht der Modelle zur lokalen und regionalen Planung im Gesundheitswesen

Lfd. Nr.	Problembereich	Modelltyp	Literaturquelle	Untersuchungsziel
1	Kapazitäts- und Standortplanung von Computertomographen (F)	Ganzzahlige Programmierung	GREENWALD, et.al. (1979)	Kostenminimale Mengen- und Standortbestimmung von Computertomographen in South Chicago unter Einbeziehung der Transportkosten der Patienten.
2	Standorte von Pflegeheimen	Entscheidungstheorie	HEIMAN, LUSK (1976)	Bestimmung der optimalen Standorte neuer Pflegeheimkapazitäten in einer Region bezüglich der erwarteten Anfahrtswege für Besucher und Personal.
3	Regionales Krankenversorgungssystem (F)	System Dynamics	KLIMKE (1976/1977)	Untersuchung des dynamischen Verhaltens eines Regionalen Krankenversorgungssystems und der Wechselbeziehung zwischen ambulantem und stationären Sektor, speziell der Erhöhung der Allgemeinmedizinerdichte und der Verkürzung der Verweildauer.
4	Gesundheitssystem in Vancouver	Simulation	MILSUM, et.al. (1971)	Allokation der knappen Ressourcen in der medizinischen Versorgung auf die dringensten Gesundheitsprobleme. Bewertung präventiv-medizinischer Maßnahmen.
5	Ambulante Versorgung in der Kinderheilkunde	Simulation	POCINSKI, THOMAS (1973)	Globales Simulationsmodell mit Bevölkerungs-, Gesundheitsversorgungs-, Kosten- und Finanzierungssubmodell zur Bewertung alternativer Maßnahmen im Personal-, im Medizinischen Technologiebereich, beim Leistungsspektrum, etc..
6	Gesundheitsversorgungssystem in einer ländlichen Region	Heuristisches Modell	PARKER, SRINIVASAN (1976)	Planung der Erweiterung der Gesundheitsversorgungseinrichtungen in einem ländlichen Gebiet derart, daß der zusätzliche Nutzen für die Bevölkerung unter Einhaltung einer Kostenrestriktion maximiert wird.

Tafel II: Fortsetzung

Lfd. Nr.	Problembereich	Modelltyp	Literaturquelle	Untersuchungsziel
7	Analyse gesundheitspolitischer Entscheidungen auf lokaler Ebene	Simulation	CLAYDEN (1977)	Untersuchung der Auswirkungen von Kapazitätsänderungen, anderer Behandlungsarten (Impfung, Vorsorge) oder anderer Verhaltensweisen bei der Nutzung von Gesundheitseinrichtungen auf Morbidität und Mortalität in einer Kommune (Managementplanspiel).
8	Regionales Krankenhaussystem	Lineare Programmierung	FISCHER (1979)	Entwurf eines optimalen flächendeckenden, integrierten und hierarchischen Krankenhaussystems mit Krankenhäusern optimaler Größe in Abhängigkeit von der Versorgungsstufe.
9	Fachspezifische Bettenplanung in einer Region (B)	Prognose/Warteschlangentheorie	KAO, TUNG (1981)	Analytisches Modell zur periodischen Bettenallokation auf die verschiedenen klinischen Fachdisziplinen nach dem prognostizierten Bedarf in einem Versorgungsgebiet.
10	Regionale Planung in der Geburtshilfe	Statistisches Modell/ Warteschlangentheorie	GELLER, YOCHMOWITZ (1975)	Bestimmung der optimalen Größe von Geburtshilfestationen auf der Basis eines Modells des Patientendurchlaufs durch ein Wartesystem.
11	Schwangeren- und Kleinkinderfürsorge	Datenanalyse/Regression	SINGH (1973)	Analyse der mangelnden Auslastung der Einrichtungen zur Schwangeren- und Kleinkinderfürsorge in Cleveland. Untersuchung verschiedener Transportmöglichkeiten hinsichtlich ihrer Kosten.
12	Regionalplanung des Krankenhaussektors	Ganzzahlige Programmierung	RUTH (1981)	Optimale Allokation der Krankenhausbetten in einer Region zur kostenminimalen Bedarfsdeckung.
13	Planung von ambulanten Leistungen	Lineare Programmierung	ITTIG (1978)	Optimalplanung des medizinischen Leistungsspektrums in der ambulanten Versorgung unter Berücksichtigung von Budgetrestriktionen, der üblichen medizinischen Praxis und des Bedarfs der Bevölkerung in einer Versorgungsregion.

Tafel II: Fortsetzung

Lfd. Nr.	Problembereich	Modelltyp	Literaturquelle	Untersuchungsziel
14	Planung von regionalen Gesundheitseinrichtungen	Nichtlineares Optimierungsverfahren auf heuristischer Basis	DÖKMECI (1977)	Bestimmung der optimalen Anzahl, Größe und Standorte von medizinischen Einrichtungen in einer Region unter Minimierung der Gesamtkosten (Transport- und Kosten der medizinischen Versorgungseinrichtung).
15	Regionale Bettenplanung in der Geburtshilfe	Warteschlangentheorie	MC CLAIN (1978)	Prognose der Einweisungen von anderen Patienten auf Geburtshilfestationen und deren Auswirkungen auf den Bettenbedarf in diesem Fachgebiet.
16	Kapazitätsanforderungen in der regionalen Hämodialyseversorgung	Simulationsmodell	DAVIES (1979)	Prognose der Nutzung von Hämodialyseeinrichtungen und der Anforderungen im Transplantationsprogramm und deren Kosten in einer Region.
17	Allokation von klinischen Fachgebieten in einem Versorgungsgebiet	Graphisches Netzwerkmodell	DUNCAN, NOBLE (1979)	Analyse alternativer Zuweisungen von klinischen Fachgebieten auf die Krankenhäuser einer Versorgungsregion.
18	Regionale Bettenplanung (B)	Entscheidungstheorie	GRIMES, et.al. (1974)	Projektionen des Bettenbedarfs auf der Basis alternativer Fortschreibungen vergangener Nutzungsdaten als Entscheidungsgrundlage für den weiteren Bettenausbau in einem Versorgungsgebiet.
19	Personalplanung auf regionaler Ebene	Regression	REISMAN, et.al. (1973)	Prognose des Angebots und des Bedarfs an Anäthesisten in einer Region.
20	Medizinische Personalstruktur in einer Region	Lineare Programmierung	SHUMAN, et.al. (1971)	Bestimmung der optimalen Zusammensetzung von medizinischem Personal, Dienstleistungen und Technologie und des Finanzbedarfs, um einen bestimmten medizinischen Qualitätsstandard in einer Kommune zu minimalen Kosten sicherzustellen

Tafel II: Fortsetzung

Lfd. Nr.	Problembereich	Modelltyp	Literaturquelle	Untersuchungsziel
21	Zuweisung von Heimpflegekräften in einer Region	Heuristisches Allokationsmodell	BOLDY, HOWELL (1980)	Zuteilung von Pflegestunden in der Hauspflege auf die verschiedenen geographischen Gebiete einer Versorgungsregion mit dem Ziel, daß ein Pflegebedürftiger die gleiche Pflege erhält wie ein entsprechender in einer anderen Region.
22	Programmplanung in der Psychiatrie (B)	Netzplantechnik (PERT)	GOLDMEYER, ALEXANDER (1975)	Planung eines kommunalen Programms zur Betreuung von psychisch Kranken mit modernen Planungsverfahren zur Terminkontrolle.
23	Familienplanung	Simulation	O'CONNOR, URBAN (1972)	Analyse des Patientendurchlaufs in Familienplanungsprogrammen als Grundlage für Budgetentscheidungen in Atlanta.
24	Alkoholikerfürsorge	Simulation	HOLDER, HELLAN (1972)	Beurteilung alternativer Programme der Alkoholerfürsorge auf regionaler Ebene in North Carolina. Analyse von Interventionsstrategien.
25	Finanzplanung einer Health Maintenance Organization	Simulation	THOMPSON (1974)	Analyse der einzelnen Kostenfaktoren in einer geplanten Health Maintenance Organization (privater Versicherungsplan) unter verschiedenen Randbedingungen (Zinssatz, Beiträge, Servicekosten, etc.).

Tafel III: Gesamtübersicht der Modelle zur Planung im Gesundheitswesen auf Landes- und nationaler Ebene

Lfd. Nr.	Problembereich	Modelltyp	Literaturquelle	Untersuchungsziel
1	Früherkennungsprogramme (F)	Entscheidungstheorie	SCHWEITZER (1974)	Bewertung von Krebsvorsorgeprogrammen hinsichtlich des gesamtwirtschaftlichen Nutzens.
2	Tuberkulosebekämpfung (B)	Lineare Programmierung	FELDSTEIN, et.al. (1973)	Optimale Planung des Einsatzes der knappen Ressourcen in der Tuberkulosebekämpfung auf verschiedene Bevölkerungsgruppen (Stadt/Land, Alter, Geschlecht) in Korea.
3	Krebsvorsorgeuntersuchungen	Wahrscheinlichkeitstheorie	SHWARTZ (1978)	Nutzenuntersuchung von Screening-Programmen für Brustkrebs und Analyse verschiedener Strategien.
4	Einflußfaktoren der Nachfrage im Gesundheitswesen (B)	Statistisches Modell (Faktorenanalyse, Regression)	HARRIS (1975)	Nutzung des Krankenhaussektors als Funktion des Angebots der medizinischen Versorgung und bestimmter Bevölkerungscharakteristika. Beeinflussung der Nachfrage durch das Angebot.
5	Krankenhaussektor (F)	Ökonometrie	PAGE (1980)	Entlastung des Krankenhaussektors (Verringerung der Aufnahmerate und der Verweildauer durch Bettenreduktion) über eine Verlagerung von Leistungen in den ambulanten Bereich (Praktische Ärzte).
6	Akutbettenbedarf	Ökonometrie	PAINE, WILSON (1975)	Analyse der Vergangenheitsentwicklung im Akutbereich, der ungleichen Verteilung der Krankenhausbetten in verschiedenen kanadischen Provinzen und Schätzung des zukünftigen Akutbettenbedarfs.
7	Nachfrage nach Medizinischer Versorgung	Ökonometrie/Simulation	NEWHOUSE, PHELPS (1974)	Nachfrageprognosen für Medizinische Versorgung bei alternativen staatlichen Krankenversicherungsprogrammen in den USA.
8	Nachfrage nach Krankenhausleistungen	Ökonometrie	VAN DER GAAG, et.al. (1975)	Bestimmung der primären Einflußgrößen der Nachfrage nach Krankenhausleistungen in den Niederlanden.
9	Planung von Krankenhauskapazitäten	Simulation	ROUSSEAU, GIBBS (1981)	Vorhersage der Auswirkungen von Veränderungen des Bettenbestandes in einem Land auf Krankenhausaufnahmen und Verweildauer für verschiedene Krankheitsgruppen am Beispiel Quebecs.

Tafel III: Fortsetzung

Lfd. Nr.	Problembereich	Modelltyp	Literaturquelle	Untersuchungsziel
10	Ambulante Versorgung in den Niederlanden	Ökonometrie	RUTTEN, VAN DER GAAG (1977)	Analyse der Einflußgrößen der Überweisungen von Praktischen Ärzten zu Spezialisten und der Nachfrage nach fachärztlicher Versorgung in den Niederlanden.
11	Makromodell des österreichischen Gesundheitswesens (B)	Simulation	FLEISSNER (1975/1977)	Sozialkybernetisches Simulationsmodell des Gesundheitswesens und seiner Beziehungen zur Ökonomie und Gesundheitspolitik. Entwicklung des Gesundheitssystems unter verschiedenen politischen Randbedingungen.
12	Universales nationales Gesundheitssystem	Statistik/Simulation/ Optimierung	SHIGAN, et.al. (1979)	Entwicklung eines Gesamtmodells für ein universales nationales Gesundheitssystem mit Submodellen Demographie, Morbidität, Ressourcenbedarf, -bereitstellung, -allokation in internationaler Zusammenarbeit am IIASA.
13	Allokation von Ressourcen auf nationaler Ebene	Simulation mit Optimierung	MC DONALD, et.al. (1974)	Untersuchung alternativer Optionen in der langfristigen strategischen Planung von Investitionen zur Bereitstellung von Ressourcen im britischen Gesundheitswesen.
14	Entwurf von Programmen der zahnmedizinischen Versorgung	Regression/Dynamische Programmierung	DEAN, SINGH (1973)	Entwurf eines optimalen Versicherungsprogramms für die zahnärztliche Versorgung hinsichtlich Leistungsspektrum, Organisationsstruktur des Versorgungssystems, Finanzierungsstruktur.
15	Zuteilung von Ärzten auf Gesundheitszentren	Heuristisches Allokationsverfahren	GOYAL, YADAR (1979)	Zuteilung von Ärzten auf Gesundheitszentren unter Maximierung der Patientenzahlen pro Tag in einem indischen Bundesstaat.
16	Medizinischer Personalbedarf	Ökonometrie	YETT, et.al. (1972)	Untersuchung von Fragestellungen des Arbeitsmarktes für medizinische Berufe (neue Berufsbilder, Zulassungsbedingungen, Ausbildungsanforderungen, etc.).
17	Bedarf für Praktische Ärzte und Internisten	Ökonometrie	GWZICK (1978)	Analyse der Besuche bei Praktischen Ärzten und Internisten und deren Substitutionseffekte auf nationaler Ebene in den USA.

Tafel III: Fortsetzung

Lfd. Nr.	Problembereich	Modelltyp	Literaturquelle	Untersuchungsziel
18	Nutzung von Pflegeheimen	Regression (Pfadanalyse)	WOLF (1978)	Einfluß von Bevölkerungs- und Kapazitätsvariablen auf die Inanspruchnahme von Langzeitpflegeeinrichtungen in Massachusetts.
19	Familienplanung	Markov-Modell/ Lineare Programmierung	LAWRENCE, et.al. (1973)	Bestimmung der optimalen Altersgruppen und Termine für Geburtenkontrollprogramme zur bestmöglichen Reduzierung der Geburtenrate in Entwicklungsländern.
20	Finanzierung der Psychiatrischen Versorgung	Nichtlineare Optimierung	BODIN, et.al. (1972)	Analyse alternativer Finanzierungspläne der Psychiatrischen Versorgung im Bundesstaat New York.
21	Schätzung der Hämodialysepatienten	Delphi-Technik	HALLAN, et.al. (1973)	Prognose der Patientenzahlen in der Hämodialyse in den USA mit einer Expertengruppe über ein iteratives Schätzverfahren.

Tafel IV: Gesamtübersicht der Ambulanzmodelle

Lfd. Nr.	Problembereich	Modelltyp	Literaturquelle	Untersuchungsziel
1	Fahrzeuganzahl	Warteschlangentheorie	BELL und ALLEN (1969)	Bestimmung der optimalen Fahrzeugzahl an einem Standort mit dem Ziel minimaler Anrückzeiten.
2	Standorte	Warteschlangentheorie	HALL (1972)	Untersuchung der Leistung von Ambulanzdienst- und kombinierten Polizei-Ambulanzdienstsystemen in Detroit.
3	Fahrzeugallokation	Warteschlangentheorie	STEVENSON (1971)	Bestimmung der Anrückzeiten in Abhängigkeit von Fahrzeugzahlen an festen Standorten.
4	Standorte in ländlichen Gebieten	Warteschlangentheorie und Iterationsverfahren	VOLZ (1971)	Optimale Bestimmung der Ambulanzstandorte in einer ländlichen Region unter Berücksichtigung von Fahrzeiten und der Verfügbarkeit von Rettungswagen.
5	Fahrzeuganzahl und Standorte in ländlichen Gebieten	Gemischt-ganzzahlige Programmierung	DABERKOW (1977)	Bestimmung der kostenminimalen Anzahl und Standorte von Ambulanzen in wenig besiedelten Gebieten unter den Nebenbedingungen der Einhaltung vorgegebener Standards über Anrück- und Bedienzeiten.
6	Standorte	Lineare Programmierung	TOREGAS, et.al. (1971)	Minimierung der Anzahl der Standorte unter der Restriktion, daß jeder potentielle Notfallort von einem Standort aus innerhalb einer vorgegebenen, maximalen Zeit erreichbar ist.
7	Standorte	Lineare Programmierung/Simulation	BERLIN und LIEBMAN (1974)	Minimierung der Standorte und optimale Standortwahl unter Berücksichtigung der stochastischen Abläufe bei der Operation der Fahrzeuge.
8	Fahrzeuge und Standorte/Kosten-Nutzen	Simulation	SAVAS (1969)	Untersuchung von Planungsalternativen (Erhöhung der Fahrzeugzahlen, verschiedene Standortverteilungen) in New York unter Kostengesichtspunkten.
9	Standorte	Simulation/Branch and Bound	SWOLELAND, et.al. (1973)	Bestimmung der Wahrscheinlichkeiten der Beorderung von Fahrzeugen eines bestimmten Standortes an einen vorgegebenen Notfallort mit der Simulation und daran anschließend der optimalen Standortverteilung mit Branch and Bound.

<u>Tafel IV:</u> Fortsetzung

Lfd. Nr.	Problembereich	Modelltyp	Literaturquelle	Untersuchungsziel
10	Standorte	Simulation/Heuristisches Suchverfahren	SILER (1979)	Optimale Stationierung von Ambulanzen unter verschiedenen Restriktionen bezüglich der Anrückzeitverteilung in Los Angeles.
11	Standorte	Simulation	Lüthi (1976)	Wahl eines optimalen neuen Standortplatzes für Ambulanzen im Züricher Sanitätsdienst.
12	Standorte/Fahrzeuge	Statistische Datenanalyse	KÖHLER (1981)	Empirische Untersuchungen über Einsatzmöglichkeiten von mathematischen Planungsmethoden zur Bestimmung optimaler Standorte und Rettungsfahrzeugzahlen in einer Region an Hand von bayerischen Daten.
13	Standorte/Fahrzeuge (P)	Warteschlangentheorie	GROOM (1977)	In der Praxis bewährtes Modell der britischen National Health Service Operational Research Group zur Schätzung von Anrückzeitverteilungen bei alternativen Standorten und Fahrzeugzahlen.
14	Standorte	Lineare Programmierung	ALY und WHITE (1978)	Erweiterung des Modells von Toregas, et.al. durch Einführung des stochastischen Aspekts in Form von Planrechtecken, in denen die Notfallwahrscheinlichkeiten als gleichverteilt angenommen werden.
15	Standorte	Warteschlangentheorie/ Simulation/Heuristisches Suchverfahren	FITZSIMMONS (1973)	Bestimmung der optimalen Standorte bei gegebener Fahrzeugzahl durch Minimierung der Anrückzeiten.
16	Standorte	Lineare Programmierung	RE VELLE, et.al. (1977)	Bestimmung von Ambulanzstandorten derart, daß so viele potentielle Notfallorte wie möglich abgedeckt, d.h. innerhalb einer vorgegebenen Zeit erreicht werden können.
17	Standorte/Einsatzgebiete	Warteschlangentheorie	LARSON (1975)	Abschätzung von Leistungsdaten (Anrückzeiten, Fahrzeugauslastung) eines städtischen Rettungsdienstsystems bei alternativen Standorten und Einsatzgebieten.

Tafel IV: Fortsetzung

Lfd. Nr.	Problembereich	Modelltyp	Literaturquelle	Untersuchungsziel
18	Einsatzstrategien von Ambulanzfahrzeugen	Simulation	RÜFFER, et.al. (1979)	Modell von hohem Komplexitätsgrad und Datenerfordernissen zur Analyse von Rettungssystemen mit Notfall- und Krankentransporteinsätzen.
19	Bedarfsprognosen	Regression	SILER (1975)	Prognose des Nottransportaufkommens mit Hilfe sozioökonomischer Daten in Los Angeles.
20	Ambulanznachfrageverteilung	Statistische Datenanalyse	ONTARIO MINISTRY OF HEALTH (1977)	Reports über Einsatzzeiten von Ambulanzen in Ontario im Rahmen eines Informationssystems als Operations- und Planungshilfe.
21	Transport von Nicht-Notfallpatienten	Ganzzahlige Programmierung	INMAN (1979)	Scheduling von Nicht-Notfalltransporten mit Ambulanzfahrzeugen mit Hilfe eines Computersystems in der englischen Region Essex.

Tafel V: Gesamtübersicht der Blutbankmodelle

Lfd. Nr.	Problembereich	Modelltyp	Literaturquelle	Untersuchungsziel
1	Konservenbestellung	Einfaches deterministisches Prognosemodell	SONNENDECKER (1960)	Vorausschätzung des täglichen Bedarfs an Blutkonserven in einem Krankenhaus und Bestimmung der Bestellmenge von der regionalen Blutbank.
2	Konservenbestellung	Klassisches Lagerhaltungsmodell	MILLARD (1960)	Bestimmung von Soll-Lagerbeständen und Bestellmengen für eine Krankenhausblutbank.
3	Konservenbestellung	Deterministisches Modell	HULBURT und JONES (1964)	Bestimmung der täglichen Bestellmengen in Abhängigkeit von den Transfusionen in einem Krankenhaus.
4	Lagerbestände	Simulation	ELSTON und PRICKREL (1963)	Bestimmung des Einflusses von variierenden Lagerbestands- und Aktivitätsleveln auf Fehl- und Verfallsmengen.
5	Lagerbestände	Simulation	SYSTEM RESEARCH GROUP DER OHIO STATE UNIV. (1963)	Untersuchung der Lagerhaltung in einem regionalen Blutbanksystem.
6	Lagerbestände	Empirischer Ansatz	SILVER und SILVER (1964)	Festsetzen des Lagerbestandes, um Fehlmengen- und Konservenverfall zu minimieren.
7	Lagerbestände	Simulation	JENNINGS (1967)	Bestimmung optimaler Lagerbestände in einer Krankenhausblutbank.
8	Lagerbestände	Markovkette	MOLE (1975)	Untersuchung der Einflüsse der Nachfrageverteilung, der durchschnittlichen Lagerbestandsgröße, der Konservenhaltbarkeit in Relation zu den Bestellintervallen, dem Verhältnis Reservierungen zu tatsächlichen Transfusionen und dem Anteil der Lieferungen der regionalen Blutbank am Gesamtbestand auf den Verfall und die Fehlmengen in einer Krankenhausblutbank.
9	Lagerbestände	Empirisches Modell	BRODHEIM, et.al. (1976)	Entwicklung einer analytischen Beziehung zwischen Lagerbestand, durchschnittlicher Nachfrage und Fehlmengenrate anhand empirischer Daten.
10	Lagerbestände	Simulation	KLAUSMANN und MARTIN (1979)	Bestimmung von Soll-Lagerbeständen in Abhängigkeit von Verfalls- und Fehlmengenquoten.

Tafel V: Fortsetzung

Lfd. Nr.	Problembereich	Modelltyp	Literaturquelle	Untersuchungsziel
11	Lagerhaltungspolitik	Markovketten	PEGELS und JELMERT (1970)	Untersuchung der Lagerhaltungsdisziplinen FIFO und LIFO für Blutkonserven.
12	Lagerhaltungspolitik	Mathematisches Axiomensystem	PIERSKALLA und ROACH (1972)	Mathematischer Nachweis der Optimalität von FIFO in der Blutbanklagerhaltung.
13	Regionale Lagerhaltung	Simulation	JENNINGS (1970/73)	Alternative Lagerhaltungspolitiken in einem Verbund von Krankenhausblutbanken mit zentraler und dezentraler Steuerung.
14	Regionale Lagerhaltung	Simulation	COHEN und PIERSKALLA (1975)	Untersuchung von FIFO, verschiedener Reservierungszeiten und Bestellpolitiken in einem regionalen Blutbanksystem.
15	Regionale Lagerhaltung (F)	Simulation	PAGE (1979)	Untersuchung alternativer Verfahren in einem regionalen Blutbanksystem (heuristisches Verteilungsmodell für Blutkonserven, Blutspendereinbestellung, Recycling;Bestimmung eines optimalen Konservenbestandes).
16	Regionale Lagerhaltung	Simulation	POPP und VOLLERT (1981)	Bestimmung der Liefermengen in einem zentral gesteuerten regionalen Blutbanksystem in Abhängigkeit vorgegebener Fehlmengen- und Verfallsquoten.
17	Bewertung der Lagerhaltung	Analytischer Ansatz	KENDALL, et.al. (1972)	Definition von einfachen Bewertungskennzahlen für die Blutbanklagerhaltung der Krankenhäuser einer Versorgungsregion.
18	Bewertung der Lagerhaltung	Markovmodell	YAHNKE, et.al. (1973)	Bewertungskriterien für die Blutkonservenlagerhaltung einzelner Krankenhäuser in einem regionalen Versorgungssystem.
19	Konserveneinsatz	Simulation	RABINOWITZ (1973)	Untersuchung alternativer Verfahren des Konserveneinsatzes in einer Krankenhausblutbank (z.B. Doppelte Reservierung).
20	Konservenhaltbarkeit	Einfaches wahrscheinlichkeitstheoretisches Modell	PEGELS und SEAGLE (1972)	Approximative Untersuchung der Auswirkungen der Verlängerung der Konservenhaltbarkeit auf Verfall, durchschnittliches Transfusionsalter und verfügbaren Konservenbestand.

Tafel V: Fortsetzung

Lfd. Nr.	Problembereich	Modelltyp	Literaturquelle	Untersuchungsziel
21	Einfrieren von Blut	Simulation	BRILL und THOMAS (1974)	Strategien für die Einfrierung von Blutkonserven mittels eines Zentrifugen-Gefriersystems in einer Krankenhausblutbank.
22	Einfrieren von Blut	Simulation	CUMMING, et.al. (1977)	Untersuchung des Einsatzes von eingefrorenen Konserven während der Mangelperioden unter Kostengesichtspunkten.
23	Umverteilung von Konserven	Simulation	ABBOTT, et.al. (1978)	Analyse der Auswirkungen unterschiedlicher Verfahren der Umverteilung älterer Blutkonserven auf den Konservenverfall.
24	Umverteilung von Konserven	Mathematische Programmierung	KENDALL und LEE (1980)	Mehrdimensionales Optimierungsmodell zur Umverteilung der Konserven in einem regionalen Versorgungssystem bei verschiedenen Prioritäten der Teilziele der Blutbanklagerhaltung.
25	Blutspenden	Einfache analytische Modelle	PEGELS (1969)	Planung von Blutspenden bei einer vorgegebenen Fehlmengenrate und alternativen statistischen Verteilungen für den Bedarf.
26	Blutspenden	Prognosemodell	SMACKEY (1975)	Prognose des Konservenbedarfs und Bestimmung der einzubestellenden Spenderzahl auf manueller Basis.
27	Blutspenden	Regression	KROWKA und SCHWARZ (1977)	Studie zur Entwicklung eines Prognosemodells für den monatlichen Blutkonservenbedarf auf der Basis von Krankenhausbelegungsdaten.
28	Dispositionssystem	Heuristischer Ansatz auf empirischer Basis	JELMERT, et.al. (1972)	Entwicklung eines heuristischen Verteilungsmodells für Blutkonserven an die Krankenhäuser einer Region und Überprüfung mit empirischen Daten im Rahmen eines DV-Systems.
29	Dispositionssystem	Prognosemodell	FRANKFURTER, et.al. (1974)	Kurzfristiges computergestütztes Prognoseverfahren für den Konservenbestand in einem regionalen Blutbanksystem.
30	Dispositionssystem	Prognosemodell	PEGELS, et.al. (1975)	Langfristige Planung von Blutsammelaktionen in festen und mobilen Abnahmestationen mit einem computergestützten, interaktiven Verfahren auf empirischer Basis.

Tafel V: Fortsetzung

Lfd. Nr.	Problembereich	Modelltyp	Literaturquelle	Untersuchungsziel
31	Dispositionssystem (P)	Analytischer Ansatz	BRODHEIM und PRASTACOS (1979)	Bestimmung der Lieferhäufigkeit, der Soll-Lagerbestände und des Anteils von Rotations-(=jüngere) bzw. Konserven zum Verbleib für jede Krankenhausblutbank in einem regionalen Versorgungssystem. Einsatz als computergestütztes Dispositionssystem in Long Island, New York.
32	Dispositionssystem	Heuristisches Verfahren und Prognosemodell	PAGE (1979)	Konzept für den Einsatz eines automatischen Kommissionierungsvorschlages für Blutkonserven anhand vorliegender Bestellungen der Krankenhäuser und eines Einbestellungsvorschlages für Blutspender auf der Grundlage von Bedarfsprognosen im Berliner Blutspendedienst.

I. BIBLIOGRAPHIE ZUR MODELLBILDUNG IN DER GESUNDHEITSSYSTEM-FORSCHUNG

ABOTT, R.D., FRIEDMAN, B.A. und WILLIAMS, G.W.: Recycling Older Blood by Integration into the Inventory of a Single Large Hospital Blood Bank: A Computer Simulation Approach. Transfusion 18 (1978), Nr. 6, S.709-715.

ALY, A.A. und WHITE, J.A.: Probabilistic Formulation of the Emergency Service Location Problem. J. Operational Research Society 29 (1978), Nr. 12, S. 1167-1179.

BAILEY, N.T.J. und DUPPENTHALER, L.: Sensitivity Analysis in infectious Desease Control. In: B. Barber, et.al. (Hrsg.), Medical Informatics Berlin 1979 - Proceedings, Berlin-Heidelberg-New York 1979, S. 1-8.

BAILEY, N.T.J.: The Utilization and Validation of Mathematicalt Models in Medicine and Public Health. In: J. Anderson (Hrsg.), Medical Informatics Europe-Proceedings, Berlin-Heidelberg-New York 1978, S. 392-402.

BAILEY, N.T.J.: A Study of Queues and Appointment Systems in Hospital Out-Patient Departments with special References to waiting time. Journal of the Royal Statistical Society 14 (1952), S. 185-199.

BERG, R.L.: Weighted Life Expectancy as a Health Status Index. Health Services Research 8 (1973), Nr. 2, S. 153-156.

BERG, R.L. (Hrsg.): Health Status Indexes. Hospital Research and Educational Trust, Chicago 1973.

BELL, C.E. und ALLEN, D.: Optimal Planning of an Emergency Ambulance Service. Socio-Economic Planning Science 3 (1969), Nr. 8, S. 95-101.

BERLIN, G. und LIEBMAN, J.C.: Mathematical Analysis of Emergency Ambulance Location. Socio-Economic Planning Science 8 (1974), Nr. 12, S. 323-332.

BICE, T.W.: Comments on Health Indicators: Methodological Perspectives. International Journal of Health Services 6 (1976), Nr. 3, S. 509-519.

BODIN, L.D., et.al.: Financing Mental-Health Services in the State of New York. Operations Research 20 (1972), Nr. 5, S. 942-954.

BOLDY, D. und HOWELL, N.: The Geographical Allocation of Community Care Resources - A Case Study. J. Operational Research Society 31 (1980), Nr. 2, S. 123-129.

BOLDY, D. und CLAYDAN, D.: Operational Research Projects in Health and Welfare Services in the United Kingdom and Ireland. J. Operational Research Society 30 (1979), Nr. 6, S. 505-511.

BRESLOW, L.: A quantitative Approach to the World Health Organization
Definition of Health. Int. J. Epidemiology 1 (1972), S. 347-355.

BRILL, E.A. und THOMAS, M.U.: Managing a Community Hospital Blood Bank
with a Freezer System. Technical Report Nr. 74011, Naval Postgraduate
School. Monterey, California 1974.

BRODHEIM, E. und PRASTACOS, G.P.: The Long Island Blood Distribution System
as a Prototype for Regional Blood Management. Interfaces 9 (1979), Nr.
5, S. 3-19.

BRODHEIM, E., HIRSCH, R. und PRASTACOS, G.: Setting Inventory Levels for
Hospital Blood Banks. Transfusion 16 (1976), Nr. 1, S. 63-70.

BUNDESMINISTER FÜR JUGEND, FAMILIE UND GESUNDHEIT (Hrsg.): Daten des Gesundheitswesens - Ausgabe 1980 -. Band 151, Stuttgart 1980.

BUSH, J.W. CHEN, M.M. und PATRICK, D.L.: Social Indicators for Health
Based on Function Status and Prognosis. Proc. American Statistical
Association, Social Statistics Section, Washington, D.C. 1972, S. 71.

CHAPLICK, J.P. und GILES, B.F.: Financial Modeling: Practical Applications
in Hospital Management. Proc. of 1978 Winter Simulation Conference,
Miami Beach 1978, S. 119-125.

CHEN, M.K.: The G-Index for Program Priority. In: R.L. Berg (Hrsg.), Health
Status Indexes, Hospital Research and Educational Trust, Chicago 1973,
S. 28-39.

CHIANG, C.L. und COHEN, R.D.: How to Measure Health: A Stochastic Model
for an Index of Health. Internation Journal of Epidemiology 2 (1973),
Nr. 1, S. 7-13.

CHIANG, C.L.: An Index of Health: Mathematical Models. U.S. Dep. of Health,
Education and Welfare, Public Health Service, Publication Nr. 1000,
Series 2, Nr. 5, 1965.

CHRISTL, H.L.: Erfahrungen beim Einsatz eines LP-Modells an der Deutschen
Klinik für Diagnostik. In: P.L. Reichertz und G. Holthoff (Hrsg.),
Methoden der Informatik in der Medizin, Berlin-Heidelberg-New York 1975,
S. 63-70.

CLAYDEN, A.D.: A Decision Simulation Model for Health Services Management.
J. Operational Research Society 28 (1977), Nr. 3, S. 505-515.

COHEN, M.A., HERSHEY, J.C. und WEISS, E.N.: Analysis of Capacity Decisions
for Progressive Patient Care Hospital Facilities. Health Services
Research 15 (1980), Nr. 2, S. 145-160.

COHEN, M.A. und PIERSKALA, W.P.: Management Policies for a Regional Blood
Bank. Transfusion 15 (1975), Nr. 1, S. 58-67.

CUMMING, P.D., et.al.: Cost Effectivenes of Use of Frozen Blood to
Alleviate Blood Shortages. Transfusion 17 (1977), Nr. 6, S. 602-606.

DABERKOW, S.G.: Location and Cost of Ambulances serving Rural Areas.
Health Services Research 12 (1977), Nr. 3, S. 299-311.

DAVIES, R.: A Study of a Renal Unit. J. Operational Research Society 30
(1979), Nr. 10, S. 873-884.

DEAN, B.V. und SINGH, A.J.: Optimal Design of prepaid Dental Plans. In:
A.Reisman und M. Kiley (Hrsg.), Health Care Delivery Planning, New
York-London-Paris 1973, S. 135-165.

DÖKMECI, V.F.: A Quantitative Model to Plan Regional Health Facility
Systems. Management Science 24 (1977), Nr. 4, S. 411-419.

DU FOUR, R.G.: Predicting Hospital Bed Needs. Health Services Research 9
(1974), Nr. 1, S. 62-68.

DUNCAN, I.B. und NOBLE, B.M.: The Allocation of Specialties to Hospitals
in a Health District. J. Operational Research Society 30 (1979), Nr.
11, S. 953-964.

DUNCAN, I.B. und CURNOW, R.N.: Operational Research in the Health and
Social Services. J. Royal Statistical Society 141 (1978), Series A,
S. 153-194.

DUNCAN, I.B. und NORWICH, H.S.: Opportunity Costs and Elementary Inventory
Theory in the Hospital Service. J. Operational Research Society 24
(1973), Nr. 1, S. 27-34.

ELSTON, R.C. und PICKREL, J.C.: A statistical Approach to Ordering and
Usage Policies for a Hospital Blood Bank. Transfusion 3 (1963), Nr. 1,
S. 41-47.

ENGLAND, W. und ROBERTS, S.D.: Applications of Computer Simulation in
Health Care. In: Proc. of 1978 Winter Simulation Conference, Washington
D.C. 1978, S. 665-676.

FANSHEL, S. und NUSH, J.W.: A Health Status Index and its Application to
Health-Services Outcomes. Operations Research 18 (1970), Nr. 6,
S. 1021-1066.

FELDSTEIN, M.S., PIOT, M.A. und SUNDARESAN, T.K.: Resource Allocation
Model for Public Health Planning - A Case Study of Tuberculosis Control.
World Health Organization, Genf 1973.

FELDSTEIN, M.S.: Economic Analysis for Health Service Efficiency, Amsterdam 1967.

FETTER, R.B. und THOMPSON, J.D.: The Simulation of Hospital Systems.
Operations Research 13 (1965), Nr. 5, S. 689-711.

FISCHER, D.: Zur optimalen Größe von Krankenhäusern. In: M. Meyer (Hrsg.), Krankenhausplanung, Stuttgart-New York 1979, S. 51-67.

FITZSIMMANS, J.A.: A Methodology for Emergency Ambulance Deployment. Management Science 19 (1973), Nr. 6, S. 627-636.

FLEISSNER, P.: Das österreichische Gesundheitswesen im ökonomischen, demographischen und politischen Kontext. Göttingen 1977.

FLEISSNER, P.: An Integrated Model of the Austrian Health Care System. In: N.T.J. Bailey und M. Thompson (Hrsg.), Systems Aspects of Health Planning, Amsterdam-Oxford 1975, S. 241-264.

FRANKFURTER, G.M., KENDALL, K.E. und PEGELS, C.C.: Management Control of Blood through a shortterm Supply-Demand Forecast System. Management Science 21 (1974), Nr. 4, S. 444-452.

FRIES, B.E.: Applications of Operations Research to Health Care Delivery Systems. Lecture Notes of Medical Informatics, Vol. 10, Berlin-Heidelberg-New York 1981.

FRIES, B.E.: Bibliography of Operations Research in Health Care Systems. Operations Research 24 (1979), Nr. 5, S. 801-804.

FUCHS, H.-F. und GIER, L.: Analyse und Modell des Arbeitsablaufs in einer Röntgenabteilung. In: M. Meyer (Hrsg.), Krankenhausplanung, Stuttgart-New York 1979, S. 154-171.

FUCHS, V.R. und KRAMER, M.J.: Determinants of Expenditures for Physician's Services in the United States 1948-68. National Center for Health Services Research and Development. DHEW Publication Nr. (HSM) 73-3013, Government Printing Office, Washington D.C. 1973.

FUCHS, V.R.: Essays in the Economics of Health and Medical Care. New York 1972.

GARDNER, E.S.: Box-Jenkins as Multiple Regression: Some Adventures in Forecasting the Demand for Blood Tests. Interfaces 9 (1979), Nr. 4, S. 49-54.

GELLER, N.L. und YOMOWITZ, M.G.: Regional Planning of Maternity Services. Health Services Research 10 (1975), Nr. 1, S. 63-75.

GIERL, L.: Simultane Patientendurchlaufplanung für mehrere Leistungsstellen. In: M. Meyer (Hrsg.), Krankenhausplanung, Stuttgart-New York 1979, S. 196-206.

GIERL, L. und SCHLÄGER, W.: Planung der Lagerhaltung des Radioisotops Jod-131. In: M. Meyer (Hrsg.), Krankenhausplanung, Stuttgart-New York 1979, S. 185-195.

GLENN, J.K. und ROBERTS, S.D.: The Relationship between Resource and Utilization Factors in an Outpatient Care System. AIIE Transactions 5 (1973), Nr. 1, S. 24-32.

GOLDMEYER, J. und ALEXANDER, C.A.: General Systems and PERT Concepts in Community Mental Health Planning. Maryland State Medical Journal 24 (1975), S. 46-50.

GOLLADAY, F.L., MILLER, M. und SMITH, K.R.: Allied Health Manpower Strategies: Estimates of the Potential Gains from Efficient Task Delegation. Medical Care 11 (1973), Nr. 6, S. 457-469.

GOYAL, S.K. und YADAR, J.P.: Allocation of Doctors to Health Centers in Haryana State of India - A Case Study. J. Operational Research Society 30 (1979), S. 427-431.

GREENBURG, A.G. und GOLDBERG, M.: Alternative Surgical Intensive Care Unit Configurations: Evaluation by Simulation. In: D.B. Shires and H.Wolf (Hrsg.), Proc. Medinfo 77, Amsterdam-New York-Oxford 1977, S. 437-441.

GREENWALD, H.P., WOODWARD, J.M. und BERG, D.H.: Transportation or CT Scanners: A Theory and Method of Health Resources Allocation. Health Services 14 (1979), Nr. 2, S. 207-219.

GRIEMES, R.M., et.al.: Use of Decision Theory in Regional Planning. Health Services Research 9 (1974), Nr. 1, S. 73-78.

GRIFFITH, J.R.: Quantitative Techniques for Hospital Planning and Control. Lexington, Massachusetts 1972.

GRINES, R.M., et.al.: Use of Decision Theory in Regional Planning. Health Services Research 9 (1971), Nr. 1, S. 73-78.

GROOM, K.N.: Planning Emergancy Ambulance Service. Operational Research Quarterly 28 (1977), Nr. 3, S. 641-651.

GROTH, T.: Biomedical Medolling. In: D.B. Shires und H. Wolf (Hrsg.), Medinfo 77, Amsterdam-New York-Oxford 1977, S. 775-784.

GRÜTZ, M., LÖHNERT, M. und SÜNKEL, U.: Computergestützte Zuteilung von Medizinstudenten auf Praktikantenplätze (Das PJ-Problem). Arbeitsbericht Nr. 81-2. Forschungsgruppe Medizinökonomie, Universität Erlangen-Nürnberg 1981.

GUPTA, I., ZOREDA, I. und KRAMER, N.: Hospital Manpower Planning by Use of Queueing Theory. Health Services Research 6 (1971), Nr. 1, S.76-82.

GUZICK, D.S.: Demand Internist Services. Health for General Practitioner and Internist Services. Health Services Research 13 (1978), Nr. 4, S. 351-368.

HALLAN, I.B. und HARRIS, B.S.H.: Estimation of Potential Hemodialysis
Population. In: A. Reismann und M. Kiley (Hrsg.), Health Care Delivery
Planning, New York-London-Paris 1973, S. 118-134.

HALL, W.K.: The Application of multifunction stochastic Service Systems
in allocating Ambulances to an Urban Area. Operations Research 20
(1972), Nr. 3, S. 558-570.

HANCOCK, W.M., et.al.: Parameters Affecting Hospital Occupancy and Impli-
cations for Facility Sizing. Health Services Research 13 (1978), Nr.3,
S. 276-289.

HARRIS, R.J. und ADAM, E.E.: Forecasting Patient Tray Census for Hospital
Food Service. Health Services Research 10 (1975), Nr. 4, S. 384-393.

HARRIS, D.H.: Effect of Population and Health Care Environment on Hospital
Utilization. Health Services Research 10 (1975), Nr. 3, S. 225-243.

HEALTH SERVICES RESEARCH: Health Status Indices. Special Issue of Health
Services Research 11(1976), Nr. 4.

HEALTH SERVICES RESEARCH GROUP der University of Wisconsin: Development
of the Index of Medical Underservice, Health Services Research 10 (1975),
Nr. 2, S. 168-180.

HEIMANN, S.R. und LUSK, E.J.: Health Facility Planning: An Example of a
Decision Flexibility Approach. J. Operational Research Society 27 (1976),
Nr. 2, S. 449-457.

HILDEBRAND, R.: Anforderungen an die Planung im Gesundheitswesen aus der
Sicht der Praxis. In: Proc. in Operations Research 8, Würzburg-Wien
1979, S, 678-685.

HOLDER, H.D. und HALLAN, I.: Systems Approach to Planning Alcoholism Programs in North Carolina. American Journal of Public Health 62 (1972),
Nr. 10, S. 1415-1452.

HULBURT, E.L. und JONES, A.R.: Blood Bank Inventory Control. Transfusion
4 (1964), Nr. 2, S. 126-133.

HUTCHINSON, D.R.: The Office of Technology Assessment Health Data Study:
A Preliminary Report. Health Services Research 13 (1978), Nr. 2,
S. 103-110.

INMAN, D.: Computer aided Ambulance Scheduling. In: B. Barber, et.al. (Hrsg.),
Medical Informatics Berlin 1979 - Proceedings, Berlin-Heidelberg- New
York 1979, S. 314-324.

ITTIG, P.T.: A Model for Planning Ambulatory Services. Management Science
24 (1978), Nr. 10, S. 1001-1010.

JELMERT, A.E., et.al.: A Human Blood Distribution and Allocation Model.
Department of Management Systems, State University of New York at
Buffalo 1972.

JENNINGS, J.B.: Blood Bank Inventory Control. Management Science 19 (1973),
Nr. 6, S. 637-645.

JENNINGS, J.B.: Inventory Control in Regional Blood Banking Systems.
Technical Report Nr. 53, Operations Research Center, Massachusetts
Institute of Technology, Cambridge 1970.

JENNINGS, J.B.: Hospital Blood Bank Whole Blood Inventory Control. Technical Report Nr. 21, Operations Research Center, Massachusetts Institute
of Technology, Cambridge 1967.

KAO, E.P.C. und TUNG, G.G.: Bed Allocation in a Public Health Care Delivery System. Management Science 27 (1981), Nr. 5, S. 507-520.

KAPLAN, R.S.: Analysis and Control of Nurse Staffing. Health Services
Research 10 (1975), Nr. 3, S. 278-296.

KEENEY, R.L.: An Illustrated Procedure for Assessing Multiattributed
Utility Functions. Sloan Management Review 14 (1972), Nr. 3, S.37-50.

KENDALL, K.E. und LEE, S.M.: Formulating Blood Rotation Policies with
Multiple Objectives. Management Science 26 (1980), Nr. 11, S.1145-1157.

KENDALL, K.E., et.al.: Performance Evaluation of Hospital Blood Utilization in a Regional Blood System. State University of New York at Buffalo
1972.

KILPATRICK, K.E., MACKENZIE, R.S. und DELANEY, A.G.: Expanded-function
Auxiliaries in General Dentistry: A Computer Simulation. Health Services
Research 7 (1972), Nr. 4, S. 288-300.

KIM, H. und MEYER, M.: Zur Ermittlung des Personalbedarfs in der Anästhesie.
In: M. Meyer (Hrsg.), Krankenhausplanung, Stuttgart-New York 1979, S.
207-221.

KISCH, A.I., et.al.: A New Planning Methodology to Assess the Impact of
the Health Care System on Health Status. Medical Care 16 (1978), Nr.
12, S. 1027-1035.

KLAUSMANN, H.S. und MARTIN, H.: Systemanalyse und Simulation einer Krankenhausblutbank. In: M. Meyer (Hrsg.), Krankenhausplanung, Stuttgart-
New York 1979, S. 234-246.

KLIMKE, W.A.: Ergebnisse einer System-Dynamics-Studie über Probleme und
Entwicklungsstrategien für ein regionales Krankenversorgungssystem.
EDV in Medizin und Biologie 8 (1977), Nr. 4, S. 110-117.

KLIMKE, W.A.: Dynamische Systemanalyse der ambulanten und stationären Krankenversorgung einer Region. Dissertation, Universität Karlsruhe 1976.

KNOWKA, M.J. und SCHWARTZ, J.P.: An Empirical Approach to Projecting Regional Blood Need. Transfusion 17 (1977), Nr. 5, S. 479-483.

KÖHLER, U.: 1. Zwischenbericht zum Forschungsvorhaben "Empirische Untersuchungen über Einsatzmöglichkeiten von quantitativen Planungsmethoden zur Bestimmung optimaler Standorte und Fahrzeugzahlen für das Rettungswesen einer Region". Universität Erlangen-Nürnberg 1980.

KÖHLER, U.: 2. Zwischenbericht zum Forschungsvorhaben "Empirische Untersuchungen über Einsatzmöglichkeiten von quantitativen Planungsmethoden zur Bestimmung optimaler Standorte und Fahrzeugzahlen für das Rettungswesen einer Region". Universität Erlangen-Nürnberg 1980.

KÖHLER, U.: Einsatzmöglichkeiten von OR-Modellen für den Rettungsdienst. Paper auf der Jahrestagung 1979 der DGOR, 19.-21.September 1979 in Regensburg (unveröffentlicht).

KOH, J.W. und JOHNSON, G.M.: Computer Simulation of a Hospital Health Care Delivery System. In: Proc. of 1976 Winter Simulation Conference, Maryland 1976, S. 349-360.

KORZEN, G. und PAGE. B.: Computergestützte Planspiele als Instrument zur Entwicklung von Kostenbewußtsein in der Ausbildung und Schulung von Entscheidungsträgern im Krankenhaus. In: M. Kunze und A. Rumpold (Hrsg.), Kostenrechnung im Krankenhaus - Stand, Erfahrungen und zukünftige Entwicklungen in Österreich, der Bundesrepublik Deutschland und der Schweiz, Wien 1981, S. 135-147.

KORZEN, G.: Darstellung des Dienstleistungsprozesses im Krankenhaus mit Hilfe formaler Systemanalyse und durch ein auf betriebswirtschaftlichen Theorien basierendes Simulationsmodell. Dissertation, Technische Universität Berlin 1980.

KORZEN, G.: Darstellung des Dienstleistungsprozesses im Krankenhaus mit Hilfe formaler Systemanalyse und durch ein auf betriebswirtschaftlichen Theorien basierendes Simulationsmodell. In: Bericht Nr. 4 des Arbeitskreises "Medizinische Informatik", Technische Universität Berlin, Fachbereich Informatik, Berichts-Nr. 79-1, Berlin 1979, S. 14-26.

KORZEN, G. und KUNSTLEBEN, T.: Operationale Simulationsmodelle zur Unterstützung von Management-Entscheidungen in Krankenhäusern verschiedener Organisationsformen. In: B. Schneider und U. Ranft (Hrsg.), Simulationsmethoden in der Medizin und Biologie, Medizinische Informatik und Statistik, Band 8, Berlin - Heidelberg - New York 1978, S. 465-473.

KRALLMANN, H. und KLUG, I.: Ein simulativer Ansatz in der psychiatrischen Bedarfsplanung. In: Proc. in Operations Research 8, Würzburg - Wien 1978, S. 695-696.

KROPP, D.H., CARLSON, R.C. und JUCKER, J.V.: Use of both Optimization
and Simulation Models to analyze complex Systems. Proc. of 1978 Winter
Simulation Conference, Washington D.C. 1978, S. 195-201.

KROPP, D.H.: Recursive Modelling of Outpatient Health Care Settings.
Dissertation, Stanford University 1977.

KROPP, D.H. und CARLSON, R.C.: Recursive Modelling of Outpatient Health
Care Settings. Journal of Medical Systems 1 (1977), Nr. 2, S.123-125.

KWAK, N.K., KURZDRALL, P.J. und SCHMITZ, H.H.: The GPSS 5 Simulation of
Scheduling Policies for Surgical Patients. Management Science 22 (1976),
Nr. 9, S.982-989.

LAM, C.F. und PEDERSEN, J.: Continuous Simulation of a complex Queuing
System. Simulation 29 (1977), Nr. 2, S. 42-48.

LARSON, R.C.: Approximating the Performance of Urban Emergency Service
Systems. Operations Research 23 (1975), Nr. 5, S.845-868.

LAWRENCE, C.E., MUNDIGO, A.I. und REVELLE,C.S.: Analysis of the Allocation
of Resources in Family Planning Programms. Management Science 20 (1973),
Nr. 4, S. 520-531.

LORANT, J.H. und KIMBELL, L.J.: Determinants of Output in Group and Solo
Medical Practice. Health Services Research 11 (1976), Nr. 1, S.6-20.

LOVE, C.G. und TREBBI, G.: Regional Health Care Planning. IEEE Transactions
on Systems, Man, and Cybernetics, Vol. SMC-3 (1973), Nr. 1, S.10-18.

LOVERDALE, I., GIBBS, R. und NURSE, K.: A Hospital Cost Model for Policy
Analysis. J. Operational Research Society 31 (1980), Nr. 9, S.801-811.

LÜTHI, H.J.: Operations Research im Gesundheitswesen. In: F. Weinberg,
et.al. (Hrsg.), Operations Research im Öffentlichen Dienst, Bern 1976,
S. 27-37.

MARSH, J.J. und SWAIN, R.W.: Simulation Analysis of an automated Hospital
Materials Handling System. In: Proc. of 1977 Winter Simulation Conference,
Maryland 1977, S.373-382.

MC CLAIN, J.O.: A Modul for Regional Obstretic Bed Planning. Health
Services Research 13 (1978), Nr. 4, S. 379-403.

MC DONALD, A.G., CUDDFORD, G.C. und BEALE, E.M.L.: Mathematical Models
of the Balance of Care. Brithish Medical Bulletin 30 (1974), Nr. 3,
S. 262-270.

MC DOWELL, S.W.: A Model for Evaluation of Data in Health Care Systems.
Proc. Second Annual Symposium on Computer Applications in Medical Care,
Washington D.C.,5-9. Nov.1978, New York 1978, S. 656-660.

MEYER, M. (Hrsg.): Krankenhausplanung - Die Lösung medizin-ökonomischer
Probleme der Praxis mit Methoden der Systemforschung. Stuttgart -
New York 1979.

MEYER, M.: Eine spezielle Klasse medizin-ökonomischer Planungsmodelle
und ihre Bewertungsproblematik. In: Proc. in Operations Research 6,
Würzburg - Wien 1976, S. 617-627.

MEYER, R. und GRÜTZ, M.: Entwicklung und Routineeinsatz eines Klinik-
Management-Planspiels (KLIMA). In: Der Bundesminister für Arbeit und
Sozialordnung (Hrsg.), Wissenschaftlicher Preis Gesundheitsökonomie
1978/79 und 1979/80, Forschungsbericht, Reihe 46, Gesundheitsforschung,
Bonn 1981, S. 131-148.

MEYER, R.: Simulationsmodell eines Krankenhauses - Das Planspiel KLIMA-
1-PLUS. In: Proc. in Operations Research 8, Würzburg - Wien 1979,
S. 693-694.

MILLARD, D.W.: Industrial Inventory Models as Applied to the Problem of
Inventorying Whole Blood. Industrial Engineering Station Bulletin 180,
Part. II, Ohio State University, Columbus 1960.

MILLER, J.E.: An Indicator to Aid Management in Assigning Program Prior-
ities. Public Health Reports 85 (1970), Nr. 8, S. 725-731.

MILSUM, J.H., TURBAN, E. und VERTINSKY, I.: Hospital Admission Systems:
Their Evaluation and Management. Management Science 19 (1973), Nr. 6,
S. 646-666.

MILSUM, I. et.al.: Vancouver Regional Health Planning Model. In: Proc.
of 1971 Winter Simulation Conference on Applications of Simulation,
New York City 1971.

MOLE, R.H.: Inventory Control in Hospital Blood Banks. Management Science
21 (1975), Nr. 3, S. 461-473.

MOONEY, A. und RIVES, N.W.: Measures of Community Health Status for Health
Planning. Health Services Research 13 (1978), Nr. 2, S. 129-145.

MÜLLER-SPÄTH, D.: Dokumentation der wichtigsten Statistiken im Gesundheitswesen und im Bereich der sozialen Sicherung. Sonderforschungsbereich 159 (Krankenhausbau), Technische Universität Berlin 1979/80.

NACKEL, J.G., GOLDMAN, J. und FAIRMAN, W.L.: A Group Decision Process
for Resource Allocation in the Health Setting. Management Science 24
(1978), Nr. 12, S. 1259-1267.

NADELL, A.P. und RONIS, N.: A Conceptual Model for Health Care Information
Systems. Proc. Second Annual Symposium on Computer Applications in
Medical Care, Washington D.C., 5.-9. Nov. 1978, New York 1978, S.656-660.

NEWHOUSE, I.P. und PHELPS, C.E.: Coinsurance, the Price of Time, and the
     Demand for medical Services. Review of Economics and Statistics 56
     (1974), S. 334-342.

O'CONNOR, R.W. und URBAN, G.L.: Using a Model as a Practical Management
     Tool for Family Planning Programs. American Journal of Public Health
     62 (1972), Nr. 11, S. 1493-1500.

OFFENSEND, F.L.: A Hospital Admission System based on Nursing Work Load.
     Management Science 19 (1972), Nr. 2, S. 132-138.

ONTARIO MINISTRY OF HEALTH: Overview of the Ontario Ambulance Services
     Information System. Toronto 1977.

PACKER, A.H.: Applying Cost-Effectivenes Concepts to the Community Health
     System. Operations Research 16 (1968), Nr. 2, S. 227-253.

PAGE, B.: Simulationsmodell zur Untersuchung alternativer Lagerhaltungs-
     verfahren für Blutkonserven in einem regionalen Versorgungssystem. In:
     Der Bundesminister für Arbeit und Sozialordnung (Hrsg.), Wissenschaft-
     licher Preis Gesundheitsökonomie 1978/79 und 1979/80 - Kurzfassungen
     der ausgezeichneten Arbeiten. Forschungsbericht 46 (Gesundheitsforschung),
     Bonn 1981, S. 33-58.

PAGE, B.: Entwurf eines Blutbank-Informationssystems. EDV in Medizin und
     Biologie 12 (1981), Nr.1, S.1-8.

PAGE, B.: Theoretical Foundations of a Concept for a Decision Support
     System. In: J.R. Möhr und A. Kluge: The Computer and Blood Banking
     (EDP Applications in Transfusion Medicine) - GMDS Spring Conference,
     Tübingen, April 1981 - Proccedings, Berlin - Heidelberg - New York
     1981, S. 132-140.

PAGE, B.: Mathematische Entscheidungsverfahren in Blutbanken. EDV in Me-
     dizin und Biologie 11 (1980), Nr. 1, S. 5-12.

PAGE, B.: Die statistische Analyse von Simulationsexperimenten - Eine
     medizinische Fallstudie. EDV in Medizin und Biologie 11 (1980), Nr. 3,
     S. 65-74.

PAGE, B.: Ansätze zur Analyse des österreichischen Gesundheitssystems
     mit Hilfe ökonometrischer Methoden. Auftragsstudie, Berlin - Wien 1980.

PAGE, B.: A Review of Computer Systems in Blood Banks and Discussion of
     the Applicability of Mathematical Decision Methods. Methods of Infor-
     mation in Medicine 19 (1980), Nr. 2, S. 75-82.

PAGE, B.: Alternative Inventory and Distribution Policies for a Regional
     Blood Banking System. Methods of Information in Medicine 19 (1980),
     Nr. 2, S. 83-87.

PAGE, B.: Ergebnisse einer Blutbank-Lagerhaltungssimulation. In: H.J.
Jesinsky und V. Weidtman (Hrsg.), Modelle in der Medizin, Medizini-
sche Informatik, Band 22, Berlin - Heidelberg - New York 1980,
S. 278-284.

PAGE, B.: Mathematische Modelle im Gesundheitswesen. In: Bericht Nr. 4
des Arbeitskreises "Medizinische Informatik", Technische Universität
Berlin, Fachbereich Informatik, Berichts Nr. 79-1, Berlin 1979,
S. 2-13.

PAGE, B.: PAS - Ein Softwarepaket zur Einsatzplanung von Pflegepersonal
in Krankenhäusern. In: Bericht Nr. 4 des Arbeitskreises "Medizinische
Informatik", Technische Universität Berlin, Fachbereich Informatik,
Berichts Nr. 79-1, Berlin 1979, S. 27-40.

PAGE, B.: Probleme der Modellbildung im Gesundheitswesen. EDV in Medizin
und Biologie 10 (1979), Nr. 4, S. 102-107.

PAGE, B.: Ein Simulationsmodell zur optimalen Versorgung von Kranken-
häusern mit Blutkonserven durch einen regionalen Blutspendedienst.
In: M. Meyer (Hrsg.), Krankenhausplanung, Stuttgart - New York 1979,
S. 110-123.

PAGE, B.: Studie über adv-gerechte Dispositionshilfen und Lagerhaltungsverfahren für Blutkonserven in regionalen Versorgungssystemen unter
besonderer Berücksichtigung von deren Anwendung im Rahmen des Projektes Berliner Blutspendedienst. Medizinisches Informationszentrum
Berlin 1979.

PAGE, B.: Die Anwendung statistischer Methoden im Gesundheitswesen.
Auftragsstudie Berlin - Wien 1979. Kapitel 4 Ansätze für ein Projekt
"Morbiditätsstatistik", S. 17-28.

PAGE, B.: Simulationsmodell zur Untersuchung alternativer Lagerhaltungsverfahren für Blutkonserven in einem regionalen Versorgungssystem.
Dissertation, Technische Universität Berlin 1979.

PAGE, B.: Grobkonzept für ein Verfahren zur Erstellung eines automatischen
Kommissionierungsvorschlages für Blutkonserven und zur bedarfsgerechten
Blutspendereinbestellung. Medizinisches Informationszentrum Berlin 1978.

PAGE, B.: Lagerhaltungsmodelle für Blutbanken. In: B. Schneider und U.
Ranft (Hrsg.), Simulationsmethoden in der Medizin und Biologie, Medi-
zinische Informatik und Statistik, Bd. 8, Berlin - Heidelberg - New
York 1978, S. 74-82.

PAGE, B.: Delivery Room Scheduling at Stanford University Hospital. In:
Bericht Nr. 3 des Arbeitskreises "Medizinische Informatik", Technische
Universität Berlin, Fachbereich Informatik, Berichts Nr. 77-21, Berlin
1977, S. 80-92.

PAGE, B.: Über die Einsatzmöglichkeiten von EDV in Blutbanken. In: Bericht
Nr. 1 des Arbeitskreises Medizinische Informatik, Technische Universi-
tät Berlin, Fachbereich Informatik, Berichts-Nr. 76-10, Berlin 1976,
S. 25-41.

PAGE, B.: Computer Simulation in Health Care Delivery Planning and Operation.
A Review. In: Bericht Nr. 1 des Arbeitskreises "Medizinische Informatik",
Fachbereich Informatik, Technische Universität Berlin 1976. S. 65-78.

PAINE, D.W. und WILSON, L.L.: The Determination of Acute Care Bed Requirements for Provincial Acute Care Hospital Regions. In: N.T.J. Bailey
und M. Thompson (Hrsg.), Systems Aspects of Health Planning, Amsterdam -
Oxford 1975, S. 63-75.

PALMER, B.Z.: Models in Planning and Operating Health Services. In: S.I.
Gass und R.L. Sisson (Hrsg.), A Guide to Governmental Planning and
Development, Washington D.C. 1974, S. 349-374.

PARKER, B.R. und SRINIVASAN, V.: A Consumer Preference Approach to the
Planning of Rural Primary Health Care Facilities. Operations Research
24 (1976), Nr. 5, S. 991-1025.

PEGELS, C.C. und JELMERT, A.E.: An Evaluation of Blood-Inventory Policies:
A Markov-Chain Application. Operations Research 18 (1970), Nr. 6,
S. 1087-1098.

PEGELS, C.C., et.al.: A Computer-based Interactive Planning System for
Scheduling Blood Collections. Transfusion 15 (1975), Nr. 4, S.381-386.

PEGELS, C.C. und SEAGLE, J.P.: Benefits from Increasing the Allowable
Life of Human Blood. Transfusion 12 (1972), Nr. 3, S. 180-184.

PEGELS, C.C.: A Blood Collection Schedulung and Inventroy Control System.
AIIE Transactions 1 (1969), S. 51-55.

PIERSKALA, W.P. und ROACH, C.D.: Optimal Issuing Policies for perishable
Inventory. Management Science 18 (1972), Nr. 11, S. 603-611.

POCINSKI, L.S. und THOMAS, D.L.: Simulation of an Ambulatory Health Care
Delivery System illustrated by a Pediatric Clinic. In: A. Reisman und
M. Kiley (Hrsg.), Health Care Delivery Planning New York - London -
Paris 1973, S. 323-350.

POPP, W. und VOLLERT, H.: A Comparision of decentralized and centralized
Disposition Systems for Red Cell Concentrates. In: J.R. Möhr und
A. Kluge. The Computer and Blood Banking (EDP Applications in Trans-
fusion Medicine) - GMDS Spring Conference, Tübingen, April 1981
- Proceedings, Berlin - Heidelberg - New York 1981, S. 141-154.

PRASTACOS, G.P. und BRODHEIM, E.: PBDS: A Decision Shupport System for
Regional Blood Management. Management Science 26 (1980), Nr. 5, S.451-463.

PRASTACOS, G.P. und BRODHEIM, E.: Computer-based Regional Blood Distribution
Computers & Operations Research 6 (1979), S. 69-77.

RABINOWITZ, M. und DUMAS, M.B.: Policies for reducing Blood Wastage in
Hospital Blood Banks. Management Science 23 (1977), Nr. 10,
S. 1124-1132.

RABINOWITZ, M.: Blood Bank Inventory Policies: A Computer Simulation.
Health Services Research 8 (1973), Nr. 3, S. 271-282.

RATH, G.L., et.al.: Simulation of a Hematology Department. Health Services Research 5 (1970), Nr. 2, S. 25-35.

RE VELLE, C. et.al.: Facility Location: A Review of Context-free and
EMS Models. Health Services Research 12 (1977), Nr. 2, S. 129-146.

RE VELLE, C., MARKS, D. und LIEBMAN, J.C.: An Analysis of private and
public Sector Location Models. Management Science 16 (1970), Nr. 11,
S. 692-707.

REISMAN, A., et.al.: On the Design of alternative Obstetric Anästhesia
Team Configurations. Management Science 23 (1977), Nr. 6, S. 545-556.

REISMAN, A., et.al.: Anesthesiology Manpower Planning in Cuyahoga County,
In: A. Reisman und M. Kiley (Hrsg.), Health Care Delivery Planning,
New York - London - Paris 1973, S. 235-249.

RICE, D.P.: The Role of Statistics in the Development of Health Care
Policy. The American Statistican 31 (1977), Nr. 3, S. 101-106.

RIKKERS, R.F.: Effect of Spoke Design on Occupancy: A Simulation Model.
Health Services Research 5 (1970), Nr. 3, S. 233-247.

ROBINSON, G.H., WING, P. and DAVIS, L.E.: Computer Simulation of Hospital
Patient Scheduling Systems. Health Services Research 3 (1968), Nr. 2,
S. 130-141.

ROSENHEAD, I.: Operational Research in Health Services Planning. Eur.
Operational Research 2 (1978), Nr. 1, S. 75-85.

ROSSER, R. und WATTS, V.: The Measurement of Illness. J. Operational
Research Society 29 (1978), Nr. 6, S. 529-540.

ROTHSTEIN, M.: Hospital Manpower Shift Scheduling by Mathematical Programming Health Services Research 8 (1973), Nr. 1, S. 60-66.

ROUSSEAU, J.M. und GIBBS, R.J.: A Model to Assist Planning the Provision
of Hospital Services. J. Operational Research Soviety 32 (1981), Nr. 6,
S. 445-456.

ROUSSEAU, J.M. und LAPORTE, G.: A Practical Optimisation Technique for
a Queueing System. J. Operational Research Society 28 (1977), Nr. 1,
S. 33-35.

RÜFFER, B., SCHMITT, W. und SIEGENER, W.: Simulation von Rettungssystemen.
Forschungsbericht der Bundesanstalt für Straßenwesen, Bereich Unfallforschung. Köln 1979.

RÜSCHMANN, H.J.: Vergleichende Analyse verschiedener Ansätze zu einer
sozioökonomischen Modellierung von Gesundheitssystemen. Institut für
Gesundheits-System-Forschung Kiel 1981, Kap. 1.4, S. 37-49.

RUTH, R.J.: Mixed Integer Programming Model for Regional Planning of a
    Hospital Inpatient Service. Management Science 27 (1981), Nr. 5,
    S. 521-533.

RUTTEN, F.F.H. und VAN DER GAAG, I.: Refferrals and Demand for Specialist
    Care in the Netherlands. Health Services Research 12 (1977), Nr. 3,
    S. 233-249.

SANDERS, B.S.: Measuring Community Health Levels. American Journal of
    Public Health 54 (1964), S. 1063-1070.

SAVAS, E.S.: Simulation and Cost-effectiveness Analysis of New York's
    Emergency Ambulance Service. Management Science 15 (1969), Nr. 12,
    S. 608-627.

SCHLÄGER, W.: Die Steuerung der Aufnahme nicht zeitkritischer stationärer
    Patienten unter besonderer Berücksichtigung der vorzuhaltenden Not-
    fallkapazität. In: M. Meyer (Hrsg.), Krankenhausplanung, Stuttgart -
    New York 1979, S. 127-141.

SCHMIDT, B.: Simulation eines klinisch-chemischen Labors. In: M. Meyer
    Krankenhausplanung, Stuttgart - New York 1979, S. 172-184.

SCHMITZ, H.H. und KWAK, N.K.: Monte Carlo Simulation of Operating Room
    and Recovery Room Usage. Operations Research 20 (1972), Nr. 6,
    S. 1171-1180.

SCHNOPP, R.: Ein Lagerhaltungsmodell für Krankenhausapotheken. In: Bericht
    Nr. 2 des Arbeitskreises "Medizinische Informatik", Technische Univer-
    sität Berlin, Fachbereich Informatik, Berichts Nr. 76-10, Berlin 1976,
    S. 67-87.

SCHÖNBECK, W.: Ausgabenentwicklung und Kostendeterminanten im österrei-
    chischen Gesundheitswesen. Wirtschaftspolitische Blätter 6 (Wien: 1977),
    S. 98 ff.

SCHWEITZER, S.O.: Cost Effectiveness of Early Detection of Desease.
    Health Services Research 9 (1974), Nr.1, S. 22-32.

SEELOS, H.J.: Biomedizinische Simulationsmodelle. EDV in Medizin und Bio-
    logie 10 (1979), Nr. 4, S. 97-101.

SHIGAN, E.N., HUGHES, D.J. und KITSUL, P.I.: Health Care Systems Modelling
    at IISASA: A Status Report. Working Paper Nr. 79-8, International
    Institute for Applied Systems Analysis, Luxemburg, Österreich 1979

SHUMAN, L.J., SPEAS, R.D. und YOUNG, J.P.: Operations Research in Health
    Care - A Critical Analysis. Baltimore - London 1975.

SHUMAN, L.J., WOLFE, H. und SPEAS, R.D.: The Role of Operations Research
    in Regional Health Planning. Operations Research 21 (1973), Nr. 2,
    S. 234-248.

SHUMAN, L.J. YOUNG, J.P. und NADDOR, E.: Manpower Mix for Health Services:
A Prescriptive Regional Planning Model. Health Services Research 6
(1971), Nr. 2, S. 103-119.

SHWARTZ, M.: A Mathematical Model Used to Analyze Breast Cancer Screening
Strategies. Operations Research 26 (1978), Nr. 6, S. 937-955.

SILER, K.F.: Evaluation of Emergency Ambulance Characteristics under
Several Criteria. Health Services Research 14 (1979), Nr. 2,
S. 160-176.

SILER, K.F.: Predicting Demand for Publicly Dispatched Ambulances in a
Metropolitan Area. Health Services Research 10 (1975), Nr. 3,
S. 254-263.

SILVER, A. und SILVER A.M.: An empirical Inventory Control System for
Hospital Blood Banks. Hospitals 38 (1964), S. 56-72.

SIMPSON, M.G.: Health.Operational Research Quarterly 27 (1976), Nr. 1,
S. 209-219.

SINGH, A.J. und MAY, P.R.: Acceptance of Operations Research-Systems
Analysis in the Health Care Field. Interfaces 7 (1977), Nr. 4,
S. 79-86.

SINGH, A.J.: Transportation Systems for Maternal and Infant Care Project
Patients. In: A. Reisman und M. Kiley (Hrsg.), Health Care Delivery
Planning, New York - London - Paris 1973, S. 217-234.

SMACKEY, B.M.: The Development of a Recruiting-Drawing-Inventory Model
for a Community Blood Bank System. Transfusion 15 (1975), Nr. 3,
S. 287-294.

SMALLEY, H.E. und FREEMAN, J.R.: Hospital Industrial Engineering. New
York 1966.

SMITH, H.L. und FOTTER, M.D.: Costs and Cost Containment in Nursing Homes.
Health Servies Research 16 (1981), Nr. 1, S. 17-41.

SONNENDECKER, J.P.: A Model for Forecasting Whole Blood Requirements of
a Hospital Laboratory. Industrial Engineering Station Bulletin 180,
Part. I, Ohio State University, Columbus 1960.

SOUNDER, J.J., et.al.: Planning for Hospitals - A System Approach using
Computer Aided Techniques. Chicago 1964.

STARKWEATHER, D.B., GELWICKS, L. und NEWCORNER, R.: Delphi-Forecasting of
Health Care Organization. Inquiry 12 (1975), Nr. 3, S. 37-46.

STEPHENSON, K.: Operational Aspects of Emergency Ambulance Services
Technical Report Nr. 61, Massachusetts Institute of Technology,Operations
Research Center, Cambridge 1971.

SULLIVAN, D.F.: A Single Index of Mortality and Morbidity. HSMHA Health
Reports 86 (1971), Nr. 4, S. 347-354.

SUMNER, A.T. und HSIEH, R.K.C.: Long-range Prediction of Examining Room
Requirements. Health Services Research 7 (1972), Nr. 3, S. 221-230.

SWOLELAND, C. et.al.: Ambulance Location: A probabilistic Enumeration
Approach. Management Science 20 (1973), Nr. 4, S. 686-698.

SYSTEM RESEARCH GROUP DER OHIO STATE UNIVERSITY: Investigation of
Community Blood Banking Systems: An Application of Simulation Methodo-
logy. Progress Report 1234, Ohio State University Research Foundation,
Columbus 1963.

SZAMEITAT, K.: Zur Entwicklung von Aufgaben und Methoden in der amtlichen
Statistik, insbesondere in der Bevölkerungsstatistik sowie in der Medizinalstatistik. In: H.J. Lange, J. Michaelis und K. Überla (Hrsg.),
15 Jahre Medizinische Statistik und Dokumentation - Aspekte eines Fachgebietes, Medizinische Informatik und Statistik, Bd. 9, Berlin - Heidelberg - New York 1978, S. 34-43.

TAYLOR, B.W. und KEOWN, A.J.: A Network Analysis of an Inpatient/Out-
patient Department. J. Operational Research Society 31 (1980), Nr. 2,
S. 169-178.

THOMPSON, D.A. Financial Planning for an HMO. Health Services Research 3
(1974), Nr. 1, S. 68-73.

TOREGAS, C., et.al.: The Location of Emergency Service Facilities.
Operations Research 19 (1971), Nr. 5, S. 1363-1373.

TORRANCE, G.W.: Health Status Index Models: A Unified Mathematical View.
Management Science 22 (1976), Nr. 9, S. 990-1001.

TORRANCE, G.W. Social Preferences for Health States: An Empirical Evaluation of three Measurement Techniques. Socio-Economic Planning Science
10 (1976), S. 129-136.

TORRANCE, G.W., THOMAS, W.H. und SACKETT, D.L.: A Utility Maximization
Model for Evaluation of Health Care Programs. Health Services Research
7 (1972), Nr. 2, S. 118-133.

TREVEDI, V.M. und WARNER, D.M.: A Branch and Bound Algorithm for Optimum
Allocation of Float Nurses. Management Science 22 (1976), Nr. 9,
S. 972-981.

ÜBERLA, K.: Gesundheitssystemforschung. In: H.J.Lange, J. Michaelis und
K. Überla (Hrsg.), 15 Jahre Medizinische Statistik und Dokumentation
- Aspekte eines Fachgebietes, Medizinische Informatik und Statistik,
Bd. 9, Berlin - Heidelberg - New York 1978, S. 34-43.

VAN DER GAAG, J., RUTTEN, F.F.H. und VAN PRAAG, B.M.S.: Determinants of
Hospital Utilization in the Netherlands. Health Services Research 10
(1975), Nr. 3, S. 264-277.

VAN EIMEREN, W. und KÖPCKE, W.: Bestandsaufnahme "Gesundheitssystemforschung". Forschungsbericht an die Robert-Bosch-Stiftung. Bd. 1-2,
München 1979.

VAN EIMEREN, W. (Hrsg.): Perspektive der Gesundheitssystemforschung.
Medizinische Informatik und Statistik, Bd. 10, Berlin - Heidelberg -
New York 1978.

VAN EIMEREN, W.: Gesundheitsindizes - Probleme und Aufgaben. In: W.Van
Eimeren (Hrsg.), Perspektiven der Gesundheitssystemforschung, Medizi-
nische Informatik und Statistik, Bd. 10, Berlin - Heidelberg - New
York 1978, S. 134-144.

VOLZ, R.A.: Optimum Ambulance Location in semi-rural Areas. Transportation
Science 5 (1971), Nr. 5, S. 193-203.

VORA, J.A.: Heuristics and Optimizing Techniques applied to long range
Facility Planning for Hospital Ancillary Departments. Management
Science 21 (1974), Nr. 4, S. 409-417.

VRACIN, R.A.: Decision Models for Capital Investment and Financing Decisions in Hospitals. Health Services Research 15 (1980), Nr. 1,
S. 35-52.

WALKER, L.R. und GREENWALD, E.R.: Two simple, accurate Forecasting Models.
Hospital Financial Management 32 (1978), Nr. 3, S. 16-20.

WARNER, D.M. und PRAWDA,I.: A Mathematical Programming Model for Scheduling
Nursing Personal in a Hospital. Management Science 19 (1972), Nr. 4,
S. 411-422.

WEISBROD, B.A.: Costs and Benefits of medical Research: A Case Study of
Polionogelitis. Journal of Political Economics 79 (1971), Nr. 3,
S. 527 ff.

WILLEMAIN, T.R. und MOORE, G.T.: Planning a Medical Practice Using Para-
medical Personel. Health Services Research 9 (1974), Nr. 1, S. 53-61.

WOLF, R.S.: A Social Systems Model of Nursing Home Use. Health Services
Research 13 (1978), Nr. 2, S. 111-128.

WORLD HEALTH ORGANIZATION: Research on Simulation Models for Health Management. EURO Reports and Studies 20, Regional Office for Europe, Kopenhagen
1979.

WORLD HEALTH ORGANIZATION: Application of Systems Analysis to Health Management . Technical Report Series Nr. 596, Genf 1976.

WYSONG, J.A.: The Index of Medical Underservice: Problems in Meaning,
Measurement, and Use. Health Services Research 10 (1975), Nr. 2,
S. 127-135.

YAHNKE, D. et.al.: Analysis and Optmization of a Regional Blood Bank
    Distribution Process, II. Derivation and Use of a Method for Evaluating
    Hospital Management Procedures. Transfusion 13 (1973), Nr. 3, S.156-169.

YETT, D.E., et.al.: Health Manpower Planning: An Econometric Approach.
    Health Services Research 7 (1972), Nr. 2, S. 134-147.

YOUNG, J.P.: Administrative Control of Multiple-Channel Queuing Systems
    with parallel Input Streams. Operations Research 14 (1966), Nr. 1,
    S. 145-156.

YOUNG, J.P.: Stabilization of Inpatient Bed Occupancy through Control of
    Admissions. Hospitals 39 (Okt. 1965), S. 41-48.

YOUNG, J.P.: A Queuing Theory Approach to the Control of Hospital Inpatient
    Census. Dissertation, The John Hopkins University, Baltimore 1962.

II. WEITERE LITERATURQUELLEN

BAMBERG, G. und BAUR, F.: Statistik. München-Wien 1979.

BAUMOLAND, W.J. und WOLFE, P.: A Warehouse-Location Problem.
  Operations Research 6 (1958), Nr. 2, S. 252-263.

BECHHOFER, E.R., DUNNET, C.W. und SOBEL, M.: A two sample multiple decision
  procedure for ranking means of normal populations with common unknown
  variance. Biometrika 41 (1954), S. 170-176.

BECHHOFER, E.R.: A sequential multiple-decision procedure for selecting
  the best one of several normal populations with a common unknown co-
  variance and its use with various experimental designs. Biometrics 14
  (1958), Nr. 3, S. 408-429.

BOBILLIER, R. et.al.: Simulation with GPSS and GPSS V. New York 1976.

BOX, G.E.P. und JENKINS, G.M.: Time series Analysis: Forecasting and
  Control. San Francisco 1976.

CHATFIELD, C.: The Analysis of Time Series: Theory and Practice. London
  1975.

CONWAY, R.W.: Some tactical Problems in Digital Simulation. Management
  Science 10 (1963), Nr. 1, S. 47-61.

FORRESTER, J.W.: Grundzüge einer Systemtheorie. Wiesbaden 1972.

FORRESTER, J.W.: World Dynamics. Cambridge, Massachusets 1971.

FORRESTER, J.W.: Urban Dynamics. Massachusetts Institute of Technology,
  Cambridge, Massachusetts 1969.

FORRESTER, J.W.: Industrial Dynamics. Massachusetts Institute of Technology,
  Cambridge, Massachusetts 1961.

FREEMAN, H., KURZMACK, A. und MAURICE, R.: Multivariate t and the Ranking
  Problem. Biometrika 54 (1967, S. 305-306.

GALBRAITH, J.K.: The new Industrial State. Boston, Massachusetts 1967.

GEBHARDT, D.: Konfidenzintervalle bei der Warteschlangensimulation. Angewandte Informatik 16 (1974), Nr. 2, S. 54-60.

GEWALD, K., HAAKE, G. und PFADLER, W.: Software Engineering - Grundlagen
  und Technik rationeller Programmentwicklung. München-Wien 1979.

GORDON, G.: Systemsimulation. München 1972.

HANDSCOMB, D.C.: Monte Carlo techniques. In: T.H.Naylor (Hrsg.), The
   Design of Computer Simulation Experiments, Duke University 1969,
   S. 252-262.

HARBORDT, S.: Computersimulation in den Sozialwissenschaften. Band 1,2,
   Hamburg 1974.

HEINZ, K.: Mathematisch-statistische Untersuchungen über die Erlang-Verteilung. Forschungsbericht des Landes Nordrhein-Westfalen, Nr. 1997,
   Köln 1969.

INTRILIGATOR, M.D.: Econometric Models, Techniques and Applications.
   New Yersey 1978.

KEENEY, R.L.: Utility Functions for multialtributed Consequences. Management Science 18 (1972), Nr. 5, S. 276-287.

KIVIAT, P.J.: The Simscript II Programming Language. New Jersey 1969.

KLEIJNEN, J.P.C.: Statistical Techniques in Simulation. Band 1,2, New
   York 1974/75.

KÖCHER, D. et.al.: Einführung in die Simulationstechnik. Berlin-Köln-
   Frankfurt 1972.

KRALLMANN, H., IRMLER, E. und PESCHKE, H.: Systemanalyse I - Vorlesungs-
   skript, Technische Universität Berlin, Fachbereich Informatik, Berlin
   1981.

MEYER, M.: Operations Research, Systemforschung, Systemtheorie - Ein
   historischer Abriß. Wirtschaftswissenschaftliches Studium 8 (1979),
   Nr. 10, S. 461-468.

MÜLLER-MERBACH, H.: Operations Research. München 1971.

NATIONAL BUREAU OF ECONOMIC RESEARCH: TROLL/1 User's Guide. Computer
   Center for Economics and Management, Washington 1972.

NAYLOR, T.H.: Computer Simulation Experiments with Models of Economic
   Systems. New York 1971.

NIE, N.H., et.al.: SPSS-Statistical Package for Social Sciences. New York
   1975.

NIEHAUS, F. und VOSS, A.: Die kybernetische Simulationsmethode System
   Dynamics. Angewandte Informatik 14 (1972), Nr. 12, S. 545-552.

PAGE, B., RÖSNER, W. und SCHNEEMANN, R.: Grundsätzliche Überlegungen zur
    zukünftigen Entwicklung des Krankenhaus-Rechnungswesens in der Bundes-
    republik Deutschland. In: M. Kunze und A. Rumpold (Hrsg.), Kostenrech-
    nung im Krankenhaus - Stand, Erfahrungen und zukünftige Entwicklungen
    in Österreich, der Bundesrepublik Deutschland und der Schweiz. Wien
    1981, S. 167-176.

PAGE, B.: EDV-Systeme für das Krankenhaus-Rechnungswesen unter besonderer
    Berücksichtigung des Berliner Verfahrens. In: M. Kunze und A. Rumpold
    (Hrsg.), Kostenrechnung im Krankenhaus - Stand, Erfahrungen und zukünfti-
    ge Entwicklungen in Österreich, der Bundesrepublik Deutschland und der
    Schweiz. Wien 1981, S. 75-111.

PRASTACOS, G.P.: Optimal myopic Allocation of a Product with fixed Life-
    time. J. Operational Research Society 29 (1978), Nr. 9, S. 905-913.

RAIFA, H.: Decision analysis: Introductory Lectures on Choices under
    Uncertainty. Massachusetts 1968.

RECKTENWALD, H.C.: Nutzen-Kosten-Analyse und Programmbudget, Grundlagen
    staatlicher Entscheidung und Planung. Tübingen 1970.

SCHLAUß, H.J.: Das Rechnungswesen in den Krankenhäusern der Bundesrepublik
    Deutschland. In: M. Kunze und A. Rumpold (Hrsg.), Kostenrechnung im
    Krankenhaus - Stand, Erfahrungen und zukünftige Entwicklungen in
    Österreich, der Bundesrepublik Deutschland und der Schweiz. Wien 1981,
    S. 63-74.

SCHÖNFELD, P.: Methoden der Ökonometrie. Band 1, München 1969.

SENATOR FÜR GESUNDHEIT UND UMWELTSCHUTZ (Hrsg.): Kaufmännisches Kranken-
    haus-Rechnungswesen-Kurzbeschreibung. Berlin 1978.

TOCHER, K.D.: The Art of Simulation. London 1963.

TRIGG, D.W. und LEACH, A.G.: Exponential Smoothing with an adaptive Response
    Rate. Operational Research Quarterly 18 (1967), Nr. 1, S. 53-59.

WILDE, D.J.: Optimum Seeking Methods. New Jersey 1964.

ZANGEMEISTER, Ch.: Nutzwertanalyse in der Systemtechnik. München 1971.

SACHWORTVERZEICHNIS

A

Ablaufsteuerung 321-322
Akut 34, 58 61, 63, 65, 105, 111
Akzeptanz 21, 163, 186, 248, 311, 319
Alkoholikerfürsorge 334
Allgemeinmediziner 34-35, 80-82, 86, 103-113, 335-336
Ambulant 40, 49, 80-89, 100, 114, 116-123, 138, 322-325, 327, 331-332, 335
Ambulanz 28, 46, 148-164, 188, 289, 308-311, 318, 321, 328, 338-340
Anästhesie 325-326
Anfangswert (-zustand) 20, 248, 280
Ankunftsprozeß 25, 57, 59-60, 131, 234
Ankunftsrate 122, 131
Anrückzeit 150, 153-157, 159, 163, 188, 308, 338-339
Apotheke 324
Aufnahme 46, 58-59, 61-69, 83-84, 102-113, 136, 322-323
Autokorrelation 239-241

B

BAYES-Verfahren 134
Bedienungssystem 25, 61-65, 69, 154, 322
Benutzerfreundlichkeit 21, 23, 182, 245, 248, 306, 319
Betriebsvergleich 10, 12
Bettenauslastung 58-70, 135, 327
Bettenbelegung 46, 49, 58-70, 128, 322
Bettenplanung 58-70, 124, 132-137, 332, 333
Biomedizinische Modelle 38
Blockdiagramm 17, 246

Blutbank 46, 148, 164-180, 188, 200, 205-206, 227, 249-288,
        321, 341-345
Blutbank-Informationssystem 178, 180, 284, 317, 343-344
Blutbank, Regionale 166, 170, 172, 175, 177-179, 188, 249-289,
                312-317, 341-345
Blutkonserven 164-180, 188, 249-289, 312-317, 341-345
Blutspendedienst; siehe Blutbank, Regionale
BOX-JENKINS-Verfahren 136, 241
Branch and Bound 47, 124, 127-130, 152, 159, 324, 327-328, 338
Budget 7, 32, 126, 328, 330, 332
Budgetierung 5, 6

C

Computer; siehe EDV
Computergestützt 164, 178, 180, 252, 284, 296, 305, 317,
                343-344
Computertomograph 48, 71-79, 188, 331
Critical Path Method (CPM) 25

D

Datenanalyse 47, 50, 59, 152, 181, 184, 236, 265, 332, 339
Datenschutz 216
Deckungsbeitrag 290, 292, 306
Delphi-Technik (-Methode) 18, 223-224, 247, 337
Diagnose 8, 32, 34, 60, 71, 93-96, 119, 130, 215, 222-223
Dienstplanung 127-130, 295-301, 324-326
Differentialgleichung 28-29
Diskret 28, 191-193
Dispositionssystem 180, 184-187, 313, 344
Dokumentation 19, 232, 235, 239, 243, 248, 250
Dynamisch 20-21, 23, 29, 30, 61, 68, 80, 86, 114, 242-243, 331
DYNAMO 17,19
DV; siehe EDV

E

EDV 18, 22, 27, 38, 169, 180, 182, 252, 257, 267, 284-288,
    291, 309-311, 319-320, 340, 343, 344
Elastizität 106-110
Entbindung 50-57
Entscheidungsbaum 25, 30, 94-97
Entscheidungsmatrix 132-133
Entscheidungstabelle 93, 246
Entscheidungstheorie 26, 30, 47, 49, 89-98, 124, 132, 200,
                329, 335
Entscheidungsvariable 62, 263, 265, 304
Epidemiologisch 38, 46, 135
Erlang-Verteilung 59-60
Exponentialverteilung 60-61, 172
Exponentielle Glättung 126, 328

F

Face Validity 227, 234
Facharzt 34, 80-82, 103-112, 336
Faktorenanalyse 26, 143, 335
Familienplanung 334, 337
Fehldiagnose 91-92, 94-97
Finanzplanung 334, 337
First in First Out (FIFO) 61, 170, 172-173, 261, 274, 276-277,
                314, 342
Flußdiagramm 17, 39, 157-158, 246, 260
FORRESTER-Modell 29, 47, 61, 82-85

G

Ganzzahlige Programmierung 24-25, 47, 118, 152, 156, 162, 293,
                299, 329, 331-332, 338, 340
Gebärmutterkrebs 90-92, 96-98

Geburtshilfe 49-57, 326, 332-333

Gesundheitserwartungs-Index 191, 194

Gesundheitsindex 46, 187-199, 220

Gesundheitsökonomie 1, 320, 336

Gesundheitssystem 2, 31-37, 43, 49, 103, 143, 319, 331

Gesundheitsversorgungssystem 1, 31, 32, 34, 45, 100, 103, 147, 318

Gesundheitswesen,

  amerikanisches 42

  britisches 42, 336

  deutsches 43, 99-101

  österreichisches 99-102, 124

GPSS 19, 131, 186, 247, 267

Graphen-Modell 24, 25, 30, 47, 89-98, 246, 333

Gruppenpraxis 116, 325, 330

Gültigkeit (von Modellen) 1, 2, 20, 225-244

Gültigkeit, dynamische 20, 242-244

Gültigkeitsnachweis (-prüfung) 20, 225-245, 272-279

Gynäkologisch 49-57, 292, 303

H

Hämathologie 327

Hämodialyse 333, 337

Haushaltsplan 6,9

Hauspflege 3, 334

Health Maintenance Organization 334

Health Status Unit 191-195

Heuristisch 22, 30, 55, 152, 170, 261, 263, 286, 296, 399-300, 325, 330-331, 333-336, 339, 342-344

I

ICD-Schlüssel 60
Industrial Engineering 10
Informationssystem 164, 178, 180, 284, 340
Intensivstation 327
Internist 292, 294, 303, 336
Ist-Modell 255, 259, 268, 272, 280-282

K

Kalibrierung 20, 228-229, 233, 237-239, 272, 277
Kinderheilkunde 323, 331-332
Kontinuierlich 28, 190
Kostenentwicklung (-explosion) 9, 41, 99, 100, 116, 302, 318
Kosten-Nutzenanalyse 24, 90, 151, 157
Krankenhausgröße 326, 329
Krankenhauskosten 99-100, 326, 329
Krankenschwester 34, 80, 103-112, 117, 124, 127-130, 188, 213, 289, 395-302, 324-327
Krankenversicherung 102, 215, 290, 334-335
Krankenversorgungssystem, regionales 45, 49, 80-88, 331
Krankenwagen; siehe Ambulanz
Krebstest 49, 90-92, 96-98
Krebsvorsorge 89-92, 96-98, 335
Kreißsaal 46,50-57
Kreuzprobe 166
Küche, Klinik-124-126, 326, 328

L

Labor 34, 45, 119, 166-167, 259, 327-328
Lagerbestand 169, 173-174, 176-177, 261-265, 273, 276, 279, 282-283, 316, 341-344
Lagerbestandsprognose 264, 285, 341-344

Lagerhaltung 7, 25, 46, 165-180, 200, 205-206, 259, 261,
            281-282, 312-313, 324
Lagerhaltungsmodell 173, 179, 324
Lagerhaltungstheorie 26, 47, 169-170, 172, 324
Last In First Out (LIFO) 61, 170, 172-173, 342
Lineare Programmierung (LP) 24-25, 27, 30, 47, 49, 72, 74-79,
                        124, 142-143, 332-333, 335, 338-339

<u>M</u>

Management Science 10
Marginalanalyse 135, 137
Markov-Modell (-kette) 26, 172-173, 179, 321, 337, 341
Maximalversorgung 81
Medizinalstatistik 214, 216
Medizinische Informatik 2, 37, 43, 320
Medizinstudenten 34, 330
Menüplanung 125-126
Methodenkopplung; siehe Modellkopplung
Mitternachtsstatistik 58
Mixed Modelling; siehe Modellkopplung
Modellkopplung 30, 47, 114, 152, 170, 246
Modularisierung 19, 22, 235
Morbidität 91, 144, 189, 194, 215, 220, 332
Morbiditätsstatistik 8, 12, 215, 221-223
Mortalität 90-91, 143, 189, 194, 220, 332
Mortalitätsstatistik 12, 214-215, 221-223
Multivariate Statistik 26, 47, 124, 143, 184

<u>N</u>

Nachsorge 11
Netzplantechnik 25, 47, 124, 138-141, 334
Normalverteilung 51-52, 54, 56-57, 122, 136

Notaufnahme 49, 58, 61, 67, 68
Notfall 58, 65, 67, 131, 138, 148-149, 153, 156, 158-163,
        257, 259, 262, 277, 303-304, 309-310, 322, 338-340
Nuklearmedizin 324
Nutzwertanalyse 24, 198, 200-212, 256
Nutzwertfunktion 201-212

O

Ökonometrie 12, 19, 25-26, 37, 46-47, 49, 99, 101-113, 184-185,
          246, 318, 335-336
Operationsplanung 50-57
Operationsraum (-saal) 49-57, 324
Operations Research 10-12, 19, 37, 39, 45, 252, 285, 307-309,
                312
Optimalitätskriterium; siehe Zielkriterium
Orthopädie 130, 327
Outputvergleich 20, 226-227, 230, 233, 237-244, 272, 277-278

P

Pap-Test 90-92, 96-98
Patientenwartezeit 26, 40, 120-122, 131, 188, 322-323
Personaleinsatz 46, 296, 318, 324-326
Personalplanung 7, 46, 59, 114-123, 295-301, 325, 328, 333
PERT 25, 138-141, 334
Pflegeheim 34, 111, 113, 329, 331, 337
Pflegesatz 4, 71, 86, 305
Psychiatrie 35, 124, 137- 141. 328, 334
Physician's Assistant (Arztassistent) 116-123
Planspiel 302-307, 329
Planung im Gesundheitswesen 1, 4-9, 32, 40, 42-43, 46, 49, 114,
                        155, 159, 189, 215, 221, 223, 318-320,
                331

Planungsmodell 8, 21, 164, 318

Planungspraxis 9, 21, 198, 248

Poisson-Verteilung 59-60, 62, 136, 154, 172

Produktionsfunktion 105, 112

Prästationär 86-88

Programmiersprache 18, 131, 247, 267

Prognose 20, 30, 46, 51, 53, 55, 69, 124, 126-128, 132, 135-136,
        151, 159, 162, 170, 172, 184, 224, 230, 243, 255, 264,
        287-288, 296, 300, 325-326, 332-333, 335, 343

Prognosegenauigkeit 56, 126, 236

Prognoseverfahren (-methode) 126, 179, 224, 328, 341, 343

R

Rechnungswesen 39, 329

Recycling von Blutkonserven 166-167, 170, 173, 175-176, 342

Regression 26, 106-113, 128, 143-144, 152, 159, 170, 174, 300,
        322-323, 326, 329-330, 332-333, 335-337, 343

Reihenuntersuchung 98

Rekursiv 117, 120-123

Reservierung von Blutkonserven 166-167, 170, 173, 175-176, 342

Restriktion 74-75, 118, 128, 156, 176, 293, 296, 298-299

Rettungsdienst; siehe Ambulanz

Rettungskette 149-150

Rettungsfahrzeug; siehe Ambulanz

Röntgen 71, 119, 124, 130-131, 213, 322

Rückkopplung 23, 30, 32, 61-62, 82-83, 139-140

S

Scheduling 45, 50, 52-53, 55, 57, 295, 297, 299, 322, 324

Screening 282, 335

Sensitivitätsanalyse 20, 56, 143, 223, 228-229, 233, 236

Serviceprozeß 26, 131

Servicerate 60-61, 172

Sicherheitsbestand 168, 180, 262-263

SIMSCRIPT 19, 247, 267-268

Simulation (-modell) 17, 23, 25, 27-30, 37, 40, 43, 46-49, 69,
86, 114, 118-124, 130-131, 146-147, 152,
156-162, 170, 174-177, 179-180, 184-186,
226, 229, 232-233, 246, 249, 255-283, 289,
303-306, 318, 322-344

Simulation, diskrete 28, 47, 130-131, 255-284, 303-305

Simulation, kontinuierliche 19, 23, 28, 29, 49

Simulationssprache 19, 131, 247, 267-268

Software Engineering 19, 235, 247

Soll-Modell 224, 246, 255, 259, 268, 281

Sozialkybernetik 124, 146, 336

Spektralanalyse 241

SPSS 19, 266

Standort 25, 32, 46, 49, 72, 74, 76, 78, 141, 149-164, 308-311,
321, 333, 338-340

Station 49, 59, 62-70, 128-129, 135, 261, 296-299, 322, 327-328

Stationär (im mathematischen Sinne) 21, 239

Stationär (im medizinischen Sinne) 56, 80-89, 100, 116, 124,
138, 322, 331

Statistisches Modell 24, 26, 46-47, 184, 322, 332, 335

Strukturierte Programmierung 19, 247

Systemanalyse 36, 39, 43, 246, 252-254, 318

System Dynamics 17, 25, 29, 46-49, 61, 82-85, 183, 186, 329, 331

Systemforschung 10, 36-37, 43, 318-320

Systemtheorie 30, 37, 138

T

Terminplanung 58, 322-323, 334

Therapie 8, 91, 96, 119, 130

Transfusionsmedizin 165-180, 249-254, 341-344

Transportkosten 72-79, 251, 255

TROLL 19, 106
Tschebyscheffsche Ungleichung 52
Tuberkulose 124, 142-143, 184, 218, 335
Tumorbehandlung 71
TURING-Test 242, 247

<u>U</u>

Unabhängigkeit, statistische 95
Utility Theory; siehe Nutzwertanalyse

<u>V</u>

Validierung 20, 55, 113, 175, 223, 225-245, 268, 319
Validität 2, 160, 183, 186, 225-244, 320
Validität, prognostische 20, 233, 242-244
Validitätstest 20, 183, 186, 225-244
Verifikation 20, 228, 233-236, 272-277
Verteilung, statistische 26-27, 51-52, 54, 56-61, 131, 136,
                      154, 172, 205, 233, 241, 247, 265-267,
                      303-305, 314, 339, 343
Verwaltung 250, 302-307, 329
Verweildauer 32, 59, 61, 65, 67-68, 81, 86-88, 105-113, 222-223,
             303-305, 323, 328
Vorsorge 34, 89-98

<u>W</u>

Warteschlangenmodell 25, 30, 40, 58, 61-62, 136, 154, 162,
                     172, 289, 321, 323
Warteschlangentheorie 25, 27, 47, 49, 60, 69, 124, 152, 154-
                      155, 309-310, 322, 325-326, 332, 338-339
Weltgesundheitsorganisation (WHO) 12, 18, 43, 142, 190
Wirtschaftlichkeit 9, 32, 58, 72, 286, 320

Z

Zahnmedizin 32, 325, 326

Zielfunktion 25, 74, 129, 137, 143, 156, 176, 185, 293, 326

Zielkriterium 10, 152, 153, 157, 171, 173, 187-199, 246, 255, 298, 319

Zielkriterium, multiples 177, 200-212, 256

Zeitpunkt-Index 191, 193-194

Zeitraum-Index 191, 193-194

Zeitreihenanalyse 124, 136, 241, 247

Zentralversorgung 81, 101

ÜBER DEN AUTOR
____

Nach Abschluß seines Informatikdiploms und eines Studien-
und Forschungsaufenthaltes als Stipendiat an der renomierten Stanford University war Dr. Bernd Page fünf Jahre Wissenschaftlicher Mitarbeiter und Lehrbeauftragter am Fachbereich Informatik der Technischen Universität Berlin. Im Rahmen seiner Forschungstätigkeit hat er sich vorrangig mit
systemanalytischen Planungsmodellen im Gesundheitswesen befaßt. Seine Forschungsergebnisse konnte er in einer Reihe
von Publikationen und Fachvorträgen auf nationaler und internationaler Ebene vorstellen. Für seine Dissertationsschrift
wurde er mit dem Wissenschaftlichen Preis"Gesundheitsökonomie"
1979/1980 des Bundesministers für Arbeit und Sozialordnung
ausgezeichnet. Überdies hat sich Dr. Page im Rahmen von Be-
ratungsaufträgen u.a. für die Abteilung Health Statistical
Methodology der Weltgesundheitsorganisation in Genf um eine
praktische Umsetzung seiner Forschungsarbeiten bemüht.

Heute ist Dr. Page als Wissenschaftlicher Mitarbeiter beim
Umweltbundesamt in der Gruppe Umwelt-Planungsinformations-
system tätig.